基本がわかる

放射線医学講義

放射線の基礎から、診断と治療、
リスクのモノサシからコミュニケーションまで

Essential Lecture on Radiation Medical Science

編 松田尚樹
Naoki Matsuda

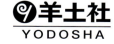

【注意事項】本書の情報について

本書に記載されている内容は，発行時点における最新の情報に基づき，正確を期するよう，執筆者，監修・編者ならびに出版社はそれぞれ最善の努力を払っております．しかし科学・医学・医療の進歩により，定義や概念，技術の操作方法や診療の方針が変更となり，本書をご使用になる時点においては記載された内容が正確かつ完全ではなくなる場合がございます．また，本書に記載されている企業名や商品名，URL等の情報が予告なく変更される場合もございますのでご了承ください．

■ 正誤表・更新情報

本書発行後に変更，更新，追加された情報や，訂正箇所のある場合は，下記のページ中ほどの「正誤表・更新情報」からご確認いただけます．

https://www.yodosha.co.jp/yodobook/book/9784758121774/

■ 本書関連情報のメール通知サービス

メール通知サービスにご登録いただいた方には，本書に関する下記情報をメールにてお知らせいたしますので，ご登録ください．

・本書発行後の更新情報や修正情報（正誤表情報）
・本書の改訂情報
・本書に関連した書籍やコンテンツ，セミナー等に関する情報

※ご登録には羊土社会員のログイン/新規登録が必要です

ご登録はこちらから

序

2011年の東京電力福島第一原子力発電所事故は，医学放射線教育の世界にも大きなインパクトを与えました．2014年には日本学術会議から提言「**医学教育における必修化をはじめとする放射線の健康リスク科学教育の充実**」が発出され，新たに放射線災害医療やリスクコミュニケーションが学修項目に加えられた医学教育モデル・コア・カリキュラム（平成28年度改訂版）が発表されました．この考え方は令和4年度（2022年度）改訂版にも反映され，さらに看護教育の分野では，この年に放射線診療と放射線事故災害時の両面における水準の高い看護を提供する「放射線看護専門看護師」の認定が始まりました．一方，原子力災害時対策も新たに構築され，その両輪をなす原子力災害時医療と緊急時モニタリングに係る人材の育成も始まっています．このように，医学放射線教育はこの10年間，基礎教育から専門教育まで，試行錯誤しつつも大きく進化，拡大を続けてきました．

本書は，そのような現在の放射線医科学のエッセンスとは何かを示しつつ，それらを容易に理解することを目的にしています．「放射線や放射能の基礎知識や人体に与える影響について知りたい」「放射線科学を学びたい」「放射線医学を極めたい」と考えておられる医療系はじめ理系の学生や医療関係者，放射線測定・管理・防護関係者，あるいは原子力・放射線災害関係者の方々が，求められるレベルまで最短ルートを歩めるガイドとして作られました．

構成を簡単に紹介しますと，**第1章 生体と放射線**では，まず放射線の物理的な基礎を述べ，次に生体影響のメカニズムを知るための実験科学と，人体影響を推定するための疫学に分けてそれぞれの領域の若手研究者が解説します．

第2章 医療と放射線では，臨床医の視点による放射線診断，放射線治療の解説に加えて，これらの療法で受ける患者さんと術者の被ばくリスクとその防護に踏み込んでいます．また，核医学の最新状況も詳しく紹介しています．

第3章 リスクのモノサシでは，放射線防護や安全管理を守備範囲とする研究者から規制科学，すなわち放射線とうまく付き合うためのルールと，被ばく線量の編み出し方を解説し，健康リスクを定量的に解釈するためのいくつかのモノサシを示してみました．

第4章 リスクと向き合うは計画外の被ばくが生じた場合の対応について，看護師と医師の視点から紹介しています．1つは放射線災害医療，もう1つはコミュニケーションです．読者のなかから，これらの新しい分野の今後を牽引する方が出てくるかもしれません．

　本書は各項目で自己完結するように編集しており，基礎的な事項に関しては重複して出てくることも多くあります．ですので，チャートを眺めながらの「つまみ読み」は大歓迎です．通読をあまり意図しませんが，それでも全体を通読できれば，かなりの"放射線通"になれます．様々な角度から，医学放射線ワールドを学んでもらえればありがたいと思います．

　これらの内容に，過去に放射線災害を経験し，独自の放射線教育を構築してきた長崎大学，広島大学，福島県立医科大学を中心とした執筆陣が挑んでいます．執筆者の医療者および研究者としてのバックグラウンドは極めて多岐に渡り，現役の大学教員として医学部・大学院講義を担当し，研究者としても専門領域で実績を積み上げています．本書には，その教育研究上のノウハウがすべて込められています．

　本書は，2019年の日本医学教育学会で，試行錯誤の真っ只中にあった放射線の健康リスク科学教育の状況を発表したとき，羊土社の冨塚氏とお目にかかったことが発端となり生まれました．当時はまだ成書にできるだけの構想には至りませんでしたが，その後の冨塚氏とのキャッチボールの中で，私の知りうる限り，極めてユニークな教科書になったと思います．福島原発事故の記憶や，その後の「放射線を正しく知り正しく怖がる」ことへの思いは，時間の経過とともに薄れていくかもしれません．本書が読者の方々の知識形成に役立つとともに，この10年間の試行錯誤の成果を次世代に繋いでいく一助になれば幸いです．

2024年11月

執筆者を代表して
長崎大学名誉教授
松田尚樹

❖執筆者一覧❖

※所属は執筆時のもの

■ 編 集

松田　尚樹　　長崎大学原爆後障害医療研究所放射線生物・防護学研究分野

■ 執 筆 （五十音順）

阿部　　悠　　長崎大学原爆後障害医療研究所放射線生物・防護学研究分野

粟井　和夫　　広島大学大学院医系科学研究科放射線診断学研究室

越智　小枝　　東京慈恵会医科大学臨床検査医学講座

工藤　　崇　　長崎大学原爆後障害医療研究所アイソトープ診断治療学研究分野

佐藤　久志　　福島県立医科大学保健科学部診療放射線科学科

西　　弘大　　長崎大学原爆後障害医療研究所アイソトープ診断治療学研究分野

松田　尚樹　　長崎大学原爆後障害医療研究所放射線生物・防護学研究分野

保田　浩志　　広島大学原爆放射線医科学研究所

山内　基弘　　九州大学アイソトープ統合安全管理センター

吉田　浩二　　長崎大学大学院医歯薬学総合研究科保健学専攻

基本がわかる 放射線医学講義
Essential Lecture on Radiation Medical Science

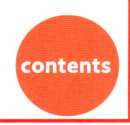
contents

序 3
執筆者一覧 5

第1章 生体と放射線 ... 11

1 放射線の物理的性質 ... 12
① 実は身近な放射線　② 放射線の利用　③ 放射能と放射線のちがい
④ 同位体と放射性同位元素　⑤ 放射性壊変の原因　⑥ 放射性壊変の種類
⑦ 放射性壊変と放射能　⑧ 放射能と半減期　⑨ 放射線の分類
⑩ 静止エネルギーと運動エネルギー　⑪ 放射線の透過力
column 放射能漏れと放射線漏れ ... 15

2 放射線と物質の相互作用 ... 26
① 放射線と物質の相互作用とは　② 光子と物質の相互作用　③ 物質による光子の吸収
④ 電子と物質の相互作用　⑤ 距離による放射線の減衰　⑥ 放射線の測定

3 放射線の生物影響（実験科学） ... 36
① 放射線による生物影響の概観　② 分子レベルの影響　③ 細胞レベルの影響
④ 臓器・組織レベルの影響　⑤ 個体レベルの影響
column 放射線の遺伝性影響 ... 39
column 毛細血管拡張性運動失調症 ... 41

4 放射線の人体影響（疫学） ... 52
① 疫学とは　② 原爆被ばく者およびその子供のコホート研究

5 日常的な微量被ばく ... 64
① 自然放射線　② 世界各地の大地の放射線レベル
③ 高自然放射線地域でのがんの発生リスク　④ 原発周辺作業に従事した作業者の被ばく線量
column 100 mSv以下の低線量放射線被ばくによる健康影響 ... 68

章末問題 ... 71

第2章 医療と放射線 77

1 放射線診断 78

1 単純X線撮影　2 X線透視検査　3 コンピュータ断層撮影（CT）
4 インターベンショナルラジオロジー（IVR）　5 核医学

2 放射線治療 106

1 がん治療　2 治療機で使用できる放射線の種類と特徴　3 治療技術の進歩
4 核医学治療　5 核医学の臨床　6 ホウ素中性子捕捉療法　7 最後に

column アブスコパル効果 108
column 症例提示 118
column 超高線量率放射線療法（FLASH照射） 119
column 福島第一原子力発電所事故での被ばく線量との比較 128

3 医療における被ばく 130

1 放射線防護の基礎　2 放射線診断のモダリティ別の検査頻度と線量寄与率
3 CTにおける被ばくのリスク　4 CTにおける被ばく防護　5 IVRにおける被ばく防護
6 核医学における被ばく防護

章末問題 149

第3章 リスクのモノサシ
155

1 放射線防護の体系と基準
156

1 放射線防護の目的と基本原則　2 放射線防護に用いられる量　3 実効線量と名目リスク
4 放射線被ばくにかかわる区分　5 放射線防護のための基準値
6 被ばくを低減するための方策　7 放射線防護にかかわる国際組織

2 測定値の意味するところ
170

1 放射線の単位　2 放射線を測ってみよう　3 被ばく線量を算出し健康リスクを推定する
4 自分のモノサシを持とう
column 東京電力福島第一原子力発電所事故では被ばく線量推定のためにどのような測定器が使われたか　171
column 放射線障害の防止のためにどのような法律が定められているのか　188

章末問題
191

第4章 放射線のリスクと向き合う 195

1 放射線災害医療 196

1 放射線事故と原子力災害のちがい 2 放射線事故・原子力災害の歴史
3 放射線災害医療の診療と心のケア 4 原子力災害医療ネットワーク
5 放射線災害医療に関連する法律と国際機関 6 放射線災害医療分野の人材育成

column チョルノービリ（旧チェルノブイリ）原子力発電所事故 198
column 東京電力福島第一原子力発電所事故 198
column 東海村 JCO 臨界事故 199
column 大洗研究開発センター燃料研究棟における汚染事故 199
column 放射線の「被ばく」と「放射能汚染」のちがい 204
column 原子力災害医療の実際① 206
column 原子力災害医療の実際② 207

2 リスクコミュニケーション 214

1 リスクとは 2 リスクに対する基本的な考え方 3 リスク選択時の主な判断方法
4 コミュニケーションとは 5 リスコミとは 6 クライシス・コミュニケーション
column 専門家の「常識」が人々を追い詰める 232

章末問題 235

巻末正誤問題 237
付録：各モデル・コア・カリキュラムとの対応表 241
索引 245

第1章

生体と放射線

＊考えてみよう＊

1．放射能と放射線の違いとは？

2．放射性壊変とは？

3．放射線と物質の相互作用とは？

4．放射線の分子レベル・細胞レベル・臓器組織レベル・個体レベルの影響は？

5．疫学的手法を用いて人体影響を解析するとは？

6．自然放射線による被ばくとは？

第1章 生体と放射線

1 放射線の物理的性質

Chart 01　身の回りの放射能・放射線

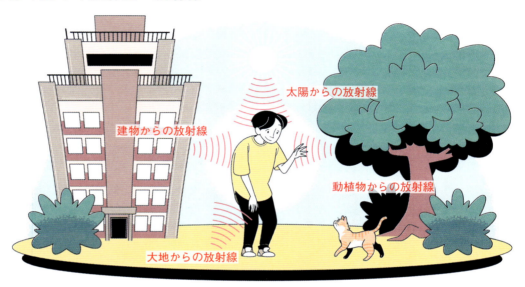

Chart 02　放射能・放射線の利用

産業
- 非破壊検査
- 厚さ計測
- 強化ゴム・プラスチックの製造
など

研究開発
- 構造解析
- 新薬開発
- 年代測定
など

農業
- 発芽抑制
- 品種改良
- 熟成調整
など

医療
- レントゲン撮影
- X線CT撮影
- 骨塩定量
- 核医学検査, 治療
- 放射線治療
など

1 実は身近な放射線 Chart 01

　放射能や放射線と聞いて，何を思い浮かべるでしょうか．きっと多くの人が原爆や原発事故といった負のイメージを抱くことでしょう．確かに，十数年に一度の頻度で，放射能や放射線に関する事件・事故が発生しており，特に2011年に発生した福島第一原子力発電所の事故は，今でも私たちに多くの影響と課題を残しています．

　しかし，このような事故がなくても，私たちは常に放射線に晒されており，常に放射能を体内にとり込んでいます．放射線を出す物質は原爆や原子炉に由来するものだけでなく，天然にも存在しています．地球上のあらゆる動植物が，呼吸や食事によってそれらを摂取し，排出しているのです．

　太陽からは宇宙線が絶えず降り注いでいますし，大地やコンクリートの建造物からも岩石や鉱物などから発生した放射線が放出されています．このように，自然環境に存在する放射線のことを**自然放射線**と言います．地球上で生きていく限り，放射線による被ばくを避けることはできません．

2 放射線の利用 Chart 02

　放射能や放射線は，何かとネガティブなイメージをもたれがちです．しかし，その特性は産業や医療など，さまざまな分野で利用されています．

　工業製品の非破壊検査や建造物の壁厚の測定には放射線が物質を透過する性質を応用していますし，滅菌や殺菌には放射線の細胞を破壊する性質が利用されています．また，時間経過によって一定の割合で放射能が減少していく特徴（物理学的半減期）を利用して考古学的資料などの年代を測定することができます．医療現場ではX線撮影やCT検査，透視検査や放射線治療などがあり，今日の医療は放射線を使わなければ成立しないと言っても過言ではありません．放射能や放射線は恐ろしい一面を持っていますが，同時に私たちの生活に密接に結びついています．

　本章では放射能・放射線の性質について解説します．

放射能と放射線のちがい

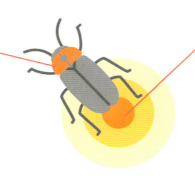

放射能とは
- 放射線を出す**能力**
- 放射線を出す**物質**

　↓
　放射性同位元素
　Radioisotope（RI）

放射線とは
- **エネルギーの流れ**
- 放射能から出る光や粒子
- 放射線発生装置によって作られた光や粒子

放射性核種
- 放射線を出す原子・元素の種類
- **天然**放射性核種と**人工**放射性核種がある

3 放射能と放射線のちがい Chart 03

Chart 03 は放射能と放射線のちがいをわかりやすく例示したものです．放射線はホタルが出す光に該当し，放射能はホタルそのものに該当します．このように，放射能と放射線は「発生源」と「発生したもの」の関係にあります．

放射能には，「放射線を出す能力」という意味と，「自ら放射線を出す物質や性質」という2つの意味があります．

前者の「放射線を出す能力」は科学的な量として観測することができ，ベクレル［Bq］という単位で表します．後者の「放射線を出す物質」のことを，より科学的な表現で**放射性同位元素**（RI）と言い，放射線を出す原子・元素の種類のことを**放射性核種**と呼びます．放射性核種には自然界に存在する天然放射性核種と，人間が原爆や原子炉，加速器でつくり出す人工放射性核種があります．

Radiolsotope

放射線はエネルギーそのもので，放射性同位元素から放出された光や粒子，あるいは大型加速器や放射線発生装置によってつくられた光や粒子の流れのことです．

Column

放射能漏れと放射線漏れ

原子力事故が起こると放射能漏れや放射線漏れといった言葉を耳にします．これらの事故の状況をホタルで例えると，放射能漏れとは，虫かごの中からホタルが逃げ出してしまった状態です．逃げ出したホタルはあちこちで光を出してしまうため，被ばくから身を護るためには逃げ出したホタルを捕まえる処置（＝放射能汚染の除去，除染）が必要になります．

放射線漏れというのは，虫かごの中にいるホタルが出す光が隙間から漏れて見えている状態です．被ばくから身を護るためには，光を遮って見えなくする処置（＝遮蔽）が必要になります．放射能漏れと放射線漏れは言葉が似ていることもあって混同されやすいですが，放射線と放射能の違いを理解すれば，その意味合いや，深刻度が全く異なることがわかります．

Chart 04
■ 原子の構成と元素の表記法

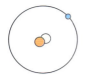

- 陽子
- 中性子
- 電子

- a 質量数
- b 原子番号（陽子数）
- X 元素記号

■ 安定同位体と放射性同位体

^{1}H 水素　^{2}H 重水素　^{3}H トリチウム

安定同位体　　放射性同位体

Chart 05
■ 放射性壊変の原因

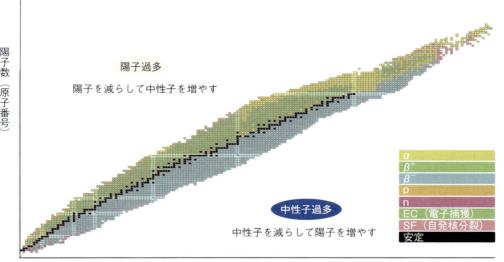

陽子数（原子番号）

陽子過多
陽子を減らして中性子を増やす

中性子過多
中性子を減らして陽子を増やす

- α
- β⁺
- β⁻
- p
- n
- EC（電子捕獲）
- SF（自発核分裂）
- 安定

中性子数

出典：https://www-nds.iaea.org/relnsd/vcharthtml/VChartHTML.html

4 同位体と放射性同位元素 Chart 04

　原子核は陽子と中性子が集まって構成されています．陽子の数は元素の種類を決定する要素で，この数を**原子番号**と言います．原子番号は元素記号の左下に表記します．原子の重さは原子核内の陽子数と中性子数を足した値で表され，これを**質量数**と言います．質量数は元素記号の左上に表記します．

　原子番号が等しい同じ種類の元素でも，中性子の数が異なり質量が違うものが存在します．

　水素を例に挙げると，陽子が1つだけの水素，陽子1つと中性子1つの重水素[※1]，陽子1つと中性子2つの三重水素[※2]の3種類があり，これらを水素の**同位体**と言います．

　水素と重水素は放射線を出さず，元素の種類や原子核の構造が変化することはありません．このような同位体を**安定同位体**と言います．一方で，三重水素は原子核の構造が変化することで放射線を出し，別の種類の元素に変化します．このように，放射線を出す同位体のことを**放射性同位体**と言い，放射線を出す元素のことを**放射性同位元素**と言います．

※1　**重水素**
Deuterium, ^{2}H

※2　**三重水素**
トリチウム（Tritium），^{3}H

5 放射性壊変の原因 Chart 05

　放射性同位体が放射線を出すことを**放射性壊変**と呼びます．では，なぜ放射性同位体が放射線を出すのかを考えてみましょう．

　Chart 05 は**核図表**と呼ばれ，横軸に原子の中性子の数，縦軸に陽子の数（原子番号）をとった平面上に，存在が確認されている同位体すべてを並べたものです[1]．直線上に並んでいる黒い点が安定同位体を表しており，安定同位体を中心として上下に広がりをもって放射性同位体が分布しているのがわかります．

　放射性同位体は構造的，エネルギー準位的に不安定な状態で存在しています．不安定な原子は余剰なエネルギーを放出したり，原子核内の陽子と中性子の個数を増やしたり減らしたりすることで安定な状態になろうとします．つまり放射性壊変とは，不安定な放射性同位体が安定同位体に変化する過程であり，その過程で放出されたエネルギーや粒子が放射線なのです．

SF：Spontaneous Fission

Chart 06

■ α壊変

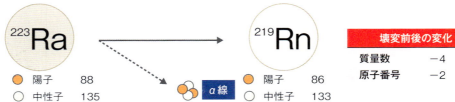

壊変前後の変化	
質量数	−4
原子番号	−2

■ β⁻壊変

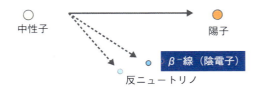

壊変前後の変化	
質量数	0
原子番号	+1

■ β⁺壊変

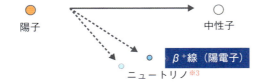

壊変前後の変化	
質量数	0
原子番号	−1

■ 電子捕獲（EC）

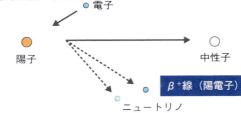

壊変前後の変化	
質量数	0
原子番号	−1

■ 核異性体転移（IT）

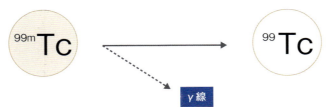

壊変前後の変化	
質量数	0
原子番号	0

6 放射性壊変の種類 Chart 06

1) α壊変

　α壊変は質量数が200前後の比較的大きな放射性同位元素に起きやすい壊変で，壊変するときにα線を放出します．**α線の正体はヘリウムの原子核**で，陽子2つと中性子2つで構成されています．そのため，放射性壊変を起こした元素は原子番号が2減り，質量数が4減ります．例示した^{223}Ra（ラジウム223）は，近年日本で使用されはじめた抗悪性腫瘍剤に含まれている放射性同位元素で，α壊変によって^{219}Rnに変化します．

2) β壊変

a) β⁻壊変

　β⁻壊変は中性子過多な放射性同位元素でよくみられる現象で，中性子が電子を放出して陽子に変化する崩壊です．質量数は変化しませんが，陽子が1つ増えているので原子番号が1増加します．このとき放出される電子のことを**β⁻線**と呼びます．

b) β⁺壊変

　β⁺壊変は陽子過多な放射性同位元素でよくみられる現象で，陽子が陽電子を放出して中性子に変化する崩壊です．質量は変化しませんが，陽子が1つ減っているので原子番号が1減少します．このとき放出される陽電子のことを**β⁺線**と呼びます．陽電子は電荷が正であること以外は電子と同じ性質を持っています．

※3　ニュートリノ
ニュートリノは17種類ある素粒子の1つで，電荷を持たない中性レプトンの名称である．近年，非常に小さな質量を持つことを証明した研究が2015年ノーベル物理学賞を受賞し話題となった．

c) 電子捕獲

　電子捕獲（EC）は陽子過多な放射性同位元素でよくみられる現象で，陽子が電子軌道の電子をとり込み中性子に変化する崩壊です．質量数は変化しませんが，陽子が1つ減っているので原子番号が1減少します．電子捕獲では，軌道電子（多くの場合K殻）をとり込んでしまうため，電子軌道に空席が生じます．この空席を埋めるため外側の軌道電子が移動します．

Electron Capture

3) 核異性体転移

　核異性体転移（IT）は，励起状態の放射性同位元素にみられる現象で，γ線を放出してエネルギー準位の低い状態に変化する壊変です．γ線を放出するだけなので，核異性体転移による質量数および原子番号の変化はありません．核異性体転移を起こす放射性同位元素は，質量数の横に「m」を付けて表します．この「m」はmetastableの頭文字で，準安定状態を意味します．例示した^{99m}Tc（テクネチウム99m）は核異性体転移する放射性核種の代表で，核医学検査で頻繁に用いられる重要な放射性同位元素です．

Isomeric Transition

Chart 07 ■ 放射性壊変と放射能

1つの原子核を観察　　　　　　　　原子核の集団を観察

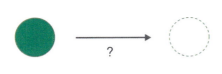
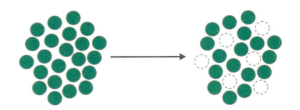

いつ壊変するかわからない　　　　一定の時間に一定の量が壊変

単位時間あたりの壊変数は元の原子の数Nに比例する

→ 放射能（activity）

$$A = \lambda N \quad \text{式－1}$$

↑
壊変定数

Chart 08 ■ 放射能と半減期

$A = \lambda N$ からわかること
① 放射能Aは原子数Nに比例する
② 放射能Aは時間が経てば減っていく

半減期：放射性壊変によって放射能が半分になる時間

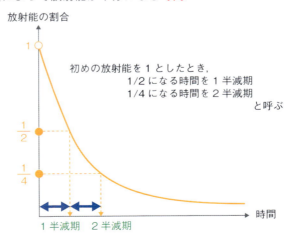

初めの放射能を1としたとき，
1/2になる時間を1半減期
1/4になる時間を2半減期
と呼ぶ

7 放射性壊変と放射能 Chart 07

　ある放射性同位元素の原子が1つだけ存在していると仮定し，その原子を観察したとしましょう．観察している原子がいつ放射性壊変を起こすかは全く予測できません．なぜなら，放射性壊変がそもそも確率現象だからです．しかし原子が1つではなく集団で存在する場合，一定時間に一定数の原子が放射性崩壊を起こしていることがわかります．

　実際にどのくらいの時間でどのくらいの量の原子が壊変するかは，放射性核種によって異なりますが，普遍的な事実として「単位時間あたりに壊変する放射性同位元素の原子数（A）は，最初に存在した放射性同元素の原子数（N）に比例する」ことが知られています．比例定数であるλは放射性同位元素の種類によって決まり，**壊変定数**と呼ばれます．単位時間あたりに壊変する放射性同位元素の原子数というのが**放射能**（activity）のことで，単位は［s^{-1}］，特別な単位として［Bq］が用いられます．

　式-1は「放射能は原子の種類と数によって決まる」ことを表しています．放射性壊変によって原子の数が時間とともに減少するということは，原子数に依存する放射能も時間とともに減少することを意味します．

8 放射能と半減期 Chart 08

　放射性壊変によって放射能が半分になるまでの時間のことを**半減期**[※4]と呼びます．半減期は放射性核種ごとに固有のもので，短いものは数ナノ秒から長いものは十数億年のものまでさまざまです．半減期を考えるうえで非常に重要な注意点があります．それは，半減期の2倍の時間が経過しても放射能はゼロにならない，ということです．

　仮に半減期が1時間の放射性核種が100 Bqあったとすると，1時間後の放射能は50 Bqに減少しています．1時間で50 Bq減少するのなら2時間で100 Bq減少し，ゼロになると思いがちですが，放射能は経過時間に対して指数関数的に減少していきます．1時間経過した時点の放射能が50 Bqであれば，次の1時間で減少するのは50 Bqを基準として半分，つまり25 Bqとなるのです．

[※4]
物理学的半減期ともいう．生物学的半減期は
⇒3章-2 Chart 137 参照

Chart 09 ■ 放射線の分類

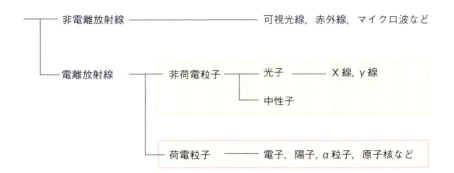

Chart 10 ■ 放射線のエネルギー

静止エネルギー
　物質は静止していても質量に応じたエネルギーを有する

運動エネルギー
　物質は運動量に応じたエネルギーを有する

電子ボルト：eV
　放射線のエネルギーを表す単位
　$1\ eV = 1.602 \times 10^{-19}\ [J]$

9 放射線の分類 Chart 09

放射線はエネルギーの大きさによって非電離放射線と電離放射線に大別されます．**非電離放射線**は，物質を電離させるための十分なエネルギーを持たない放射線と定義されており，可視光線や赤外線，マイクロ波などが含まれます．**電離放射線**は，非電離放射線よりも高いエネルギーを持っており，X線やα線，β線などが含まれます．電離放射線はその名の通り，物質に当たったときにその物質の原子または分子を電離し，イオンを生成します．一般に「放射線」というときは電離放射線を指していることがほとんどです．

電離放射線は電荷の有無によって荷電粒子と非荷電粒子に分類されます．光子や中性子は電荷を持たないため**非荷電粒子**に該当し，電子，陽子，α粒子，原子核などは電荷を持っているため**荷電粒子**に該当します．

X線とγ線は発生した場所によって区別されています．原子核の外で発生した光子をX線，原子核のなかで発生したものをγ線と定義しています．電子と陽電子が対消滅するときに放出される光子は**消滅放射線**[5]と呼ばれます．

※5 消滅放射線
消滅放射線は電子と陽電子が結合した場所から発生し，X線やγ線のように発生場所による区別はされない．消滅X線や消滅γ線という呼び方もあるが，定義に則るならば消滅放射線，あるいは消滅光子と呼ぶのが適切であろう．

10 静止エネルギーと運動エネルギー Chart 10

アインシュタインは質量とエネルギーが等価であることを特殊相対性理論のなかで示しました．物質は静止していてもエネルギーを有しており，このエネルギーを**静止エネルギー**と呼びます．また，物質が運動しているときは，運動量に応じたエネルギーを有します．このエネルギーを**運動エネルギー**と呼びます．つまり，運動している物質は静止エネルギーと運動エネルギーの和に相当するエネルギーを有していることになります．

放射線のエネルギーは静止エネルギーと運動エネルギーの和で表し，**電子ボルト**［eV］という単位で記述します[6]．例えば，1つの電子が存在するために必要な静止エネルギーは511 keVです．この電子が200 keVの運動エネルギーを与えられた場合，511 keV＋200 keV＝711 keVのエネルギーを有することになります．

※6 電子ボルト
エレクトロンボルトともいう．$1eV = 1.602 \times 10^{-19}$［J］．1eVの正確な定義は電位差1Vの電場から電子が受ける運動エネルギーであるため，その量は電気素量と一致する．
⇒3章-2 Chart 128 参照

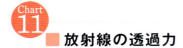

■ 放射線の透過力

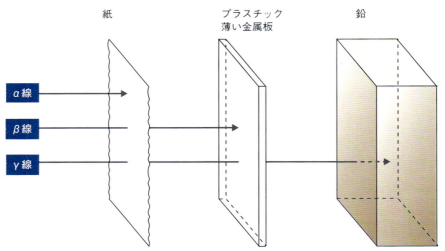

放射線	透過力	主な遮蔽体
α線	非常に弱い	紙, セロファン
β⁻線	弱い	プラスチック, 薄い金属板
X線・γ線	強い	鉛板, 鉛ブロック

11 放射線の透過力 Chart 11

　放射線には物質を透過する性質があります．透過力は放射線の種類によって異なり，放射線の持つ電荷が大きいほど弱く，反対に放射線の持つ電荷が少ないほど強くなる傾向があります．また，同じ種類の放射線でも高いエネルギーを持っている方が透過力は強くなります．

　α線は透過力が弱く，薄い紙やセロファン，さらには空気で簡単に遮ることができます．そのため，離れた場所から飛んできたα線で被ばくするといったシチュエーションはきわめて起こりにくいです．α線による被ばくが問題になるのは，皮膚に直接付着した場合や体内に侵入した場合です．

　β⁻線（陰電子）は紙やセロファン程度の物質は透過しますが，プラスチック板やうすい金属板で遮ることができます．α線と異なり，空気中でもある程度の飛距離があります．手術中に電子線[7]を照射する術中照射という治療法があります．体外から電子線を照射しても深部の病変まで届かないため患部を露出させる必要があるのですが，照射している部分以外に届きにくいとも言えます．そのため，正常組織への影響を抑えたまま放射線の量を増やして治療効果を上げることができるのです．

> ※7
> β⁻線はすべて電子線だが，電子線がすべてβ⁻線ではない．

　X線やγ線はα線やβ線に比べて非常に強い透過力を持っており，この特徴は放射線診断に欠かせないものとなっています．X線撮影やX線CTなどは体外からX線を照射し，体を透過してきたX線を検出して画像をつくっています．核医学検査では，体内に投与された放射性同位体から出るγ線を体外のカメラで検出しています．透過力が低い放射線は人体を透過することができず，体内の様子を画像化できません．このように，放射線を用いた検査では透過力の強さが重要になります．X線やγ線を遮るものとして有名な物質が鉛です．不要な被ばくを避けるため，さまざまなところに鉛が用いられています．

⇒2章-1「放射線診断」参照

文献

1）IAEA Nuclear Data Services-Live Chart　https://www-nds.iaea.org/relnsd/vcharthtml/VChartHTML.html

第1章 生体と放射線

2 放射線と物質の相互作用

■ 放射線と物質の相互作用

放射線は当たった物質中で**さまざまな物理現象**を引き起こす

→ **放射線と物質の相互作用**

放射線は物質と**相互作用**することで**エネルギーを損失**する

線エネルギー付与（LET）：放射線が単位長さあたりに損失するエネルギー

LET	放射線の種類
高LET	α線, 陽子線, 重粒子線, 中性子線
低LET	X線, γ線, β⁻線

LETが高い  エネルギーを失うのが早く，**物質に与える影響が大きい**

■ 光子と物質の相互作用

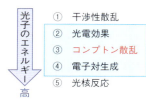

① 干渉性散乱
② 光電効果 — 医療分野において発生頻度が高い
③ コンプトン散乱 — コンプトン散乱は医療従事者の職業被ばくに関与
④ 電子対生成
⑤ 光核反応

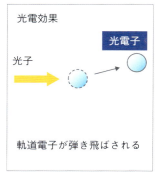

光電効果
軌道電子が弾き飛ばされる

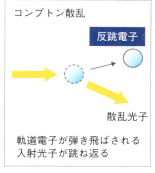

コンプトン散乱
軌道電子が弾き飛ばされる
入射光子が跳ね返る

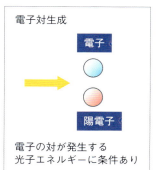

電子対生成
電子の対が発生する
光子エネルギーに条件あり

1 放射線と物質の相互作用とは Chart 12

放射線は物質に当たるとさまざまな物理現象を引き起こします．これらの物理現象のことを**放射線と物質の相互作用**と呼びます．放射線は物質と相互作用することでエネルギーを失うので，物質と相互作用を起こす頻度が高いほど放射線のエネルギー損失は大きくなり，やがて放射線は止まります．

放射線が単位長さあたりに失ったエネルギーの大きさを**線エネルギー付与**（LET）[※1]と言い，放射線がある一定の距離を進む間にどれだけのエネルギーを物質に与えるか，言い換えれば放射線がどれだけのエネルギーを失ったかを表します．

LETの値が大きい放射線は短い距離を進む間に多くのエネルギーを失うためすぐに止まってしまいますが，持っているエネルギーの大部分をわずかな距離を進む間に相手にぶつけていることに他なりません．放射線が物質に当たって止まるということは，放射線の持っていたエネルギーがすべて当たった物質との相互作用に使われたことを意味します．

本節では，放射線が物質と起こす相互作用について少し具体的にみていきましょう．放射線と物質の相互作用にはいくつもの現象があり，放射線の種類とエネルギーによって生じる現象が変わります．ここでは，放射線の種類を光子と電子に絞って解説します．

> **※1 LET**
> LETは荷電粒子に対して定義される．X線，γ線，中性子のLETは，これらが物質中で発生させた二次的な荷電粒子に対して定められたものである．Linear Energy Transfer

2 光子と物質の相互作用 Chart 13

光子と物質の相互作用には，①干渉性散乱，②光電効果，③コンプトン散乱，④電子対生成，⑤光核反応の5種類があり，光子のエネルギーが高くなるほど，下（④，⑤）の反応が起こりやすくなります．これらのなかでも②光電効果，③コンプトン散乱，④電子対生成は医療や医学研究分野での発生頻度が高い現象です．

1）光電効果

光電効果は光子が物質の軌道電子を弾き飛ばす現象です．弾き出された電子は特別に**光電子**と呼ばれます．電子を弾き飛ばす際に，光子は持っているエネルギーをすべて使い切ります．

2）コンプトン散乱

コンプトン散乱は，光電効果と同様に光子が物質の軌道電子を弾き飛ばす現象です．弾き出された電子は特別に**反跳電子**と呼ばれます．光電効果と異なるのは，光子がエネルギーを使い切っていないという点で，電子を弾き飛ばした後も光子は進行方向を変えて進み続けます．この光子のことを**散乱光子**と呼びます．

単純X線撮影，X線透視検査，CT，IVRなどでは，照射したX線は被検者の体に当たってコンプトン散乱を起こします．発生する散乱光子は照射したX線のエネルギーによって進む方向が決まるのですが，これらの検査に用いられるエネルギー帯のX線の場合，散乱光子はX線を照射した方向に跳ね返るように進みます．

そのため，散乱光子は医療従事者の**職業被ばく**[※2]の大きな原因となっています．術中の透視やIVRでは，被検者の上からX線を照射すると散乱光子によって術者が被ばくすることになってしまうので，X線の照射方向や術者の立ち位置などに気をつける必要があります．

※2　職業被ばく
⇒3章-1 Chart 120 参照

■ 物質による光子の吸収

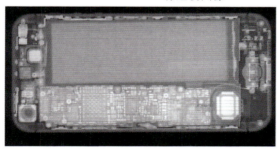

スマートフォンのX線透視画像

光子を吸収する程度は物質によって異なる

吸収の強い部分（金属，骨など）　　：白
吸収の弱い部分（空気，軟部組織など）：黒

相互作用の反応断面積は物質の**原子番号Zに依存**する

相互作用	反応断面積と原子番号の関係
光電効果	$\propto Z^5$
コンプトン散乱	$\propto Z$
電子対生成	$\propto Z^2$

原子番号が大きい物質ほど光子と相互作用する確率が高い．

3）電子対生成

電子対生成はエネルギーの物質化とも言える現象で，光子のエネルギーを使って電子と陽電子のペアを生成します．電子と陽電子はそれぞれ511keVの静止エネルギーを持っており，ペアが存在するためには合計で1022keVのエネルギーが必要になります．そのため，電子対生成が起こるためには光子のエネルギーが1022keVより高いことが条件になります．

3 物質による光子の吸収 Chart 14

物質のなかで何らかの相互作用が起き放射線がエネルギーを失うことを，**物質によって放射線が吸収された**と表現することがあります．スマートフォンをX線で透視した写真をみると，金属が密集しているICチップや基盤部分は白く，プラスチックや空間がある場所は黒く写っているのがわかります．このように，光子を吸収する程度は物質の種類によって異なります．X線撮影やCT画像は，被写体がX線を吸収する程度を画像化しており，吸収の強いものを白く，弱いものを黒く描画しているのです．

一般的に，原子番号が大きい物質ほど光子を効率よく吸収します．光子と物質の相互作用の発生確率は，表に示したとおり物質の原子番号に依存しています．そのため，金属や骨はX線撮影で白く写り，空気や軟部組織は黒く写ります．

組織がX線を吸収する程度を意図的に変化させているのが**造影**という手法です．多くの造影剤は原料としてヨウ素が含まれています．ヨウ素は原子番号が高く，X線をよく吸収する物質です．造影剤を投与することで，本来はX線を全く吸収しないような血管や，正常組織と同程度にX線を吸収する病変部にコントラストを付けて画像に表示することができます．

■ 電子と物質の相互作用

電離：物質の軌道電子を弾き飛ばす

励起：物質の軌道電子を遷移させる

制動放射：電子が物質のクーロン場で曲がり減速する
　　　　　→失ったエネルギーをX線として放出する

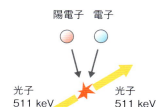

■ 対消滅

対消滅：陽電子と電子が結合して2つの光子を放出する

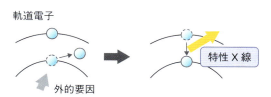

■ 特性X線

軌道電子のエネルギー準位は外側に行くほど高くなるため，遷移した際のエネルギーの差分が光子として放出される

4 電子と物質の相互作用 Chart 15

第1章
生体と放射線

電子と物質の主な相互作用には，電離，励起，制動放射があります．電子が物質に当たると，物質の軌道電子を弾き飛ばしたり，より外の軌道に遷移させることがあります．前者を**電離**，後者を**励起**と呼びます．

また，電子は物質を構成する原子のクーロン場で進行方向が曲げられ減速し，減速した分のエネルギーをX線として放出します．この現象を**制動放射**と言います．制動放射によって発生するX線は**制動X線**と呼ばれ，高電圧によって加速された電子をタングステンなどのターゲット金属に衝突させることで人工的につくり出すことができます．制動X線は電子の発生をスイッチで制御することでONとOFFを切り替えできるため，幅広い分野で利用されています．医療ではX線撮影やX線CT，直線加速器（リニアック）に制動放射線が用いられています．

1）対消滅

電子の反物質である陽電子は，電子と結合すると**対消滅**という現象を起こします．対消滅を起こす際に180°対向方向に2つの光子を放出します．この光子を**消滅放射線**[※3]と呼びます．消滅放射線のエネルギーは電子のペアの静止質量に相当し，511 keVとなります．陽子と電子の対消滅は，電子対生成の真逆の反応と言えます．

※3
あるいは消滅光子
⇒1章-1 Chart 09 参照

β^+崩壊を起こす放射性核種は陽電子を放出します．放出された陽電子は付近に存在する電子と結合して消滅放射線を出します．この消滅放射線を検出して画像化しているのが**陽電子断層撮影**（PET）です．

Positron Emission Tomography

⇒2章-1 Chart 70 参照

2）特性X線

電子は原子核の周囲を一定の距離を保ちながら回っています．この電子の通り道を**軌道**と呼び，軌道上を周回する電子を**軌道電子**と呼びます．軌道電子は周回する軌道の大きさによって固有のエネルギーを有しており，外側を周回する軌道電子の方が高いエネルギーを持っています．「外側の軌道になるほどその軌道上に存在するためのコストが高い」と考えるとわかりやすいかもしれません．

何らかの外的要因[※4]によって内側の軌道電子が弾き飛ばされ，そこに空席ができたときに何が起こるでしょうか．

※4
原子核から放出されるγ線や，原子の外部から飛来した放射線が外的要因に該当する．先述した光電効果，コンプトン散乱は軌道電子を弾き飛ばす現象であるため，特性X線の発生が伴う．

より外側を周回している電子にとってエネルギー準位の低い，つまりコストの低い席が空いたため，その席を埋めるように外側の軌道電子が移動してきます．移動してきた軌道電子は不要になったエネルギーを光子として放出します．この光子を**特性X線**と言います．特性X線のエネルギーは電子が移動した軌道間のエネルギー準位差に相当します．

031

距離による放射線の減衰

放射線の強さは**単位面積あたりに入射する放射線の数**で決まる

→ 密度

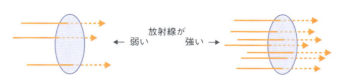

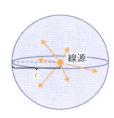

線源から距離 r だけ離れた位置の密度は，
半径 r の球体の表面積を用いて，

$$\frac{N}{4\pi r^2}$$

と表記できる．
放射線は距離の**比率の二乗**に反比例して弱くなる

→ 距離の逆二乗則

5 距離による放射線の減衰 Chart 16

「弱い放射線」や「高い線量」といった表現を見ることがありますが，放射線の強弱は明確な線引きがされているわけではなく，法律に定められた値や，原発事故前の環境放射能，治療に必要な線量など，何らかの基準と比較して語られます．

放射線の強さは単位面積あたりに入射する放射線の数として定義することができます．これは言い換えれば放射線の密度のことで，**フルエンス**と言います．Chart 16 右側のような状況は，左側にくらべて放射線が強い，あるいは線量が高いと表現できるでしょう．

実際の放射線は Chart 16 のように極端な指向性をもって飛んでくることはなく[5]，ある程度の広がりをもって拡散します．単純化するため，γ線を出す放射性同位元素の線源が空間に置かれている状況を想定しましょう．このような線源から放出されるγ線は指向性をもたず，四方八方に飛び，3次元的に拡散します．線源から出るγ線の本数をNとしたとき，線源から距離rだけ離れた位置のフルエンスは，Nを，線源を中心とした半径rの球体の表面積で除し，

$$\frac{N}{4\pi r^2}$$

と記述することができます．では，線源から2r，3rの位置のフルエンスはどうなるでしょうか．

2rのときは

$$\frac{N}{4\pi (2r)^2} = \frac{N}{4\pi \times 2^2 \times r^2}$$
$$= \frac{1}{4} \times \frac{N}{4\pi r^2}$$

3rのときは

$$\frac{N}{4\pi (3r)^2} = \frac{N}{4\pi \times 3^2 \times r^2}$$
$$= \frac{1}{9} \times \frac{N}{4\pi r^2}$$

となります．放射線の強さは距離の比率の二乗に反比例することが知られており，これを**距離の逆二乗則**と言います．距離の逆二乗則で重要なポイントは，「距離の二乗に反比例する」のではなく，「基準とする距離に対する比率の二乗」であるということです．冒頭で述べたように，放射線の強さを語るためには基準と比較する必要があるのです．

※5
放射線治療など，特殊な用途を想定して人工的に指向性を持たせた放射線は存在する．

Chart 17 ■ 放射線の測定

cpm：1分間に**検出された**放射線の数→**計数率**と呼ぶ

計数：検出器の中で相互作用を起こした回数

検出器に入射した放射線の数
検出器にむかって放射された放射線の数 } **ではない**

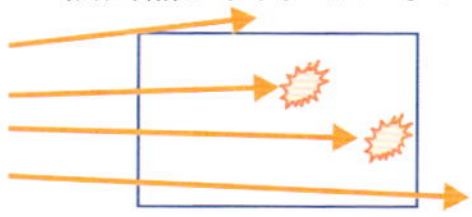

検出器に入っていない

相互作用を起こしていない

放射線測定器と原理

原理	測定器
電離	電離箱（Ciメーターなど） 計数管（GM計数管など） 半導体検出器（Ge検出器）
励起・発光	シンチレータ（NaIサーベイメータなど）
励起	蛍光ガラス線量計（ガラスバッジ）
核反応	中性子測定器（BF_3比例計数管など）

6 放射線の測定 Chart 17

放射線測定器にはいろいろな種類がありますが，それぞれに得意・不得意があります．例えばγ線を測定するための測定器でα線を測定することはできませんし，汚染検査に用いる測定器で個人の被ばく積算線量を測定することはできません．どのようなシチュエーションでも使える「オールマイティな測定器」は存在せず，目的に合わせて適切な測定器を選択する必要があります．

放射線の測定には，基本の単位として**計数率**（cpm）が用いられます．1分間に何本の放射線が検出されたかを表すものです．ここで注意しなければならないのは，計数とは検出器のなかで相互作用を起こした回数であるということです．検出器の方向に飛んできたが検出器内に入らなかった放射線や，検出器のなかを素通りしていった放射線はカウントされていません．

Count Per Minute

では，放射線測定器の原理を簡単にみてみましょう．放射線測定器は，放射線の持つ電離作用，励起作用，放射線が起こす核反応を利用しています．

電離を応用した測定器では，検出器内部にあるガスや半導体が放射線によって電離することで発生したイオンから電荷量を計算しています．なかでも**GM計数管**は広く普及している測定器の1つで，作業中の線量確認や汚染検査などに利用されています．

励起を応用した測定器では，**シンチレータ**と呼ばれる結晶が放射線によって発する励起光を電気信号に変換してしています．NaI結晶（ヨウ化ナトリウム結晶）が有名で，ポータブル式のサーベイメータから，核医学検査機器の検出器にまで幅広く用いられています．

中性子を測定する機器は核反応を応用しています．高エネルギーのX線を用いる放射線治療では中性子の発生が問題になるため，中性子漏洩の確認に用いられています．

⇒3章-2 Chart 134 ～ Chart 136 参照

第1章 生体と放射線

3 放射線の生物影響（実験科学）

Chart 18 ■ 放射線による生物作用の発現過程と経過時間

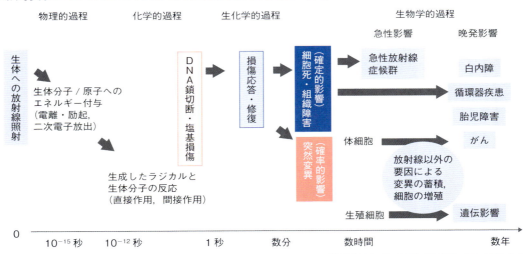

「放射線概論 第13版」（柴田徳思／編）を元に作成

Chart 19 ■ 放射線の直接作用と間接作用

- 電離放射線の最も重要な標的分子は細胞核内にあるDNAである

直接作用：放射線がDNAの電離・励起を直接引き起こし損傷する

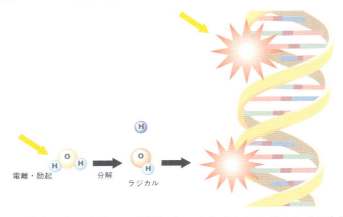

間接作用：生体内に豊富にある水分子の分解によって生成したラジカル（反応性の高い原子，分子，イオン）がDNAを損傷する

1 放射線による生物影響の概観 Chart 18 [1]

　放射線が生体に及ぼす影響は，放射線の持つエネルギーと生体内の原子・分子との反応からはじまり，細胞レベル，臓器・組織レベル，そして個体レベルへと拡大していきます．放射線に被ばくしたことによる変化の大部分は数秒～数分以内に生じ，線量や被ばくした部位の特性などに応じて，早ければ数分程度から臓器や組織の機能障害が発生し，遅ければ数年～数十年という時間を経て，がんや白血病といった形で私たちの身体に障害として現れます．私たちの身体は放射線の影響を一方的に受けるだけではなく，もともと持っている防御機構（生化学的反応や免疫応答など）によって放射線の影響を軽減したり，回復することができます．私たちの身の回りでは放射線はありふれたものであり[※1]，放射線による身体影響は放射線被ばくの「有無」ではなく「量」が重要であり，生体が有する防御機構との兼ね合いによって，その影響の程度が変化します．

※1　身近な放射線
⇒1章-1 Chart 01 Chart 02 参照

2 分子レベルの影響

1）放射線の直接作用と間接作用 Chart 19

　放射線の生物における主要ターゲットはDNAです．DNAの損傷は細胞死や機能不全，遺伝子変異の原因となり，私たちの身体にさまざまな障害として観察されます．

　放射線によるDNA損傷の経路としては，①放射線のエネルギーがDNAに直接吸収されてDNA鎖の切断といった損傷を生じる**直接作用**と，②DNA以外の分子が放射線のエネルギーを吸収することでラジカル[※2]といった細胞障害性の高い分子が生成され，二次的にDNA鎖を損傷させる**間接作用**の2つの経路があります．この2つの作用が発生する頻度は，放射線の線質によって異なり，高LET放射線[※3]では直接作用が，低LET放射線では間接作用がDNA損傷の主な原因となります．間接作用の場合，生体内には水分子が大量に存在するため，主に水と放射線の相互作用が重要となります．水が電離・励起された結果，ヒドロキシラジカルや過酸化水素といった分子が生成され，DNA損傷の要因となります．これらの細胞障害性分子は日常における生体内の生化学反応によっても生成されるため，カタラーゼといった抗酸化作用を持つ酵素によって日々，一定量の無毒化が行われています．

※2　ラジカル
不対電子（共有電子対を形成していない）を持つ原子や分子，イオンのこと．きわめて不安定で反応性が高い分子．

※3　LET
⇒1章-2 Chart 12 を参照

Chart 20

■ DNA損傷と二本鎖DNA修復機構の選択

DNA損傷		自然に生じるDNA損傷数（個/日/細胞）	同数の損傷が生じる放射線量（Gy）
塩基損傷		3000	1.5〜2
DNA一本鎖切断		3000	3
DNA二本鎖切断		50	1.5

DNA二本鎖切断は他のDNA損傷と比べ，修復が困難であり，放射線による染色体異常や細胞死の主な原因となる

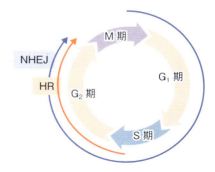

DNA二本鎖切断の修復機構は主に2つ存在するが，細胞の状態によって選択できる機構が異なる

■ DNA二本鎖切断の修復機構

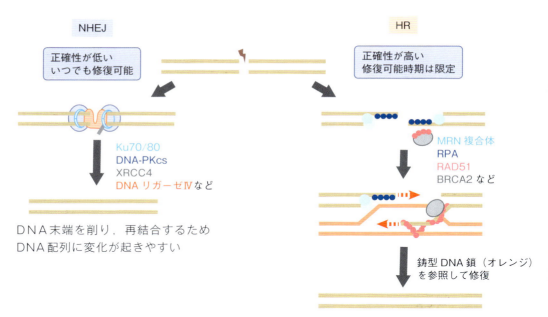

NHEJ
正確性が低い
いつでも修復可能

Ku70/80
DNA-PKcs
XRCC4
DNAリガーゼIV など

DNA末端を削り，再結合するためDNA配列に変化が起きやすい

HR
正確性が高い
修復可能時期は限定

MRN複合体
RPA
RAD51
BRCA2 など

鋳型DNA鎖（オレンジ）を参照して修復

修復のお手本となるDNA鎖が存在するので正確な修復ができる

2）DNAの損傷と修復 Chart 20

　放射線によって生じるDNA損傷はいくつか種類があり，代表的なものでは頻度が高い順に，塩基損傷・DNA一本鎖切断・DNA二本鎖切断（DSB）が挙げられます[2]．どの種類のDNA損傷でもその損傷に応じた修復機構が存在し，DNA損傷が確認された時点で修復が開始されます．なかでもDNAの二本鎖切断は他の損傷に比べて修復が困難なため細胞にとって致命的であり，細胞死や染色体異常（遺伝子変異）の主な原因となっています．ここで挙げたDNA損傷は，放射線以外の変異原や日々の生命活動などでも生じていて，毎日相当数のDNA損傷と修復がくりかえされています．

DNA-double Strand Break

　DNA二本鎖切断の修復には2つの経路があり，非相同末端結合（NHEJ）と相同組換え修復（HR）です．NHEJはDNAの切断端同士を直接結合するため，塩基の欠失や挿入，異なるDNA鎖同士の再結合などの誤修復が生じやすい修復機構です．細胞周期[※4]のどの時期でも機能しますが，特にG$_1$期において主要な働きをすると考えられており，身体を構成する多くの細胞がG$_1$期に留まっている脊椎動物では，NHEJが主要なDNA二本鎖切断修復機構となります．

Non-Homologous End Joining

Homologous Recombination

※4　細胞周期
詳しくは Chart 21 で説明．

　一方，HRは相同DNA配列を鋳型とする修復機構であり，一般的に誤りのない正確な修復機構とされています．しかし，相同DNA配列を鋳型とできるのは細胞周期のS期後半からG$_2$期の間だけであり，この時期に該当しない細胞ではHRによる修復を行うことはできません．

Column

放射線の遺伝性影響

　放射線による障害が生殖細胞に発生した場合，その変異は子，孫，さらにその子孫へと伝わっていき，何らかの疾患となって現れる可能性があります．1927年，アメリカの科学者であるマーラーによってショウジョウバエにX線を照射すると被ばくによって生じた突然変異が子孫にも伝わることを報告しました．また，1950年代から行われてきたラッセル夫妻による約100万匹をこえる膨大な数のマウスを用いたメガマウス実験では，子孫マウスの毛の色や耳の長さに変異が生じたという報告があります．これ以外にもマウス，ラットなどの哺乳類や植物を対象とした遺伝性影響の研究が行われてきましたが，ヒトに関するデータにおいては，原爆被ばく者らの疫学調査や小児がん治療生存者らの子どもへの影響調査，DNAレベルの影響研究などにおいても，放射線による遺伝性影響の有無に関してコンセンサスが得られるようなデータは示されていません[※]．

※　1章-4 Chart 41 参照

細胞周期チェックポイントと放射線感受性

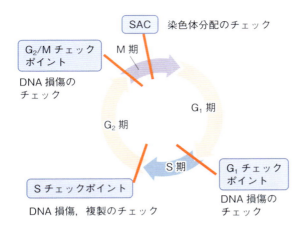

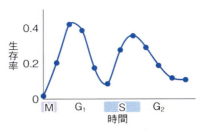

- 最も放射線感受性が高いのはM期
- S期後期〜G_2期前半
  ⇒HRによる修復が機能するため感受性は低い

3 細胞レベルの影響

1）細胞周期と放射線感受性 Chart 21

　1つの細胞が2つの細胞になることを**細胞分裂**と言い，細胞分裂が進む一連の過程を**細胞周期**と言います．細胞周期はG_1期，S期，G_2期，M期の順に進行し，DNA合成の準備が行われるG_1期，DNAが合成されるS期，分裂準備が行われるG_2期，合成したDNAを正確に分配するためにダイナミックな挙動をとるM期（分裂期）の4つのフェーズから構成されています．M期以外のフェーズはまとめて**間期**と呼ばれます．

　HeLa細胞[※5]の同調培養[※6]実験から細胞周期によって放射線の影響の受け易さ（**放射線感受性**）が異なることがわかっています．最も放射線感受性が高いのはM期であり，G_1期〜S期前半も高い感受性を示します．一方で，S期後半〜G_2期前半は放射線感受性が低く，これは前述のHRによる修復が機能するためです．細胞周期には細胞分裂が正常に進行できるか監視しているチェックポイントが複数あり，DNA損傷がないか？　細胞分裂を次のフェーズに進めていいか？　などについて監視しています．なかでもG_2/Mチェックポイントは細胞周期停止能力が強く，放射線によって多数のDNA損傷を生じた細胞は，このチェックポイントでDNAの修復が完了するか，細胞死が誘導されるかの判断が行われます．

※5 HeLa細胞
1951年にアメリカでヒト由来細胞として初めて樹立された子宮頸がん患者由来の培養細胞株．この細胞株の樹立は放射線生物学の発展に大きく寄与した．

※6 同調培養
通常，培養細胞は細胞周期がバラバラなため，細胞の状態による影響観察が難しい．そこで細胞分裂停止剤の添加や培養条件を変化させることで細胞周期を揃えることができ，細胞周期による違いについて観察が容易になる．

Column

毛細血管拡張性運動失調症[3]

　細胞周期の停止，DNA損傷応答の誘導に関して，ATM（ataxia telangiectasia mutated）とよばれる分子が重要な働きをしています．この分子はDSBの認識，損傷応答の最上位に位置するリン酸化酵素[※]であり，ATMによってp53，CHK2，BRCA1，NBS1，H2AXといった分子がリン酸化されることでDNA修復が進行します．ATMの標的分子には，前述のようながん抑制遺伝子も含まれているため，この遺伝子に変異を持つ毛細血管拡張性運動失調症（ataxia-telangiectasia；AT）の患者さんではDNA修復能力が低く，放射線に高感受性を示します．正常細胞では，放射線照射によりG_1期で細胞周期を停止，DNA損傷が修復される前DNA複製に進行しないのですが，AT患

者由来細胞ではG_1チェックポイントが機能せず，DNA損傷をもったままDNA複製へと進行してしまうため，細胞死や突然変異が誘発された結果，高放射線感受性や高発がん率，短寿命といった臨床症状を示します．ATは常染色体潜性（劣性）遺伝[※※]疾患であり，両親からそれぞれ変異した遺伝子を受け継ぐことで発症します．他にDNA修復メカニズムに異常を持つ疾患としては，Li-Fraumeni症候群やナイミーヘン症候群などがあります．

※　ターゲット分子（基質）にリン酸基を転移させる酵素のこと．特にタンパク質を基質としたリン酸化は細胞増殖の進行管理や機能調節などに寄与している．キナーゼ（kinase）ともいう．
※※　父親と母親から受け継いだ2つの遺伝子のうち，両方に異常があった場合する遺伝形式のこと．どちらか片方の遺伝子の異常で発症する場合は，顕性（優性）遺伝という．

細胞死の形式と特徴

細胞増殖能の変化	
増殖死	間期死
● 被ばく後，数回の細胞分裂を経て起こる死（分裂死） ● 被ばく後M期のスキップによって巨細胞化する場合もある ● 芽細胞，がん細胞などで見られる	● 被ばく後，一度も分裂することなく起こる死 ● 高線量あるいは高LET放射線によって生じる ● 神経細胞や筋細胞などで見られる

病理学的形態の変化	
ネクローシス	アポトーシス
● 受動的な細胞の自壊現象．高LET放射線で起こりやすい ● 形態学的には，細胞やミトコンドリアの膨張や細胞内小器官・細胞膜の破壊などが見られる ● 生化学的にはDNAのランダムな分解，細胞内容物の拡散による炎症反応などが見られる	● 個体の発生や恒常性維持など，遺伝子的に制御された細胞の自殺現象 ● 形態学的には，細胞（核）の縮小や断片化，アポトーシス小体などが見られる ● 生化学的にはカスパーゼの活性化，ヌクレオソーム単位でのDNAの断片化などが見られる

標的説とLQモデルによる細胞生存率曲線の変化

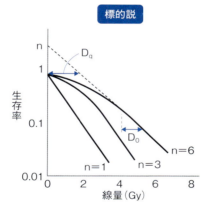

D_q = 準しきい線量（肩の大きさ）
D_0 = 平均致死線量（37%生存率）※7
n = 外挿値（理論的な標的数）

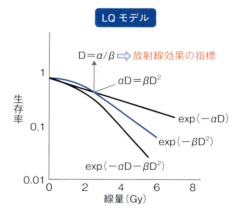

α = 1本の放射線でDSBが生じる確率（線量に比例）
β = 2本の放射線でDSBが生じる確率（線量の2乗に比例）
D = 線量

2）放射線による細胞死 Chart 22

　細胞は一定量以上の放射線を受けた際に細胞死を起こします．放射線生物学分野では，**増殖死**と**間期死**という分類が用いられていましたが，近年では細胞生物学分野から**アポトーシス**と**ネクローシス**という分類法も一般的になってきました．

3）細胞生存率曲線 Chart 23

　横軸に線量を，縦軸に細胞生存率を対数でとった片対数グラフは，**細胞生存率曲線**と呼ばれ，一般的に低線量域でなだらかなカーブ（肩）を描き，線量が高くなるにつれ直線的に生存率が低下する線を描きます．この曲線の形状は2つの数理モデルで説明されることが多く，その1つである**標的説**（古典論）では，細胞は1つあるいは複数の標的を持ち，その標的がすべてヒットした場合に細胞死が起きるというものです．1標的1ヒットモデルであれば直線的に，多標的1ヒットモデルであれば低線量域で肩がみられるようになります．

　標的説ではDNAが標的であることの不十分であったり，実際の実験結果と沿わない点があることから，最近では**直線-二次曲線モデル**（LQモデル）がよく用いられます．LQモデルでは細胞死がDSBによって起こることを前提とし，1本の放射線でDSBが生じる場合と，2本の放射線がそれぞれ一本鎖のDNAを切断することで結果としてDSBが生じる場合の2通りの事象を考えます．低線量の場合は1本の放射線でDSBが生じる事象が多く，高線量になるにつれ2本の放射線によるDSBが生じる事象が増えていき，細胞の生存率はこの2つの事象の和から導かれます．

※7　平均致死線量（D_0）
細胞内のすべての標的に対して確率論的に，平均1個の放射線がヒットする際の線量（37%の細胞が生存する）のことであり，細胞の放射線感受性の指標として用いられる．

放射線治療における4R

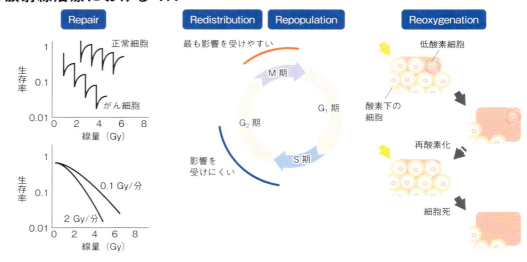

生物学的効果比（RBE）

- RBE：放射線の種類による細胞効果の違いを数値化

$$RBE = \frac{一定の生物効果を得るのに必要な基準放射線の線量}{同一の生物効果を生じさせる当該放射線の線量}$$

- 細胞の生存率でみると

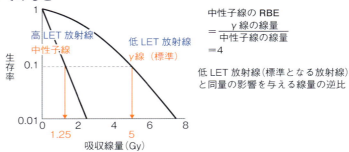

中性子線のRBE
$= \dfrac{\gamma 線の線量}{中性子線の線量}$
$= 4$

低LET放射線（標準となる放射線）と同量の影響を与える線量の逆比

- 高LET側でRBEは低下する

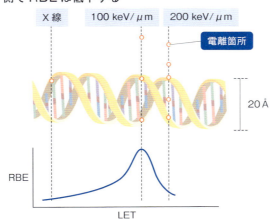

100 keV/μm 付近では電離がちょうどDNA鎖の間隔と一致して発生している（DSBの形成）が，高LET側では電離が必要以上に発生しているため，RBEが低下している

『Radiobiology for the Radiologist 7th Edition』を元に作成

4) 細胞の被ばく条件による放射線影響の変化

a) 放射線治療の4R Chart 24

　放射線影響の程度は，被ばくする細胞の状態によっても変化します．放射線治療の際には，放射線を照射する細胞（組織）の応答性を変化させて治療効果の増大や副作用の低減に努めています．細胞の応答性が変化する因子としてはRepair（回復）・Redistribution（再分布）・Repopulation（再増殖）・Reoxygenation（再酸素化）の4つのRというものがあります．

　Repairは腫瘍細胞と正常細胞におけるDNA損傷修復能力の差を利用するもので，分割照射や線量率効果として利用されています．RedistributionとRepopulationも同様で，放射線照射で生き残った細胞はDNA損傷応答のために細胞周期の同調が生じていること，細胞死を起こした細胞の補填のために増殖が活発になることを利用して，放射線感受性の高い細胞集団を選択的に狙います．Reoxygenationは，酸素濃度が高い細胞では低LET放射線の間接作用が増大することを利用したもので酸素効果，OER[※8]として知られています．大きな腫瘍細胞の集団では，しばしば中心部の細胞で酸素が不足し，放射線感受性が低下している状態となっています．放射線照射によって辺縁部の腫瘍細胞が死滅すると酸素供給が改善され，中心部に近い腫瘍細胞にも酸素が供給され，放射線の細胞殺傷効果が期待できるようになります．

b) 生物学的効果比 Chart 25

　また，同じ吸収線量でも放射線のLET[※9]によっては，生物影響の大きさが変化します．このLETによる生物影響の違いは**生物学的効果比**（RBE）[※10]として Chart 25 の式で定義され，基準となる放射線としては管電圧が200～250 kVのX線や^{60}Co（コバルト60）のγ線が用いられます．

　LETの増大に伴いRBEは大きくなり，LETが100～200 keV/μm付近で最大となりますが，それ以降はかえってRBEが減少します[4]．これは**オーバーキル**と呼ばれ，細胞死に必要な量以上のエネルギーが細胞に与えられるため，無駄が生じてしまうからです．RBEは被ばく影響の予測評価の際によく用いられますが，放射線のエネルギーや種類（LET），線量率，指標とするエンドポイント（生物効果）によって値が左右されるため，被ばくの状況に関して正確な情報を収集する必要があります．

　他にも放射線が及ぼす影響が変化する要因として，温度効果[※11]，希釈効果[※12]，保護効果[※13]などが挙げられます．

※8 OER
酸素効果の大きさを表す指標．酸素増感比（oxygen enhancement ratio）といい，次の式で表される．

$$OER = \frac{一定の生物効果を無酸素下で得るのに必要な線量}{同一の生物効果を酸素下で生じさせるのに必要な線量}$$

※9 LET
⇒1章-2 Chart 12 を参照

※10 RBE
X線，γ線，β線は1，陽子線（2 MeV以上）は5，α線は20，中性子線（エネルギーによる）は5～20．Relative Biological Effectiveness

※11 温度効果
低温環境下では放射線の照射によって生じたラジカルの拡散が妨げられるため，間接効果が減少する．すなわち放射線に対して抵抗性となる．反対に高温になるにつれ間接効果は増大する．

※12 希釈効果
ある物質の水中濃度が低くなるほど，放射線によって不活性化される分子の割合が増加する．間接作用の存在を示す証拠となっている．

※13 保護効果
ラジカルと反応しやすい化学物質が照射時に存在すると，照射によって生じたラジカルがその物質と優先的に反応するため，生体高分子の損傷が軽減される．このような物質を**放射線防護剤**（ラジカルスカベンジャー）という．

Chart 26 染色体の形態的な異常

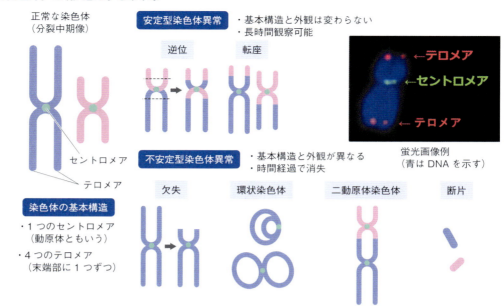

Chart 27 染色体異常を指標とした線量評価

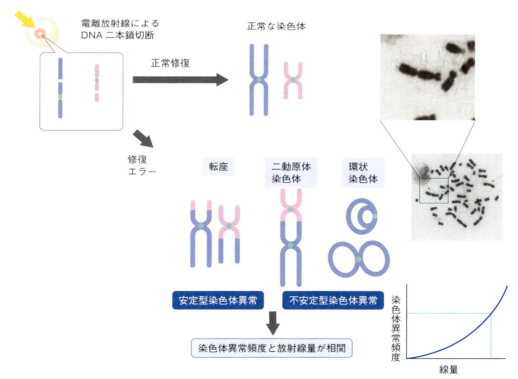

5）突然変異と染色体異常 Chart 26

　私たちの身体は多数の細胞によって構成されており，細胞はDNAの遺伝情報に基づいて働いています．この遺伝情報に異常が生じることを**突然変異**と言います．突然変異の多くはDNAの1塩基が置換や欠失，挿入される点変異です．その他にも塩基配列が変化したことによるアミノ酸のコドンが変化するフレームシフトや数十塩基レベルでの欠失や重複，挿入などもみられます．このような変異が体細胞に起きればがんの原因に，生殖細胞で発生するとがんや遺伝的影響に発展する可能性があります．

　染色体はDNAがRNAやタンパク質などとともに高度に凝縮したもので細胞周期のM期で観察することができます．染色体異常は数的異常と形態的異常に分けられますが，放射線によって生じる異常は形態的異常の割合が高いです．染色体異常はDNA損傷（特にDSB）によって形成されます．切断されたDNA鎖はその大部分が正常に修復されますが，ごく稀に修復されないものや，誤ったDNA鎖同士を修復（再結合）してしまうことがあり，この際に染色体の異常が形成されます．染色体異常はその形態から安定型の異常と不安定型の異常に分けられます．不安定型の染色体異常を持つ細胞は細胞分裂時に正常な挙動がとれないため，致死的で排除されることになります．

6）生物学的線量評価 Chart 27

　染色体異常は低線量の被ばくでも線量依存的な増加がみられることから，末梢血中のリンパ球の染色体異常を観察することで被ばく線量を推定することができます．このように生体から採取できる試料（臨床症状，血球数，末梢血など）を用いて，被ばく線量を推定することを**生物学的線量評価**と言います．染色体異常を指標とした評価は，結果がでるまでに時間を要するものの高精度な評価ができる方法であり，細胞における放射線影響の直接的証拠を観察することから"Gold standard"な線量評価法として世界中で用いられています．特に二動原体染色体や環状染色体といった不安定型と呼ばれる染色体異常の頻度に明瞭な正の相関があるため，予め用意した線量応答曲線を用いることで被ばくから1カ月以内であれば，被ばく線量を推定することができます．1カ月以上経過している場合は，安定型異常である染色体転座を指標として評価が行われます．

4　臓器・組織レベルの影響 Chart 28

　1906年にフランスの科学者であるベルゴニーとトリボンドーがラジウムγ線のラットの精巣への照射実験から細胞の放射線感受性と関係性があることを見

Chart 28 ■ 放射線の影響を受けやすい組織の特徴

ベルゴニー・トリボンドーの法則

① 細胞分裂頻度が高いものほど
② 将来の分裂回数が大きいものほど
③ 形態および機能が未分化なものほど

放射線感受性が高い
⇩
放射線の影響を受けやすい

分裂が盛ん 感受性が高い

造血系：骨髄，リンパ組織（脾臓，胸腺，リンパ節）
生殖器系：精巣，卵巣
消化器系：粘膜，小腸絨毛
表皮，眼：毛嚢，汗腺，皮膚，水晶体
その他：肺，腎臓，肝臓，甲状腺
支持系：血管，筋肉，骨
伝達系：神経

分裂しない 感受性が低い

出典：「放射線による健康影響等に関する統一的な基礎資料 令和3年度版」

Chart 29 ■ 確定的影響と確率的影響

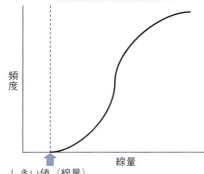

確定的影響（組織反応）
- しきい値を超えない
  ⇒被ばくによる影響は見られない
- しきい値を超える
  ⇒線量に応じて症状の重篤度が増大

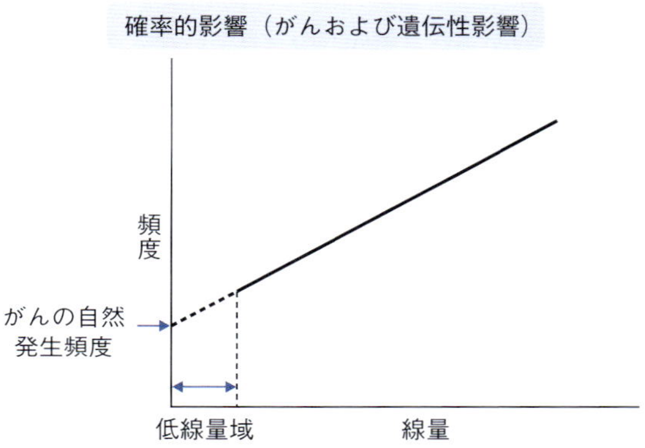

確率的影響（がんおよび遺伝性影響）
- しきい値はないと仮定
- 被ばく線量に応じて障害の発生頻度が増大

■ 放射線による胎児への影響

重要な器官が形成される時期
＝薬の使用に気を付ける時期
＝放射線にも弱い時期

着床前期	器官形成期	胎児前期	胎児後期
受胎 0-2 週	受胎 2-8 週	受胎 8-15 週	受胎 15 週
・流産	・器官形成異常（奇形）	・精神発達遅滞	〜出産

しきい線量は 0.1 Gy 以上

※一般的に妊娠2週目と呼ばれている時期は，妊婦直後の受胎 0 週（齢）に相当する．

検査法	最大線量（mGy） 成人	最大線量（mGy） 胎児
胸部単純X線	0.15（乳腺）	<0.01
上部消化管造影	5.32（肺）	5.8
注腸造影	16（卵巣）	24
胸部CT	21（乳腺）	1
腹部CT	23（骨髄）	49
骨盤CT	23（骨髄）	80

日常生活や一般的な医療被ばくによる線量はしきい値よりも低い

左は出典：「放射線による健康影響等に関する統一的な基礎資料 令和3年度版」．
表はICRP publ. 84をもとに作成

出しました．この関係性から**ベルゴニー・トリボンドーの法則**として次の3点の特徴を提唱しました．「細胞の放射線感受性は，①細胞分裂頻度が高いものほど，②将来行う分裂回数が多いものほど，③形態的，機能的に未分化なものほど，高い」．いくつか例外[14]があるものの，放射線感受性に関しては基本的にこの法則に従います．一般に臓器・組織の放射線感受性はその臓器や組織を構成する細胞の放射線感受性によって決まります．成人の場合，造血組織や小腸，生殖器など，幹細胞が存在する細胞再生系組織の感受性が高くなっています．一方で筋組織や神経組織のような細胞分裂が全く行われない組織では放射線感受性がきわめて低くなっています[5]．また，小児や胎児は活発な成長，発達の最中であり，将来的な細胞分裂の回数も多いため，細胞再生系の組織のみならず全身で高い放射線感受性を示します．

※14
リンパ球は分化した細胞にもかかわらず，放射線感受性が非常に高い．

5 個体レベルの影響

1）「しきい値」のある確定的影響 Chart 29

私たちの身体を構成しているさまざまな組織や器官は多少の細胞を失っても周囲の細胞が増殖することで補うため，問題となることはありません．しかし，高線量被ばくによって多数の細胞が一度に失われた場合，細胞増殖による補填が効かず，臓器・組織が機能不全に陥り，さまざまな症状が現れます．このような障害を**確定的影響**（組織反応）[15]と呼びます．放射線による障害が現れ始める線量を**しきい値**（しきい線量）と呼び，しきい値以下の被ばくでは，放射線による障害はでてきません．しきい値を超える被ばくでは障害が確認され，線量が高ければ高いほど障害の発症頻度と重篤度が高くなります．放影研のコホート研究[16]から，さまざまな障害のしきい値が知られています．例えば，造血機能の低下が0.5 Gy，脱毛が3 Gyであり，成人における一番低いしきい値は，男性の精巣が約0.1 Gy（100 mGy）の被ばくをした際に一時的な不妊の症状が現れます．他にも，しきい値の低いものとして胎内被ばくの影響があります．妊婦が被ばくした場合，胎児に被ばく影響が表れる可能性があります．胎児期の被ばくは放射線感受性が高く，症状に時期特異性があることがわかっています[5]．いずれの症状でもしきい値は0.1 Gyであり，一般的な被ばくの範疇であればしきい値を超える可能性は低いと言えます[6]．

※15 確定的影響
ICRP2007年勧告における用語変更から，確定的影響は**組織反応**と称される場面もある．

※16 放影研のコホート研究
⇒1章-4 Chart 35 参照

2）「しきい値」がないと仮定されている確率的影響 Chart 30

たった1個の細胞における変化でも将来の疾病の原因となり得るのが**確率的影響**（がんおよび遺伝性影響）[17]です．発がんと遺伝性影響がこれに分類され

※17 確率的影響
ICRP2007年勧告における用語変更から，確率的影響は**がんおよび遺伝性影響**と称される場面もある．
⇒コラム「放射線の遺伝性影響」（p.39）参照

Chart 30 発がんのしくみ

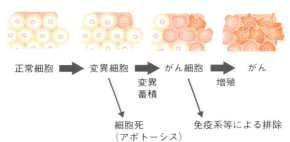

- 変異のきっかけ：喫煙，飲酒，運動不足，食事，肥満，放射線，家族歴，職場環境など
- 変異細胞ががんになるまでには，いろいろなプロセスが必要
    ⇒数年～数十年かかる

出典：「放射線による健康影響等に関する統一的な基礎資料 令和3年度版」

Chart 31 急性放射線症候群（ARS）

- ARS：1 Gy以上の急性全身被ばく後，数時間～数カ月以内に発生するさまざまな症状の総称

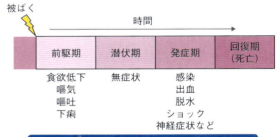

ARS前駆期の症状と推定線量

	1-2 Gy	2-4 Gy	4-6 Gy	6-8 Gy	>8 Gy
嘔吐	10−50% 2時間以降	70−90% 2時間以降	100% 2時間以内	100% 30分以内	100% 10分以内
頭痛	軽度	軽度	中等度 50% 4-24時間	重度 80% 3-4時間	重度 80-90% 1-2時間
下痢	(−)	(−)	中等度 <10% 3-8時間	重度 >10% 1-3時間	重度 100% 1時間以内
体温	正常	微熱 10-80% 1-3時間	発熱 80-100% 1-2時間	高熱 100% 1時間以内	高熱 100% 1時間以内
意識	正常	正常	正常	混濁例あり	喪失 (>50Gy)

IAEA Safety Reports Series No.2, 1998をもとに作成

ます．確率的影響ではしきい値がないと仮定されていて，線量に応じて発がん
リスクが増大します．ここで重要なのは，あくまでもがんになる可能性が高ま
るものということ，確定的影響とは異なり被ばく線量が高くても症状の重篤度
は増大しないことです．低線量被ばくによる発がんについては，原爆被ばく者
らの膨大なデータなどからもいまだはっきりしていません．放射線防護の観点
から低線量域のリスクを推定するためにしきい値なし直線仮説（LNT）が導入
されています．

Linear Non-threshold Theory

　ここで放射線による発がんプロセスを考えてみましょう．正常な細胞ががん
細胞になるには，DNA損傷による遺伝子変異が蓄積していく必要があります．
DNA損傷を引き起こす要因は放射線以外にも化学物質や紫外線，喫煙や飲酒と
いった生活習慣などさまざまあり，そうして変異を起こした細胞が長い年月を
かけて変異を蓄積しながら生き残ることでがん細胞となることがあります．
Chart 30 右グラフを見ると原爆被ばく者では，白血病が比較的早い段階から増
えていますが，被ばく後10年を前に発生頻度は減少しています[5]．一方で，固
形がんの発症頻度は被ばくからおよそ10年が経過してから増え始めています．
やはり，放射線被ばくによる発がんには長い時間を要していることが伺えます．

3）急性影響と晩発影響 Chart 31

　放射線の影響が被ばく者本人に現れるものを身体的影響と言いますが，この身
体的影響は潜伏期間の長さによって**急性影響**と**晩発影響**に分けられます[※18]．確
定的影響の多くは急性影響であり，確率的影響である発がんや遺伝性影響[※19]は
晩発影響に分類されます．例外として，白内障はしきい値があるとされています
が，数カ月～数十年といった一定期間を経てから発症するため，確定的影響で
ありながら晩発影響に分類されます．

※18
基本的に被ばく後数週間以内に現
れる影響を急性影響，被ばく後数
カ月～数十年経過してから現れる
影響を晩発影響と言う．
※19
遺伝性影響は身体的影響ではない
ものの，被ばく後の妊娠期間など
を考慮すると晩発影響に分類でき
る．

　身体の大部分に短時間かつ約1 Gy以上の被ばくをした場合，さまざまな臓器
や組織に障害が発生します．これらの障害を総称して**急性放射線症候群**
（**ARS**）と呼びます．ARSの症状は確定的影響であり重篤度が線量に相関する点，
被ばく後の時間経過によって複雑な臨床経過をたどる点などが特徴的です．ま
た，ARSの前駆期の症状は，その発症頻度と発症までの経過時間からおおよそ
の被ばく線量を推定することができます[7]．特に嘔吐は比較的早い段階から発症
するため，過去に発生した放射線事故や災害時にも指標として使われています．

Acute Radiation Syndrom

■ 文献

1）『放射線概論 第13版』（柴田徳思／編），pp305-307，通商産業研究社，2021
2）Vilenchik MM, Knudson AG. Proc Natl Acad Sci USA. 100:12871-12876. 2003
3）『DNA Repair and Mutagenesis』（Errol CF et al），pp 919-946，ASM Press, 2005
4）『Radiobiology for the Radiologist 7th Ed』（EJ Hall, AJ Giaccia），LWW/Wolters Kluwer, 2011
5）環境省：放射線による健康影響等に関する統一的な基礎資料（令和3年度版）
6）ICRP, 2000. Pregnancy and Medical Radiation, ICRP Publication 84. Ann. ICRP30（1）
7）『IAEA Safety Reports Series No.2 Diagnosis and Treatment of Radiation Injuries』, p16, 1998

第1章 生体と放射線

4 放射線の人体影響（疫学）

■ 疫学とは？
集団を対象として，ある要因と病気の関連を明らかにする学問

■ 疫学研究の種類

1．コホート研究
最初に調査対象因子に曝露した集団としていない集団を設定し，それらを長期間追跡調査し，病気の発生頻度等を比較する．

　長所：症例対照研究よりも信頼性が高い．
　短所：時間と費用がかかる．リスクが小さい場合には大きな調査集団が必要．

2．症例対照研究
調査対象の病気に現在罹っている集団と罹っていない集団を設定し，過去に調査対象因子に曝露した経験を持つ人の頻度を比較する．

　長所：リスクや調査集団が小さい場合にも実施可能．
　　　　コホート研究よりも時間や費用がかからない．
　短所：対照群の設定が難しい．バイアスが入りやすい．

■ 放射線被ばくのコホート研究におけるリスクの表現方法

被ばく群の病気の発生率をR，非被ばく群の病気の発生率をCとすると，

リスクの表現方法	計算方法
（過剰）絶対リスク	R－C
相対リスク	R/C
過剰相対リスク	相対リスク－1

例えば，固形がんの発生率が被ばく群が45%，非被ばく群が30%だとすると，

絶対リスク	15% （45%－30%）
相対リスク	1.5 （45/30）
過剰相対リスク	0.5 （1.5－1）

1 疫学とは

放射線にがんや白血病などの確率的影響の原因となり得ますが，これらの病気の原因に放射線だけではないため，放射線被ばくと確率的影響の発生は1対1の対応を示しません．このようなときに，ある因子とある病気との間に関連があるかどうかを調べる有力な研究手法が**疫学**です．疫学は，個人ではなく集団を対象として，ある要因と病気の関連を明らかにする学問です．

1）疫学研究の種類 Chart 32

疫学研究の種類としては，コホート研究と症例対照研究があります．例として放射線被ばくと発がんの関係を調べる疫学研究を考えると，**コホート研究**ではまず放射線に被ばくした人々の集団と被ばくしていない人々の集団を設定し，両群を長期間追跡調査して，がんの発生頻度を比較します．一方，**症例対照研究**では，がんの患者集団と健常人の集団を設定し，両群の放射線被ばく歴がある人の頻度を比較します．コホート研究は症例対照研究と比べ，より信頼性が高いと考えられていますが，欠点としては時間と費用がかかることと，リスクが小さい場合（例えば低線量放射線被ばく）に大きな調査集団を必要とすることなどが挙げられます．一方症例対照研究は，リスクや調査集団が小さい場合にも可能ですし，コホート研究と比べて時間や費用がかかりません．しかし対照群の設定が難しいことやバイアスが入りやすいのが欠点です．

2）リスクの表現方法 Chart 33

放射線被ばくのコホート研究においてしばしば用いられるリスクの表現方法には，（過剰）絶対リスク・相対リスク・過剰相対リスクがあります．リスクとして病気の発生率を例にすると，被ばく群における病気の発生率から非被ばく群における病気の発生率を差し引いたものを**過剰絶対リスク**（EAR），あるいは単に**絶対リスク**（AR）と言います．一方，**相対リスク**（RR）とは，被ばく群における病気の発生率が非被ばく群の何倍になっているかを示すものです．**過剰相対リスク**（ERR）とは，相対リスクから1を引いたものです．このなかで放射線被ばくの疫学研究において最も用いられているのが，ERRです．理由はERRは放射線被ばくが原因で追加されたリスクのみを反映しており，放射線の影響を見やすいためです．

Excess Absolute Risk

Absolute Risk

Relative Risk

Excess Relative Risk

Chart 34 交絡因子

調査対象因子以外の因子で，病気の発生に影響を与えるもの

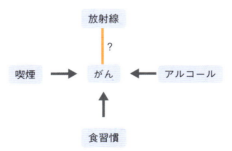

Chart 35 放射線影響研究所による原爆被ばく者集団のコホート研究

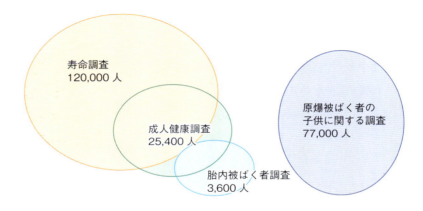

3）交絡因子 Chart 34

疫学研究において必ず考慮に入れなければならないのが，交絡因子です．**交絡因子とは調査対象因子以外の因子で，病気の発生に影響を与えるもの**です．放射線被ばくと発がんの関係を調べる疫学研究の場合，交絡因子は喫煙，アルコール，食習慣などです[1]．交絡因子の影響をコントロールする方法としては，研究のデザインによる方法とデータ分析による方法があります．研究のデザインによる方法には，重大な交絡因子に曝露していない集団に限定して調査するなどがあります．一方，データ分析による方法では，多変量解析などの統計学的手法を用います．

※1　交絡因子
交絡因子は他にもさまざまあり，内的要因としては遺伝，既往疾患，精神ストレスなど，外的要因としては生活環境や労働環境などがある．

2 原爆被ばく者およびその子供のコホート研究 Chart 35

原爆被ばく者のコホート研究を行っているのが，放射線影響研究所（放影研）[2]です．

放影研が行っているコホート研究には，寿命調査・成人健康調査・胎内被ばく者調査・原爆被ばく者の子供に関する調査があります．

寿命調査は，原爆放射線が死因やがん発生に与える影響を被ばく者の生涯にわたって調査することを主な目的としています．調査対象者は，広島・長崎に住んでいた人のなかから選ばれた約94,000人の被ばく者と，約27,000人の非被ばく者からなる約12万人です．

成人健康調査では，原爆放射線の健康影響調査を寿命調査よりも多数の項目で行っています．調査対象者は，寿命調査対象者と胎内被ばく者のなかから選ばれた約25,400人であり，2年ごとに一般的検診，心電図，胸部X線，超音波検査，生化学検査などを行っています．

胎内被ばく者調査では，胎児に対する放射線影響を調べることを目的としており，原爆投下時に胎内にいた約3,600人を対象として，生涯にわたって健康状態を追跡調査しています．

原爆被ばく者の子供に関する調査は，放射線の遺伝性影響を解明することを目的としています．胎内被ばく者調査との違いは，調査対象者が被ばく時には母親の胎内にいなかったという点です．調査対象者は1946年5月から1984年の間に生まれた，約77,000人の被ばく者の子どもです（原爆投下は広島が1945年8月6日，長崎が同年8月9日）．

これら4調査は現在も継続的に行われています．

※2　放射線影響研究所
放影研（RERF）は，第二次世界大戦後の1946年に米国学士院が原爆放射線の長期的影響の調査を目的に設立した原爆傷害調査委員会（ABCC）を前身としている．その後1975年に日米両国政府が共同で管理運営する研究所として発足し，ABCCの調査研究を引き継いだ．

Chart 36 ■原爆被ばく線量と固形がん発生リスクの関係

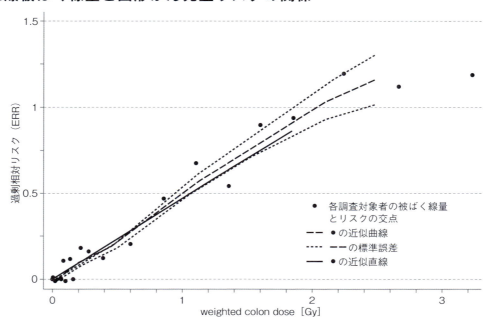

固形がんの発生リスクは被ばく線量0-2 Gyの範囲で線量に比例して増加する

出典：Preston et al. *Radiation Research* 168, 1-64, 2007

Chart 37 ■原爆被ばく線量と造血器腫瘍の発生リスクの関係

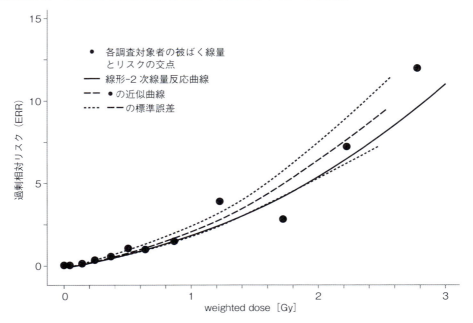

造血器腫瘍の発生リスクは、被ばく線量0-3 Gyの範囲で線量に比例して増加する

出典：Hsu W-L et al. *Radiation Research* 179, 361-382, 2013

1）固形がんの発生リスク Chart 36

Chart 36 は，原爆被ばく者が被ばくした線量とすべての固形がんの発生リスクの関係を示しています[1]．被ばく線量と固形がん発生数のデータは，1958年から1998年までの寿命調査の対象者約10万5千人から取得し，1人1人の被ばく線量と固形がん発生リスクの交点をグラフにプロットしています．なお固形がんですので，白血病やリンパ腫などの造血系腫瘍は含まれません．被ばく者の被ばく線量は，2002年につくられた「DS02」[※3]という線量推定方法を用いて推定されています．

グラフの縦軸は過剰相対リスク（ERR）です．つまり被ばくしていないときのリスクを0として，被ばくによるリスクの増加分のみを割合で示しています．一方，横軸は結腸の被ばく線量です．結腸はがんの発生が多い臓器であるため，結腸での被ばく線量が全臓器を代表する値として用いられています．なおこのデータは，30歳のときに被ばくした人が70歳になったときの過剰相対リスクを示しています．

この研究結果から，原爆被ばく者における固形がんの発生リスクが被ばく線量0-2 Gyの範囲で線量に比例して増加することがわかります．なお，別の研究での解析では，全固形がんによる死亡リスクも被ばく線量に比例して増加することが示されています[2]．

2）造血器腫瘍の発生リスク Chart 37

Chart 37 は，原爆被ばく者が被ばくした線量と造血器腫瘍の発生リスクの関係を示しています[3]．被ばく線量と造血器腫瘍発生数のデータは，寿命調査の対象者約11万人から取得し，1人1人の被ばく線量と造血器腫瘍発生リスクの交点をグラフにプロットしています[※4]．また被ばく者の被ばく線量の推定には，DS02が用いられています．

グラフの縦軸は過剰相対リスク（ERR）ですので，被ばくしていないときのリスクを0として，被ばくによるリスクの増加分が表示されています．一方，横軸は骨髄の被ばく線量です．骨髄の被ばく線量が用いられている理由は，骨髄にはすべての造血器腫瘍の元となる造血幹細胞があるためです．なお原爆放射線のほとんどはγ線ですが，一部中性子線も含まれています．中性子線は生物学的効果が大きいため，中性子線量［Gy］をγ線の10倍とし，それにγ線の線量を加えた値を骨髄被ばく線量としています[※5]．このような計算方法により算出した線量のことをweighted dose（重み付けした線量）と言います（Chart 36 のweighted colon dose も同じ意味です）．

この研究結果から，原爆被ばく者における造血器腫瘍の発生リスクは被ばく線量0-3 Gyの範囲で線量に比例して増加することがわかります．

第1章 生体と放射線

※3 DS02
DS02は原子爆弾の炸裂過程，放射線の放出・拡散，被ばく者1人1人の遮蔽状態などさまざまな条件を考慮に入れ，コンピュータシミュレーションにより被ばく線量を推定する方法．

※4
なお，慢性リンパ球性白血病（CLL）および成人T細胞性白血病（ATL）はその発生と放射線被ばくに関連がみられないため，本データには含まれていない．

※5
中性子の生物影響（確率的影響）の大きさは，実際には中性子のエネルギーによって異なる．
γ線の影響の大きさを1としたときの他の放射線の影響の大きさを示す放射線加重係数は，中性子線の場合，エネルギーによって2.5〜21と幅がある．
⇒3章-2 Chart 130 参照

057

Chart 38 ■ 臓器・組織別の放射線発がんによる死亡リスク（固形がん）

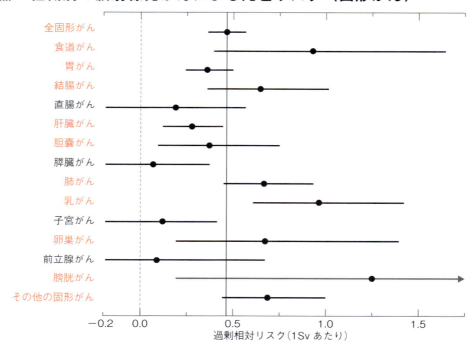

放射線発がんによる死亡リスクは臓器・組織によって異なる

出典：Preston DL et al. *Radiation Research* 178, 146-172, 2012

Chart 39 ■ 被ばく時年齢と固形がんによる死亡リスクの関係

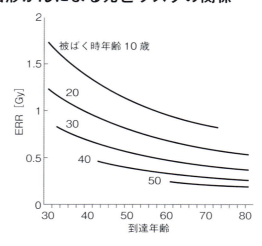

被ばく時年齢が若いほど，同じ到達年齢におけるがん死亡リスクが高い

出典：Ozasa et al. *Radiation Research* 177, 229-243, 2012

3）臓器・組織によるがん死亡リスクの違い　Chart 38

Chart 38 は，原爆被ばく者における臓器・組織ごとの発がんによる死亡リスクを示しています[4]．被ばく者の被ばく線量および臓器・組織ごとの発がんによる死亡人数のデータは1950年から1997年の寿命調査の対象者約12万人から取得し，臓器・組織ごとの発がんによる死亡リスクを被ばく線量1Svあたりに換算して横軸に表示しています．リスクは30歳のときに被ばくし，70歳のときのがん死亡の過剰相対リスク（ERR）として表しています．なお各臓器・組織のリスクは90％信頼区間[※6]として直線で表示しています．横軸の過剰相対リスクは0であれば被ばくしていない集団と比べてリスクは上昇していないことを示します．すなわち，90％信頼区間の直線が0を示す縦の点線と交わっていればリスクは上昇しておらず，交わらずに右にあればリスクは上昇していることになります．

この研究の結果，多くの臓器・組織（赤字）において，原爆被ばく後の放射線発がんによる死亡リスクが上昇することがわかりました．一方，直腸がん，膵臓がん，子宮がん，前立腺がんでは原爆被ばくによりがん死亡リスクが上昇しないこともわかりました．なお別の研究者による解析から，造血器腫瘍の死亡リスクも原爆被ばくにより上昇することがわかっています[5]．これらの研究から，放射線発がんの起こりやすさは臓器・組織により異なることが示唆されます．

4）被ばく時の年齢によるがん死亡リスクの違い　Chart 39

Chart 39 は原爆被ばく者の被ばく時の年齢と全固形がんによる死亡リスクの関係を示しています[5]．被ばく時年齢と全固形がんによる死亡者数のデータは，寿命調査の対象者約12万人から取得しています．縦軸が1Gyあたりの過剰相対リスク（ERR），横軸が到達年齢で，被ばく時年齢が10，20，30，40，50歳の人々の到達年齢とリスクの関係をグラフ化しています．

縦軸は過剰相対リスクですので，被ばくしていない集団のリスクを0として，被ばくによる増加分が示されています．曲線がすべて右肩下がりなのは，年齢が増加するにつれて被ばくしていなくても固形がんによる死亡リスクは上昇するため，被ばくしていない集団と比較した被ばく者集団のリスクが相対的に低下することを意味しています．

グラフを見ると，すべての被ばく時年齢でどの到達年齢でもリスクは上昇していますが，そのリスクは10歳で被ばくしたときが最も高く，被ばく時年齢が上がるにつれてリスクが減少しています．またこの傾向は，どの到達年齢においてもみられます．

この研究結果から，固形がんによる死亡リスクは，被ばく時の年齢が若いほど高いことが明らかとなりました．

※6　90％信頼区間
信頼区間とはリスクの真の値が含まれることが，かなり確信できる数値範囲である．例えば90％信頼区間とは，100回調査したときに90回はその信頼区間内に真のリスク値が含まれることを意味する．

Chart 40 　胎内被ばくの影響

A　固形がんの発生リスク

B　被ばく時胎齢による重度精神遅滞リスク

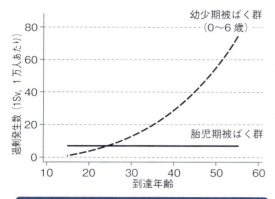
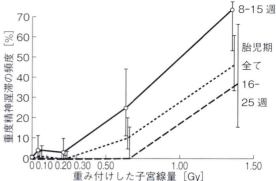

固形がんの発生リスクは幼少期被ばく群では年齢とともに上昇するが，胎児期被ばく群では上昇しない

重度精神遅滞リスクは胎齢8-15週に被ばくした群の方が，16-25週に被ばくした群よりも高い

出典：AはPreston et al. *Journal of the National Cancer Institute*, 100, 428-436, 2008
　　　BはOtake et al. JRR 32 (Suppl), 249-264, 1991

Chart 41 　遺伝性影響（固形がん発生リスク）

被ばく線量(mSv)	1歳から19歳までの間の固形がん発生リスク					20歳以上での固形がん発生リスク			
	人数	リスク比	95%CI	P値	人数	リスク比	95%CI	P値
父親の被ばく線量 0-4（コントロール）	4	1.00		0.78	156	1.00		0.60
5-49	3	0.80	(0.17-3.68)		25	0.99	(0.63-1.49)	
50-149					23	0.89	(0.55-1.35)	
150-499					27	1.09	(0.71-1.63)	
500-4000					16	0.68	(0.39-1.10)	
不明					34	1.12	(0.76-1.61)	
母親の被ばく線量 0-4（コントロール）	11	1.00		0.97	256	1.00		0.99
5-49	11	0.98	(0.42-2.31)		43	0.89	(0.63-1.23)	
50-149					48	0.97	(0.70-1.31)	
150-499					49	1.02	(0.74-1.38)	
500-4000					34	1.02	(0.70-1.43)	
不明					43	0.99	(0.70-1.36)	

固形がん発生リスクは，コントロールと比べて増加は見られない

出典：Izumi et al. BJC 89, 1709-1713, 2003

5）胎内被ばくの影響 Chart 40

Chart 40 Aは，胎児期に原爆に被ばくした群と幼少期（0-6歳）に被ばくした群における固形がんの発生リスクを示したグラフです[6]．調査対象は，胎内被ばく者調査の対象者約2,500人と，寿命調査対象者のうち幼少期に被ばくした約15,000人です．なお，これらの人々は調査を開始した1958年時点でがんの既往はなく，その後12-55歳までの間に発症した初発の固形がんの発生頻度を調べています[※7]．グラフの縦軸は被ばく線量1Sv，1万人あたりの過剰発生数，横軸は到達年齢になります．固形がんの発生リスクは被ばくしていなくても年齢とともに上昇するため，被ばくしていない集団と比較したときの過剰発生数を統計学的に推定し，縦軸で示しています．この調査結果から，固形がんの発生リスクは幼少期被ばく群では年齢とともに上昇するのに対し，胎児期被ばく群では年齢に伴うリスクの上昇がみられないことがわかりました．

一方，胎児期被ばくにより小頭症や精神遅滞のリスクは増加します．Chart 40 Bは，胎児期被ばくの結果起こる重度精神遅滞のリスクが，被ばく時の胎齢によって異なることを示しています[7]．縦軸が重度精神遅滞の頻度［%］，横軸が重み付けした子宮線量［Gy］です．この調査の結果，胎齢が8-15週で被ばくしたときの方が16-25週で被ばくしたときよりも重度精神遅滞のリスクが高いことが明らかとなりました．

6）遺伝性影響 Chart 41

Chart 41 は，原爆に被ばくした父親あるいは母親からその後生まれた子ども（被ばく2世）の固形がんの発生リスクを示しています[8]．調査対象は，原爆投下時（1945年8月）に広島市あるいは長崎市にいた親から1946年5月1日から1984年の12月31日までの間に生まれた40,487人（男性が20,743人，女性が19,744人）です．表では上半分が父親の被ばく線量と子どものリスクの関係，下半分が母親の被ばく線量と子どものリスクの関係を示しています．さらに子どものリスクを1-19歳までと20歳以上とで分けています．被ばく線量が0-4 mSvの群をコントロール群とし，それ以上の線量を被ばくした群とリスクを比較しています．リスク比はコントロール群との比較，95% CIは95%信頼区間を意味し，P値は0.05未満で有意差があることを意味します．

親の被ばく線量の範囲は，コントロールの0-4 mSvに加えて5-49 mSv，50-149 mSv，150-499 mSv，500-4000 mSv，不明の6つに分けていますが，どの群においてもコントロールと比べて統計学的に有意なリスクの上昇はみられませんでした．またこの論文では造血器腫瘍の発生リスクについても推定していますが，固形がんと同じく，どの群においてもリスクの上昇はみられませんでした．

被ばく2世に関しては，奇形頻度の発生リスクおよび多因子疾患の有病率についても調べられていますが，リスクの上昇は認められていません[9) 10)]．

※7
小児がんは15歳以下の子どもに発生する悪性腫瘍であるため，この調査で見つかったがんは主に大きくなってから発生したがんである．

原爆被ばく者におけるがん以外の死因

死因	死亡者数	ERR/Gy	95%信頼区間	P値
がん以外の疾患	25,618	0.13	(0.08, 0.18)	＜0.001
循環器疾患	14,586	0.11	(0.05, 0.18)	＜0.001
呼吸器疾患	4,190	0.23	(0.11, 0.36)	＜0.001
消化器疾患	2,226	0.20	(0.05, 0.38)	0.009
泌尿器疾患	951	0.18	(−0.06, 0.46)	0.15
感染症	781	−0.03	(−0.22, 0.23)	＞0.5
その他の疾患	2,884	0.03	(−0.11, 0.19)	＞0.5

循環器疾患，呼吸器疾患，消化器疾患による死亡リスクは上昇する

出典：Ozasa et al. *Radiation Research* 177, 229-243, 2012

原爆被ばく者とその子供のコホート研究から明らかになったこと

1. 全固形がんの発生リスクは，被ばく線量0-2 Gyの範囲で線量に比例して増加した．
2. 造血器腫瘍の発生リスクは，被ばく線量0-3 Gyの範囲で線量に比例して増加した．
3. 放射線発がんによる死亡リスクは，がんができた臓器・組織によって異なった．
4. 被ばく時年齢が若いほど，同じ到達年齢におけるがん死亡リスクが高かった．
5. 固形がんの発生リスクは，幼少期被ばく群では年齢とともに上昇したが，胎児期被ばく群では上昇しなかった．
6. 重度精神遅滞リスクは，胎児期（胎齢8-25週）の被ばくにより増加した．特に胎齢8-15週に被ばくした群の方が，16-25週に被ばくした群よりもリスクが高かった．
7. 被ばく者が被ばく後に受胎し，出産した子供における固形がん発生リスクは，コントロールと比べて増加は見られなかった．
8. 被ばく者では，循環器疾患，呼吸器疾患，消化器疾患による死亡リスクは上昇していた．

7）非がん影響 Chart 42

Chart 42 は，原爆被ばく者におけるがん以外の死因の頻度を示しています[5]．がんや造血器腫瘍以外の死因は，循環器疾患，呼吸器疾患，消化器疾患，泌尿器疾患，感染症とそれら以外の疾患に分類し，これらの疾患を原因として死亡した人数は，寿命調査の対象者約12万人を1950年から2003年まで追跡調査して算出しています．またリスクは被ばく線量1Gyあたりの過剰相対リスク（ERR）として示し，95％信頼区間も示しています．

この研究の結果，がん以外のすべての疾患で死亡するリスクは有意に上昇していることがわかりました．特に循環器疾患，呼吸器疾患，および消化器疾患による死亡リスクは有意に上昇しています．一方，泌尿器疾患や感染症のリスクは上昇していません．

原爆被ばく者のがん以外の疾患のリスクについては，寿命調査よりも検査項目が多い成人健康調査のデータを使った研究も行われており，その研究の結果では高血圧，心筋梗塞，肝臓病，肝硬変，腎臓結石，尿管結石，子宮筋腫，甲状腺疾患による死亡リスクが有意に上昇していました[11]．またこれらのうち，心疾患，脳血管疾患，その他循環器疾患は全体の60％を占めていました[11]．放射線被ばくと循環器疾患（心疾患と脳血管疾患）との関係については，原爆被ばく者の疫学調査以外にも8つのコホート研究（放射線治療を受けたホジキンリンパ腫の患者さんの追跡調査など）により，有意な関連が示されています[11]．また呼吸器疾患と放射線被ばくの関係についても，原爆被ばく者の疫学調査を含む5つのコホート研究により有意な関連が示されています[11]．

文献

1）Preston et al. Radiation Research 168, 1-64, 2007
2）Brenner et al. Radiation Research 197, 491-508, 2022
3）Hsu W-L et al. Radiation Research 179, 361-382, 2013
4）Preston et al. Radiation Research 178, 146-172, 2012
5）Ozasa et al. Radiation Research 177, 229-243, 2012
6）Preston et al. JNCI 100, 428-436, 2008
7）Otake et al. JRR 32(Suppl), 249-264, 1991
8）Izumi et al. BJC 89, 1709-1713, 2003
9）Nakamura. JRR 47(Suppl), B67-B73, 2006
10）Fujiwara et al. Radiation Research 170, 451-457, 2008
11）UNSCEAR 2006 Report, Volume I Annex B

第1章 生体と放射線

5 日常的な微量被ばく

Chart 44 ■ 天然の放射性同位元素

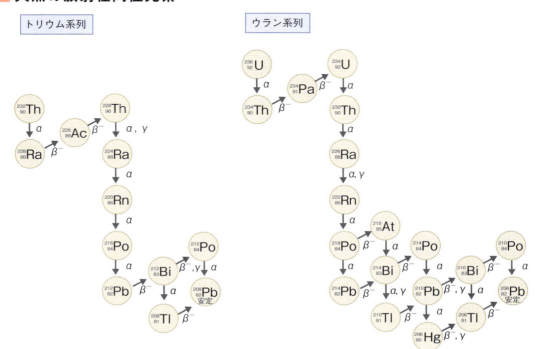

▶下向き矢印は質量数の減少，右上向き矢印は原子番号の増加を示す

1 自然放射線 Chart 44

　私たちは日常的に微量の放射線に被ばくしています．その量は世界平均で年間2.4 mSv，日本国内の平均で2.1 mSv程度です．その主な理由は土壌や食品，空気中に天然の放射性同位元素が含まれているためです．Chart 44 にある ^{232}Th（トリウム232）や ^{238}U（ウラン238）は地球誕生のときから存在し，半減期がそれぞれ約141億年，約45億年なので，今なお地球上の土壌やそこで育った樹木や野菜，果物，またそれを食べた動物の肉などに含まれています．^{232}Thや ^{238}Uは放射性ではない安定な核種になるまで，α崩壊やβ崩壊を繰り返して放射線を放出し続けます．^{232}Thが安定な ^{208}Pb（鉛208）になるまでの崩壊系列をトリウム系列，^{238}Uが安定な ^{206}Pb（鉛206）になるまでの崩壊系列をウラン系列と呼びます．ちなみにトリウム系列やウラン系列の途中に ^{220}Rn（ラドン220）や ^{222}Rn（ラドン222）がありますが，ラドンは気体であり，空気中の主な天然放射性同位元素です．

　また1回あるいは数回崩壊して安定な元素になる天然放射性同位元素もあります．これらは半減期が非常に長い（10億年以上）という特徴があります．代表的なものとしては ^{40}K（カリウム40，半減期12.8億年）があります．カリウムはさまざまな食品に含まれるため，それらのなかには微量の ^{40}K（カリウム全体の0.01 %）が含まれ，私たちの体内にも常に存在しています．

　さらに宇宙から降り注ぐ放射線と地球の大気中の空気の間の核反応により，^{3}H（トリチウム）や ^{14}C（炭素14）などが毎日新たにつくられています[1]．

※1
宇宙からの放射線によって生成するトリチウムの量は年間 7×10^{16} Bqで，これは全世界の原子力施設からの年間放出量の合計 2×10^{16} Bqの約3.5倍もある．

Chart 45 ■ 大地の放射線（世界）

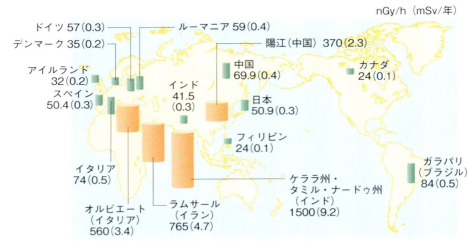

▶実効線量への換算には0.7 Sv/Gyを使用

UNSCEAR 2008 Report,「生活環境放射線」（原子力安全研究協会）2011を元に作成

Chart 46 ■ インド・ケララ州の高自然放射線地域におけるがん発生リスク（白血病を除く）

	低自然放射線地域		高自然放射線地域			
	\multicolumn{6}{c}{Panchayats}
	Oachira	Thevalakkara	Panmana	Neendakara	Alappad	Chavara
屋内の線量 (mGy y^{-1})						
線量の中央値	1.07	1.22	2.29	2.52	3.14	3.90
線量の最大値	9.18	9.56	21.4	53.6	25.3	42.9
屋外の線量 (mGy y^{-1})						
線量の中央値	0.92	1.07	3.21	4.21	4.51	5.28
線量の最大値	12.1	29.8	30.6	76.5	43.1	63.0
男性						
がんの件数	92	128	155	69	118	185
被検者数	4,640	6,399	7,563	2,720	4,514	6,249
相対リスク	1	1.13	0.98	1.13	1.06	1.13
95%信頼区間	コントロール	0.86-1.49	0.75-1.28	0.81-1.57	0.79-1.42	0.87-1.47
女性						
がんの件数	79	108	131	53	69	162
被検者数	5,943	7,941	9,111	2,940	4,488	7,450
相対リスク	1	1.10	0.93	1.10	0.88	1.01
95%信頼区間	コントロール	0.82-1.48	0.70-1.24	0.77-1.58	0.63-1.23	0.76-1.34

出典：Nair et al. Health Physics 96: 55-66, 2009

2 世界各地の大地の放射線レベル Chart 45

Chart 45 は世界各地の大地の放射線レベルを示しています[1) 2)]. 日本では年間0.3 mSvであるのに対し, インドのケララ州・タミル・ナードゥ州では9.2 mSv/年, イランのラムサールでは4.7 mSv/年, イタリアのオルビエートでは3.4 mSv/年, 中国の陽江では2.3 mSv/年と明らかに高くなっています. このように世界には自然放射線レベルが高い地域があり, **高自然放射線地域**と呼ばれています. 高自然放射線地域で放射線レベルが高い理由は, ^{232}Thや^{238}Uなどの天然放射性同位元素が土壌に多く含まれているためです. これらの高自然放射線地域では低線量放射線の慢性被ばくの影響を調べるため, 住民の健康調査が行われています (結果は次項参照).

日本には前述の地域ほど放射線レベルが高い地域はありませんが, ラドン温泉で知られる鳥取県の三朝温泉などの, 土壌にラジウムを多く含む場所では空間線量率がやや高くなっています (約0.11 μSv/時間)[※2].

また日本国内の自然放射線量は西日本の方が東日本よりやや高い「西高東低」の傾向があります. 1988年のデータでは, 1位が岐阜県 (1.19 mSv/年), 2位が香川県 (1.18 mSv/年) であるのに対し, 自然放射線量が最も少ないのは神奈川県 (0.81 mSv/年), 次いで千葉県 (0.85 mSv/年) となっています (全国平均は0.99 mSv/年). 西日本の方がやや高いのは, トリウムなどの天然放射性同位元素を比較的多く含む花崗岩が多く存在するためだと考えられています.

> ※2
> この線量を1年中被ばくしたとすると, 0.11×24×365＝0.96 mSvとなり, 一般公衆の実効線量限度 (1 mSv/年) と同程度になる. しかし, 実効線量限度自体が健康影響が出る線量よりもはるかに下に設定されているので, 特に心配はない.

3 高自然放射線地域でのがんの発生リスク Chart 46

Chart 46 はインドの高自然放射線地域であるケララ州の住民のがんの発生リスクを示しています[3)]. 放射線レベルが低い2カ所と高い4カ所の計6カ所を調査地域とし, 放射線レベルが低いOachiraをコントロール地域として, それ以外の地域住民の, 白血病を除くがんの発生リスクを推定しています. 各地域の線量は, 中央値と最大値をmGy/年の単位で示しています. またリスクは男女別に相対リスクで表しており, 95％信頼区間も表示しています. この調査の結果, すべての高自然放射線地域の住民におけるがん発生リスクは, コントロール地域と比べて差がないことがわかりました.

さらにこの研究では, 住民の蓄積被ばく線量と白血病を除くがん発生リスク, 白血病発生リスク, がん以外の病気発生リスクとの関係についても調べています. 蓄積被ばく線量というのは, がんになるまでのトータルの被ばく線量であり, 調査対象者の年齢や居住地域の線量などから推定しています. その結果,

福島第一原発事故の作業者の最大実効線量と平均実効線量

期間	最大実効線量（mSv）	平均実効線量（mSv）	作業者数
2011年3月〜2012年3月	679	13	21135
2012年4月〜2013年3月	54	5.7	13742
2013年4月〜2014年3月	42	5.3	14746
2014年4月〜2015年3月	40	5.0	20730
2015年4月〜2016年3月	43	4.3	18196
2016年4月〜2017年3月	39	2.9	15835
2017年4月〜2018年3月	33	2.7	13943
2018年4月〜2019年3月	20	2.4	11306
2019年4月〜2020年3月	20	2.5	10708

東京電力と元請業者の双方の作業者を含む．

出典：UNSCEAR 2020/2021 Report, Volume Ⅱ

Column

100 mSv以下の低線量放射線被ばくによる健康影響

100 mSv以下の低線量放射線被ばくによる健康影響（確率的影響，特にがん）については，主に原爆被ばく者のデータを用いて研究が行われています．Prestonらは原爆被ばく者の寿命調査の対象者約87,000人のデータを用いて，0-0.05 Sv，0-0.1 Sv，0-0.125 Sv，0-0.15 Sv，0-0.2 Sv，0-0.5 Sv，0-1 Sv，0-2 Sv，0-4 Svの各被ばく線量範囲における固形がんによる死亡リスクを調べています[6]．その結果，リスク（1 Svあたりの過剰相対リスク）は最も高線量まで含む0-4 Svから0-0.125 Svの範囲までは有意に上昇するものの，0-0.1 Svおよび0-0.05 Svの範囲では有意な上昇はみられませんでした[6]．この研究結果を主な根拠として現在，100 mSv以下の被ばくではがんによる死亡リスクは上昇しないと一般的に考えられています．

一方，原子力関連施設の作業者を対象とした研究では，100 mSv未満の被ばくでもがんによる死亡リスクが上昇するという研究結果も報告されています[7]．この研究は，英仏米3カ国の原子力関連施設の作業者約31万人を対象として行われている大規模な放射線疫学研究INWORKS (the International Nuclear Workers Study) です．しかし，INWORKSの研究に関しては原爆被ばく者の疫学研究とは集団も解析手法も異なることなどから，まだ専門家の間で評価が定まっておらず，今後の議論や検証が必要な状況です．

白血病を除くがん発生リスク，白血病発生リスク，がん以外の病気発生リスクいずれも蓄積被ばく線量と関連がないことがわかりました．

また中国の高自然放射線地域である陽江においても，がんによる死亡リスクの調査が行われましたが，どのがんおよび白血病についてもリスクの上昇は認められませんでした[4]．

4 原発周辺作業に従事した作業者の被ばく線量 Chart 47

Chart 47 は2011年3月に東京電力福島第一原子力発電所で発生した事故後，原発周辺での作業に従事した作業者の被ばく線量を示しています[5]．この事故では，同年3月11日に起きた東日本大震災後の津波が原発を襲い，原発内で電気が供給できなくなった結果，原子炉内の核燃料の冷却不全により炉心溶融（メルトダウン）が起こりました．これによる水素の大量発生で1，3，4号機に爆発が起こり，大気中へ大量の放射性物質が放出されました．原発サイトでは事故発生前から数千人の作業者がいましたが，事故後さらに多くの作業者（2012年3月までで21,000人超）が雇用され，復旧作業等にあたりました．放射線関連の事故の際の緊急作業者の線量限度は事故前は100 mSvでしたが，2011年3月15日から一時的に250 mSvに引き上げられました（2012年4月には全員に対して100 mSvに引き下げ）．

この調査の結果，最も高い実効線量は東京電力の作業者の679 mSvであり，この作業者は内部被ばくによる預託実効線量も最も高い（590 mSv）ことがわかりました．他にも6人の作業者が外部被ばくおよび内部被ばくにより250 mSvを超える実効線量を受けていました．また100~250 mSvの実効線量の範囲には168人の作業員がいました．なお，これらはいずれも原発事故発生から2012年3月までの積算線量です．表の通り，2012年4月以降は最大実効線量，平均実効線量ともに減少しています．

これらの原発作業員の放射線被ばくの健康影響については現在研究が進められていますが，本書を執筆している2024年現在で調査期間はまだ13年と短いため，影響評価の結論は今後の調査を待つ必要があります．

文献

1）UNSCEAR 2008 Report
2）「生活環境放射線」（原子力安全研究協会），2011
3）Nair et al. Health Physics 96: 55-66, 2009
4）Tao et al. JRR 41（Suppl），31-41, 2000
5）UNSCEAR 2020/2021 Report, Volume Ⅱ Table 14
6）Preston et al. Radiation Research 160, 381-407, 2003
7）Richardson et al. BMJ 382: e074520, 2023

Further Readings

- 『放射線医学物理学　第3版増補』（西臺武弘／著），文光堂，2011
  ⇒放射線物理を根底から理解できるように量子論や相対性理論にも触れた上で，放射能・放射線の性質や物理現象を解説した書籍です．診療放射線技師だけでなく，医師や看護師にもお勧めできる一冊です．

- IAEA Nuclear Data Services　https://www-nds.iaea.org/
  ⇒IAEAが提供しているデータサイトです．本文中の核図表もこのサイトから引用しています．核図表だけでなく，核反応や放射性核種のデータなど，膨大な資料が閲覧できます．

- 『Radiobiology for the Radiologist　8th ed』（EJ Hall, AJ Giaccia），LWW/Wolters Kluwer, 2018
  ⇒放射線科学分野について概説から詳細まで幅広く記載されており，図解も多いです．本書の豪華版のような位置付けのものであり，より詳しく学びたいと考えた方は読んでおいて損はありません．私もこれで勉強しました．

- 『放射線必須データ32～被ばく影響の根拠』（田中司朗ほか／著），創元社，2016
  ⇒現在わかっている放射線影響の元となるデータを専門家が深く解説している点がオススメです．

第1章　生体と放射線

章末問題

以下のシナリオを読んだ後，各問に答えてください.

【シナリオ】

20XX年Y月Z日，A国B地域においてマグニチュード9.0の巨大地震が発生した．この地震により，B地域にある原子力発電所の原子炉が損傷し，環境中に大量の放射性物質（RI）が放出された．事故後に処理作業を行った作業員のなかには最大2Gyの外部被ばくをした人がいた．また多くの近隣住民が内部被ばくをした．この事故で環境中に放出された主なRIは表1の通りである．

表1

環境中に放出された主なRI	RIから発生する放射線	（物理学的）半減期
^{131}I（ヨウ素131）	?	8日
^{134}Cs（セシウム134）	?	?
^{137}Cs（セシウム137）	?	?
^{90}Sr（ストロンチウム90）	?	?
^{239}Pu（プルトニウム239）	?	?
^{238}U（ウラン238）	?	?
^{235}U（ウラン235）	?	?

問題1 表1の「?」部分（RIから発生する放射線，半減期）を調べて表を完成させましょう.

問題2 ^{131}Iの物理学的半減期は8日です．はじめに100 MBqあった場合，8日後，1カ月（32日）後の放射能はいくらになるでしょうか？

問題3 ^{131}Iと^{239}Puについて，体内に侵入した場合に健康への影響が大きいのはどちらでしょうか？また，その理由を放出する放射線の透過力，線エネルギー付与の観点から説明してみましょう.

問題4 線源から2 m離れている作業員と，線源から50 cmの距離にいる作業員の被ばく線量には何倍の差があるでしょうか？

⇨ 次ページの解答Aで答えを確認してください.

解答A

問題1

環境中に放出された主なRI	RIから発生する放射線	（物理学的）半減期
^{131}I（ヨウ素131）	β線, γ線	8日
^{134}Cs（セシウム134）	β線, γ線	2年
^{137}Cs（セシウム137）	β線, γ線	30年
^{90}Sr（ストロンチウム90）	β線	28年
^{239}Pu（プルトニウム239）	α線, γ線	$2.4×10^4$年
^{238}U（ウラン238）	α線, γ線	$4.4×10^9$年
^{235}U（ウラン235）	α線, γ線	$7.4×10^8$年

問題2

①8日後：50 MBq ②32日後：6.25 MBq

解説：放射性核種の放射能は半減期が1回経過するごとに半分になります．8日後は1半減期に相当するため，はじめの放射能100 MBqの半分の50 MBqになります．32日後は4半減期（半減期4回分）に相当するため，はじめの放射能100 MBqの1/16倍になります．

問題3

影響が大きいのは^{239}Pu

解説：影響が大きいのは^{239}Puです．^{239}Puは^{131}Iに比べて，次のような特徴があります．

①半減期が非常に長い

②α線を放出する

α線は透過力の低いですが，線エネルギー付与は大きく，当たった物質に大きなエネルギーを与えます．プルトニウムが付着した体の組織，細胞は長期間に渡ってα線のエネルギーを受け続けることになるため，健康への影響は大きくなります．

問題4

1/16倍，または16倍（どちらを基準に考えるかで変わる）

解説：放射線源から離れるほど被曝する量は減っていき，その減り方は距離の比率の2乗に反比例します．50 cmと2 mは4倍の差があるので，$4^2＝16$倍の差があります．2 mの位置の作業員は50 cmの位置の作業員の1/16倍の被ばく線量となります．

問題5 以下の空欄①〜⑦に適切な言葉を入れてください.

　放射線が生体におよぼす影響は,放射線の持つエネルギーと生体内の原子・分子との反応からはじまり,多くの変化は数秒〜数分以内に発生しますが,数十年以上経ってから現れるものもあります. 放射線に被ばくすることによって生じるさまざまな影響は放射線が生体内の（ ① ）を傷つけることが主な原因であり,放射線のエネルギーが（ ① ）に直接吸収される（ ② ）と主に水分子の電離によって生じるラジカルが損傷を引き起こす（ ③ ）によって生じます. 引き起こされた損傷は修復システムによって直ちに修復が開始されます. この際,細胞の運命は主に3通り考えられ,1つは元通りに修復されること,2つ目は修復できず細胞死に至ることで多数の細胞が一度に死んでしまうと各臓器・組織が機能不全に陥り,さまざまな症状が現れる（ ④ ）につながると考えられます. 3つ目は誤った修復によって細胞に突然変異や（ ⑤ ）が形成されるパターンであり,これらの変異が蓄積することでがんや遺伝性影響などに代表される（ ⑥ ）に発展する可能性が考えられます. （ ④ ）と（ ⑥ ）は被ばくによる健康影響を考えるうえで,放射線防護の観点から非常に重要な分類になります. 特に（ ④ ）は放射線による障害が現れはじめる（ ⑦ ）があることが大きな特徴として挙げられ,各臓器や組織は構成する細胞の特徴から放射線に対する感受性が異なり,（ ⑦ ）はさまざまです. 一方で,（ ⑥ ）には（ ⑦ ）はないものと見なされ,被ばくした量に応じて発症リスクが高まっていくとされています. ただし,ヒトにおける疫学的研究調査において遺伝性影響が認められたという報告は現在までにありません.

問題6 次に挙げる生体内の臓器,組織が集中的に被ばくしていた場合,放射線による影響（症状）が最も現れやすいもの,現れにくいものはそれぞれどれでしょうか?

①甲状腺　　　②神経　　　③骨髄　　　④小腸　　　⑤水晶体

問題7 2 Gyの外部被ばくをした成人に確定的影響は観察されるでしょうか? 観察される場合,どのような影響が観察されるでしょうか?

問題8 事故発生から30分後に駆け付けた救急隊員より,複数の作業員に嘔吐の症状が見られるとの一報が入りました. 急性放射線症候群（ARS）が疑われる場合,他にどのような症状が観察される可能性があるでしょうか? また,推定被ばく線量はどの程度の可能性が考えられるでしょうか?

⇨ 次ページの解答Bで答えを確認してください.

解答B

問題5

①DNA　　　②直接作用　　　③間接作用
④確定的影響（組織反応）　　　⑤染色体異常
⑥確率的影響　　　⑦しきい値（しきい線量）

問題6

放射線の影響を受けやすいもの：③
放射線の影響を受けにくいもの：②

解説：生体内の臓器，組織はそれぞれ放射線の影響の受けやすさが異なることを
確認しましょう．⇨ Chart 28 参照

問題7

造血機能の低下や一時的不妊の症状などが観察される．（数十
年後には白内障も観察される）

解説：確定的影響のしきい値は臓器や組織によってさまざまです．放射線の影響
を受けやすい臓器はどこか，受けにくい組織はどこか，把握しておくと防護対
策や影響予測に役立つでしょう．⇨ Chart 28 Chart 29 ，3章-2 Chart 138 参照

問題8

嘔吐，下痢，頭痛，意識混濁，高熱のいずれか，あるいは全
てが観察される可能性がある．（救急隊員が到着する以前か
ら症状が出ている可能性が考えられるため）

救急隊員の到着時（事故発生から30分）に嘔吐の症状が観
察されているため，6 Gy 以上の被ばくをしている可能性が
考えられる．

解説：ARSでは複合的な放射線障害が観察されます．前駆期の症状は発症時間と
ともにおおよその被ばく量を知る目安となります．⇨ Chart 31 参照

問題9 作業員の2 Gyの外部被ばくが急性全身被ばくだった場合，作業員本人に起こり得る確率的影響について，1章-4で紹介した疫学調査結果をもとに考察してください．

問題10 2 Gyの外部被ばく（急性全身被ばく）をした作業員の年齢が20代である場合と50代である場合とで，作業員に起こり得る健康リスクに違いがあるでしょうか，1章-4で紹介した疫学調査結果をもとに考察してください．

問題11 2 Gyの外部被ばく（急性全身被ばく）をした作業員が女性であり，被ばく後妊娠していたことが判明しました．胎児に起こり得る健康影響について，1章-4で紹介した疫学調査結果をもとに考察してください．

問題12 2 Gyの外部被ばく（急性全身被ばく）をした作業員にその後子どもができた場合，その子どもに起こり得る健康影響について，1章-4で紹介した疫学調査結果をもとに考察してください．

⇨ 次ページの解答Cで答えを確認してください．

解答C （以下はすべて解答例）

問題9

2 Gyの急性被ばくにより固形がんおよび造血器腫瘍の発生リスクが上昇する（ Chart 36 Chart 37 ）．この結果を元に考えると，被ばくを原因とする悪性腫瘍が起こる可能性がある．

解説：ちなみに Chart 42 に記載の通り，循環器疾患，呼吸器疾患，消化器疾患などのがん以外の疾患による死亡リスクも上昇することから，これらの疾患が発生する可能性もあります．

問題10

固形がんによる死亡リスクは被ばく時年齢が低いほど高い（ Chart 39 ）．この結果を元に考えると，作業員の年齢が20代である場合の方が50代である場合よりも，被ばくを原因とする固形がんが起こり死亡する可能性は高いと考えられる．

問題11

被ばく時の胎齢が8週以降の胎児期である場合，重度精神遅滞リスクが上昇する（ Chart 40 ）．この結果を元に考えると，生まれてから精神遅滞が起こる可能性がある．

解説：ちなみに1章-3 Chart 29 に記載の通り，被ばく時胎齢が0〜2週の着床前期であれば流産，2〜8週の器官形成期であれば奇形が起こります．胎児への影響は確定的影響であり，しきい値は0.1 Gyです．

問題12

親の被ばく線量と子どもの固形がんの発生リスクの間には関連はみられない（ Chart 41 ）．また子どもの造血器腫瘍の発生リスク，奇形の発生リスク，および多因子疾患の有病率と親の被ばく線量の間にも関連はみられない．これらの結果から考えると，作業員の子どもに親の被ばくを原因とする奇形，悪性腫瘍，多因子疾患などの健康影響が生じるとは考えにくい．

第2章

医療と放射線

＊考えてみよう＊

1. 単純Ｘ線撮影，Ｘ線透視検査，CT，SPECT，PET検査の
それぞれ利点を説明してみよう

2. IVRとはどのような治療か？

3. がんの放射線治療のアドバンテージとは？

4. 核医学治療の特徴と管理とは？

5. 医療被ばくのリスクとその防護とは？

第2章 医療と放射線

1 放射線診断

Chart 48 ■ 胸部X線撮影

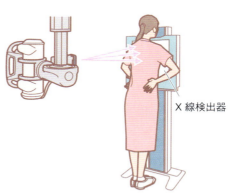

胸部X線撮影の検査法

▶原則として，被検者は立位で，背→腹（P→A）方向で撮影する．

Chart 49 ■ 胸部X線写真

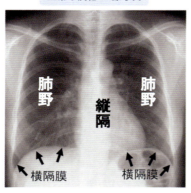

正常な胸部X線写真

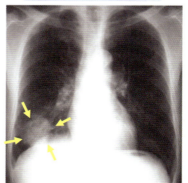

肺がん患者の胸部X線写真

正常の胸部X線写真では，大まかには，肺を含む「肺野」，心臓および大血管を含む「縦隔」，胸腔と腹腔を分かつ「横隔膜」，肋骨・鎖骨，胸椎等からなる「胸郭」などが認識可能．

肺がん，肺炎，胸水等の多くの病変は，胸部X線写真では透過性が低下した領域（すなわち白い領域）として認識される．

現在，放射線診断（画像診断）で実施される検査としては，単純X線撮影，CT，核医学検査といった放射線を用いる検査と超音波検査やMRI（磁気共鳴断層画像）などの放射線以外を用いる検査があります．また，最近は，X線透視，CTなどの放射線診断技術を用いて低侵襲の治療を行うインターベンショナルラジオロジー（IVR）も広く普及しており，それについても本章で述べます．

1 単純X線撮影

1）検査の概略（胸部X線撮影の例 Chart 48 ）

単純X線撮影とは，可視光の代わりにX線を使った影絵のようなものであり，X線管球（X線発生源）から発生したX線を人体に透過させ，それをX線検出器で受けて画像化を行います．

例えば，ルーチンの胸部X線撮影では，患者は立位で，前胸壁をX線検出器に密着させ，背側からX線を照射して撮影を行います．この場合，X線は被検者の背側（posterior）から腹側（anterior）に通り抜けることから，**PA像**と呼ばれます．

このようにして得られた単純X線写真は，3次元的な構造を2次元平面に投影した画像であり，体内の構造物が重なりあって投影されるため後述するCTなどと比較すると診断能には限界があります．このため，頭部や腹部のX線撮影のように現在では実施されることが少なくなった検査もありますが，胸部X線撮影，マンモグラフィ（乳房撮影），骨X線撮影，歯科撮影などは現在でもしばしば実施されています．

一般に単純X線撮影の放射線被ばくは少なく，通常の使用法であれば被検者の健康への影響はきわめて小さいと考えられます．検査コストが安価なことも単純X線撮影の利点の1つです．

X線検出器としては，かつてはX線フィルムが使われていましたが，現在では，ほとんどの施設で平面検出器（FPD）[※1]あるいはコンピューテッド・ラジオグラフィ（CR）[※2]に置き換わっています．

2）単純X線撮影の臨床的有用性

a）胸部X線撮影 Chart 49

胸部X線写真では，肺，縦隔，胸壁などの概略がわかります．胸部X線写真では，肺・縦隔・胸壁などの3次元的構造物が2次元像として投影されます．このため，心臓，大血管などが前後に複雑に重なり合う構造を分析することは困難です．また，軟部組織（筋肉，血管，脂肪など）のコントラストはCTと比較して不良です．このため胸部X線写真では病変の詳細を分析することは困難

※1 FPD
人体を透過したX線を受ける板状の固体X線検出器．平面検出器は，受光したX線情報を電気信号に変換して出力する．出力された信号は，専用コンピュータに送られ画像化およびデジタル処理が行われる．Flat Panel Detector.

※2 CR
X線検出器として板状の輝尽性蛍光体（イメージングプレート）を使用するもの．コンピューテッド・ラジオグラフィでは，人体を透過してきたX線情報をイメージングプレートに記録し，その後，読み取り装置でイメージングプレート上のデータを読み取り，データを専用コンピュータに送り画像化およびそのデジタル処理を行う．Computed Rediography.

Chart 50 ■ 骨X線写真

骨X線写真　　　　　　　　¹⁸F-FDG PET-CT 画像

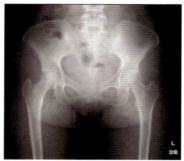
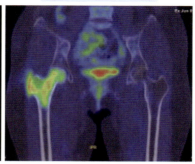

急性リンパ球性白血病の症例．骨盤部の骨X線写真では，異常を指摘できない．しかし，PET-CT画像では，右大腿骨の近位部にFDGの強い集積が見られ，同部に白血病の骨浸潤があることがわかる．このように，X線写真で描出できない病変が，PET-CTやMRIで描出されることはしばしばある．

Chart 51 ■ マンモグラフィ

マンモグラフィの検査法　　　正常のマンモグラフィ　　　乳がん患者のマンモグラフィ

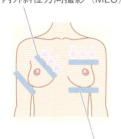

内外斜位方向撮影（MLO）

頭尾方向撮影（CC）

矢印はX線が乳腺に入射する方向を示す．また空色の線は乳房を伸展させるための板を示す

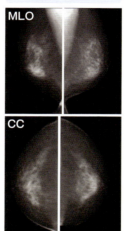

マンモグラフィの診断では，一般的に左右乳房の画像を対称性に並べて，左右を比較しながら読影を行う

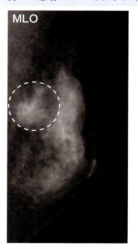

左乳房内にスピキュラ（棘状構造）を伴う腫瘤が見られ，乳がんが疑われる（点線の内部）．

Chart 52 ■ 単純X線撮影における代表的な実効線量

放射線検査	代表的な実効線量（mSv）
胸部	0.08
胸椎	0.45
腰椎	1.0
四肢および関節	0.02

放射線検査	代表的な実効線量（mSv）
骨盤骨	0.49
腹部	0.61
マンモグラフィ	0.22
マンモグラフィ（検診）	0.28

UNSCEAR 2020/2021 Report, Volume I, Table 13

で，胸部の詳細については，CTなどで解析することが必要です．胸部X線写真は，大きな病変のスクリーニングや，肺炎や胸水などの既知の病変の経過観察に使用されます．

b）骨X線写真 Chart 50

CTやMRIが発達している現代においても，骨折や骨腫瘍などの骨病変の基本的な画像検査として骨X線写真は位置づけられています．撮影の仕方については，骨や部位によりそれぞれ異なりますので本稿では割愛します．

多くの骨折は骨X線写真で認識できますが，疲労骨折などの微細な骨折では骨X線写真でよくわからないことがあります．また，骨腫瘍や骨の炎症では，骨X線写真では正確な病変の広がりが不明であることがしばしばあります．この場合はMRIや核医学検査（PETや骨シンチグラフィ）による検査が必要となります．また，手根骨のように小さな骨が前後に重なり合うような場合は小骨折を見逃すことがあります．このような場合は，CTを撮影し多方向の断面画像や3次元像を作成して分析を行うことが必要です．

c）マンモグラフィ Chart 51

マンモグラフィは主に乳がんを見つけるために行われる検査であり，乳房専用装置で撮影されます．撮影は，一側の乳房に対して内外斜位（MLO）方向および頭尾（CC）方向にX線が通過するように撮影を行うことが一般的です．撮影の際には，正常な乳腺の重なりを少なくするため，乳房を板で圧迫し薄く伸ばすようにします．マンモグラフィは視触診だけでは発見できないしこりや石灰化のある小さな乳がんを発見可能であることから，乳がん検診にも使用されています．40-74歳の女性を対象としてマンモグラフィ単独の検診，および40-64歳の女性を対象としたマンモグラフィおよび視触診を併用した検診は，いずれも乳がんによる死亡率を減少させることが証明されています．マンモグラフィにおいては，辺縁にスピキュラ（棘状構造）や微細線状・微細分枝状石灰化を伴う腫瘤を見た場合は乳がんが強く疑います．

MedioLateral Oblique

CranioCaudal

3）単純X線写真の代表的実効線量 Chart 52

各部位の単純X線写真の代表的被ばく量を Chart 52 に示します．一般に，単純X線写真の被ばく量は小さく，通常の検査頻度で撮影をした場合は，その生物学的影響はほとんどないと考えられます．

Chart 53 ■ 歯科X線撮影

A 口内法X線撮影

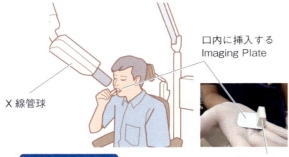
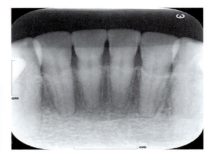

B パノラマX線撮影

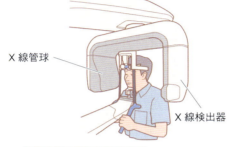
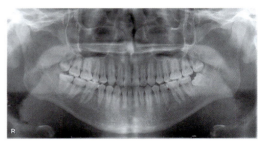

C 歯科用コーンビームCT

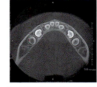
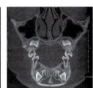
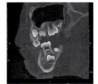

水平断 ／ 冠状断
矢状断

Chart 54 ■ 歯科X線撮影における代表的な実効線量

放射線検査	代表的な実効線量（mSv）
口内法X線撮影	0.006
パノラマX線撮影	0.024
歯科用コーンビームCT	0.13

UNSCEAR 2020/2021 Report, Volume I, Table 13

4）歯科X線撮影

歯科領域で使用される主なX線撮影としては，口内法X線撮影・パノラマX線撮影・歯科コーンビーム撮影の3種類があります．

a）口内法X線撮影 Chart 53 A

口内法X線撮影は，大きさ3×4cm程度の歯科用X線フィルムを口腔内の目的の歯の裏側に挿入し，顔面側からX線を照射して画像を得る撮影法です．以前はフィルムを使用していましたが，最近では小型のイメージングプレート[※3]やCCD[※4]を使用するのが一般的です．口内法X線撮影は，う蝕（虫歯），歯周炎，歯髄炎，根尖性歯周炎，歯冠周囲炎などを診断する目的で撮影されます．

b）パノラマX線撮影 Chart 53 B

パノラマX線撮影は，X線発生源が患者さんの顔面の周囲を回りながら撮影する方法であり，一枚の画像で全ての歯の状況を把握することが可能です．患者さんのセッティングには数分かかりますが，撮影自体は10秒程度で終了します．パノラマX線撮影は，すべての歯の状態が観察できるほか，歯槽骨，上顎骨および下顎骨の全体像，顎関節も観察可能です．また，過剰歯の発見も可能です．

c）歯科用コーンビームCT Chart 53 C

歯や顔面の硬組織（歯，骨など）に特化したCT装置です．通常のCTスキャンよりも小型であり，X線管球から円錐状に広がるX線ビーム（コーンビーム）を2次元のX線検出器に照射してデータを収集します．歯科用コーンビームCT（CBCT）では立位または座位の患者さんの頭部を固定し，その周囲にX線管球が10-30秒かけて180°あるいは360°回転して撮影が行われます．CBCTでは，空間分解能の高い横断面・矢状断面・冠状断面および立体像を作成することができます．CBCT画像は，口腔・顎・顔面領域の手術の計画，インプラントの治療計画，矯正および歯内治療に有用です．CBCTは，通常のCTと比較して短時間の撮影が可能であり，放射線被ばくが少ないというメリットもあります．

5）歯科X線撮影の代表的実効線量

歯科X線撮影の代表的実効線量は，Chart 54 に示すようにいずれも低く，通常の頻度で撮影している場合はほとんど問題となることはありません．

※3 イメージングプレート
⇒p.79 ※2参照

※4 CCD
X線検出器にシンチレータを用いた小型のX線カメラ．撮影後に直ちにデータをコンピュータに送りモニターで画像を観察することが可能である．Charge Coupled Device

Cone Beam CT

Chart 55 ■ X線透視撮影

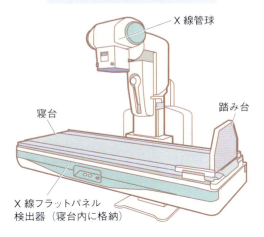
オーバーチューブ型X線透視装置

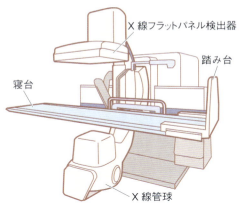
アンダーチューブ型X線透視装置

Chart 56 ■ 上部消化管造影検査

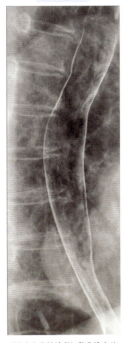

食道造影

バリウムを被検者に飲み込ませ，バリウムが食道内面を通過した直後に撮影を行う．部位や方向を変えながら，複数の撮影を行う．

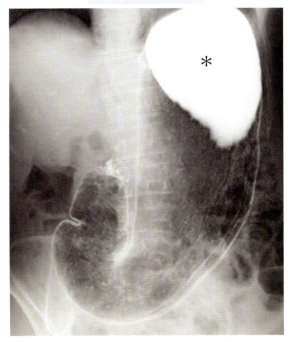

胃・十二指腸造影検査

胃や十二指腸のいろいろな部分を漏れなく描出するため，部位や方向を変えバリウムを粘膜表面に流しながら複数の撮影を行う．普通は，食道造影に引き続き，胃・十二指腸の造影検査を行う．＊の白い部分は，胃の穹窿部に溜まったバリウム．

2 X線透視検査

1）X線透視検査とは Chart 55

　X線透視とは，少ないX線を連続的に被検者に照射して，体内を透過してくるX線をX線検出器で検出し，体内の情報をリアルタイムにモニターに映し出して観察する検査です．X線検出器としてはフラットパネル（平面）検出器を使用します．X線透視は，食道・胃・小腸・大腸などの消化管造影，内視鏡的逆行性膵管胆管造影，気管支鏡検査，脊髄腔造影，関節造影，骨折や脱臼の透視下での治療，尿路造影などに使用されます．X線透視では，臓器や病変のコントラストが低いので，バリウムなどの経口造影剤やヨード造影剤などの水溶性造影剤がしばしば使用されます．

　X透視装置には，X線が被検者の上から照射される**オーバーチューブ型**と，被検者の下から照射される**アンダーチューブ型**があります．X線は被検者にあたり周囲に散乱することから，オーバーチューブ型では，手を含む術者の上半身の被ばく量が多くなるのに対して，アンダーチューブ型は術者の下半身の被ばく量が多くなります．術者の下半身は，放射線防護用具による遮蔽が比較的容易なことから，術者の被ばく低減という観点からはアンダーチューブの装置の方が望ましいとされています．

2）X線透視検査の臨床的有用性

　X線透視は，検査目的のみならず治療目的でもしばしば使用され，これは後述のインターベンショナルラジオロジーに含めることもありますが，便宜上，ここでは，代表的検査である上部消化管造影検査，下部消化管検査，内視鏡的逆行性胆管膵管造影検査について述べます．

a）上部消化管造影検査 Chart 56

　上部消化管造影検査は食道・胃・十二指腸の病変の検出のために実施されます．診断できる病変としては，がん，潰瘍などがあります．食道・胃・十二指腸自体はX線写真上でのコントラストが低いため，検査にあたってはバリウム造影剤※5を服用し，これを消化管内腔表面に付着させることにより消化管にコントラストを付加して撮影を行います．消化管が虚脱している場合は診断が困難なため，検査前に発泡剤※6を被検者に服用してもらい，消化管を膨らませて撮影を行います．検査では，消化管内腔のいろいろな面にバリウムを流しながら撮影を行いますので，被検者に検査装置上で体の向きを変えてもらったり，検査台を水平・斜め・垂直にしたりしながら検査を行います．かつては，上部消化管造影が盛んに実施されましたが，現在は，より診断能の高い内視鏡検査を優先することが多くなったため，以前ほど実施されなくなりました．

第2章 医療と放射線

※5　バリウム造影剤
バリウム造影剤は経口造影剤の一種であり，硫酸バリウムを主成分と白いゲル状の物質である．バリウムは胃液や腸液には溶けず消化器官から体内には吸収されず，便とともに排泄される．

※6　発泡剤
発泡剤はわずかな水分を加えただけで発泡して炭酸ガスを発生して，消化管を膨らませることができる．

下部消化管造影検査

注腸造影検査

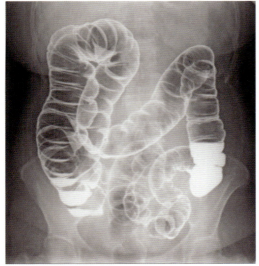
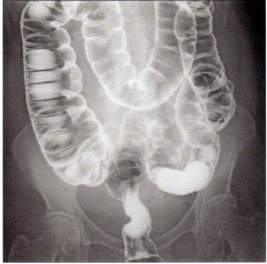

バリウムを肛門から注入し，部位や撮影方向を変え，バリウムを粘膜表面に流しながら複数の撮影を行う．

内視鏡的逆行性胆管膵管造影（ERCP）

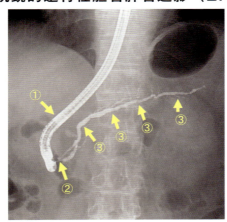

ERCPにより造影された主膵管本症例では主膵管は軽度拡張し，膵尾部（図の右方）では，主膵管の広狭不整（でこぼこ）が見られる．

① 内視鏡
② 内視鏡から出したチューブの内腔
③ 造影剤により満たされた主膵管

各X線透視検査における代表的な実効線量

放射線検査	代表的な実効線量（mSv）
消化管造影	3.4
内視鏡的逆行性胆管膵管造影	4.9
尿路系造影（腎，膀胱，尿道）	8.8

放射線検査	代表的な実効線量（mSv）
脊髄造影	5.5
関節造影	2.1

UNSCEAR 2020/2021 Report, Volume I, Table 13

b）下部消化管造影検査 Chart 57

　下部消化管造影検査は大腸の腫瘍，炎症性疾患などをチェックするための検査です．肛門から大腸にバリウム造影剤を注入してX線撮影を行います．上部消化管と同様に，X線透視装置上で，被検者に向きを変えてもらったり台を起倒したりしながら，大腸内でバリウムを流しながら方向を変えて複数の撮影を行います．下部消化管造影検査では，大腸のなかをきれいな状態にする必要があるため，前日から下部消化管造影検査用の特別な食事を摂取し，下剤を服用します．上部消化管と同様に，現在では，より診断能の高い大腸内視鏡検査にとって代わられ，以前ほど実施されなくなりました．

c）内視鏡的逆行性胆管膵管造影 Chart 58

　内視鏡的逆行性胆管膵管造影（ERCP）は，上部内視鏡を口から挿入して十二指腸まで進め，内視鏡から細いチューブを十二指腸乳頭にいれて水溶性ヨード造影剤を注入し，胆嚢・胆管・膵管の異常をX線上で詳細に検査する方法です．主として，超音波・CT・MRIなどにより胆道系や膵臓の腫瘍が疑われる場合にERCPが実施されます．ERCPでは，病変部から組織を採取することにより病理診断も可能です．内視鏡を使用して検査を行うことや，造影剤により急性膵炎を誘発することもあることから，精密検査の位置づけとなります．ERCPは膵がんや胆管がんの診断のほか，腫瘍で胆管が閉塞あるいは狭窄している場合に管を通して胆汁を排泄させる目的で実施されることもあります（内視鏡的胆道ドレナージ）．

Endoscopic Retrograde Cholan-gioPancreatography

3）各検査における代表的実効線量 Chart 59

　Chart 59 にX線透視検査における代表的実効線量を示します．

　消化管造影は撮影手順が施設によりほぼ決まっていますので，各施設における検査の実効線量はあまり変動はないものと思われますが，ERCPは患者さんの臓器の解剖学的位置関係などで検査に時間がかかることがあり，この場合，患者被ばくは多くなる傾向があります．

3 コンピュータ断層撮影（CT）

1）CTとは Chart 60

　コンピュータ断層撮影（CT）は，人体の周囲360°からX線を照射した後に人体を透過したX線をX線検出器で検出し，そのデータを数学的に処理することにより人体の輪切りの画像（水平断画像）を作成するものです．

Computed Tomography

Chart 60 CT

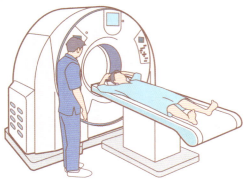
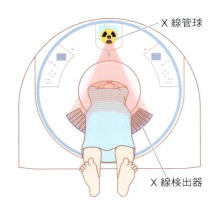

X線管球

X線検出器

Chart 61 CTの臨床的有用性①

A 頭部

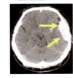

頭部外傷後の硬膜外血腫の症例（矢印）．CTでは，比較的新しい血腫（血の塊）は，高吸収域（白い領域）として認められる．

B 胸部（心臓以外）

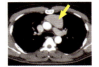

前縦隔に発生した胸腺腫の症例（矢印）．CTでは，腫瘍の質的診断の助けとなるほか，腫瘍が隣接臓器や血管に浸潤しているか否かも判断できる．

C 心臓

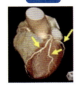 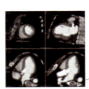

左は心臓の3次元像で，黄色で左冠状動脈が示される．右は，心臓をいろいろな方向の断面で示したもの．4次元画像を作成することにより，心臓壁や弁の動きの解析も可能．

肺がん（腺がん）の症例．CTで病変の性状（サイズ，辺縁の様子，血管，気管支，胸膜などと腫瘍の関係を分析することにより，腫瘍の病理診断名や悪性度を推定することが可能．

現在のCTでは，撮影の高速化が進んでおり，多くの装置では頭部から骨盤まで10秒前後の撮影ができますので，検査の準備（更衣，患者さんの装置へのセッティング，造影剤投与のための静脈確保など）を含めて患者さん一人あたりの検査全体にかかる時間は10分以内となっています．また，最近のCT装置では，1回の呼吸停止の間にスライス厚 0.25-1.25mmで広範囲を連続的にスキャンでき，いわゆるボリュームデータの収集ができます．ボリュームデータが収集されている場合は，画像処理用のワークステーションを使用することにより，水平断画像のみならず任意の方向の断面画像や3次元画像も容易に作成することができます．

2）CTの臨床的有用性 Chart 61

a）頭部

頭部（脳）については，脳梗塞などの虚血性脳疾患，脳腫瘍，変性疾患などでは，病変のコントラストがつきやすくさらに血流や代謝情報などが得られる磁気共鳴断層画像検査（MRI）が優先して実施されます．これに対して，脳出血（脳内出血，硬膜外出血，硬膜下出血，クモ膜下出血）ではCTが優先して撮影されます（ Chart 61 A）．これは，CT上，出血が白く描出されて病変検出が容易であることに加え，CTの検査時間が短く，さらに人工呼吸器などの生命維持装置がついた患者さんでも検査ができることによります．

Magnetic Resonance Imaging

b）胸部（心臓以外） Chart 61 B

肺については，肺組織はプロトンが乏しいためMRIの撮影は難しいため，通常はCTで検査が行われます．肺や縦隔の腫瘍においては，腫瘍の大きさ・性状，進展範囲が詳細に把握できるほか，縦隔や肺門のリンパ節転移の評価も可能です．肺腫瘍は，他臓器（肝臓，副腎，脳，骨など）にもしばしば転移をします．転移に関しては，脳はMRIが優先され，全身転移の検索については，最近はPETが併用されることが多くなっています．間質性肺疾患などの評価でもCTが必須です．通常の細菌性肺炎（肺炎球菌肺炎など）では胸部X線写真が優先されますが，非典型的な経過を示すときなどはCTが撮影されます．

c）心臓 Chart 61 C

2000年代になってから，広範かつ高速な撮影が可能なCT装置が登場しました．このようなCT装置において心電図同期撮影法を行うことにより，かつては撮影が難しかった心臓のように拍動する臓器の画像化も可能となりました．

CTによる冠動脈CT画像は，冠状動脈の動脈硬化などによる狭窄を明瞭に描出することができます．冠動脈CT画像は，冠状動脈狭窄の陰性診断能が非常に高い（すなわち冠状動脈CT血管画像で病変がないと診断されれば，実際に病変がない可能性がきわめて高い）ため，冠状動脈病変のスクリーニングとして心臓カテーテル検査に置き換わりつつあります．また，心臓壁や弁の動きの

CTの臨床的有用性②

D 腹部

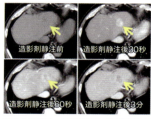

肝内の腫瘤は，造影剤静注前は周囲の正常肝よりも低吸収（黒）だが，造影剤静注後30秒では高吸収（白）となり，60秒後，3分では再び正常肝よりも低吸収となる．造影剤静注後の腫瘤の染まり方のパターンを経時的に観察することにより，腫瘍の質的診断が可能．この症例は，腫瘍の染まり方から肝細胞がんと診断される．

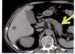 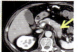
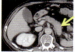

膵内の腫瘤は，造影剤静注前は病変は不明瞭だが，造影剤静注後50秒では低吸収（黒）となり，3分ではわずかに周囲の正常膵よりも高吸収（白）となる．これは，典型的な膵がんのパターンである．

E 血管

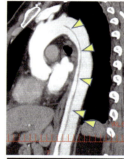

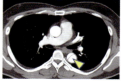

造影剤で白く造影されている胸部大動脈から腹部大動脈内に線状の構造（矢頭）が見られる．これは，大動脈壁から剥離した内膜が見えている．大動脈解離は強い胸痛をきたし，死亡率の高い重篤な疾患の一つである．

各国の人口100万人あたりのCTの台数

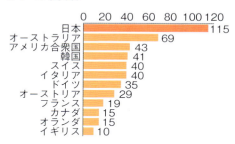

OECD Health Data 2021 より作成

日本におけるCT検査数の年次推移

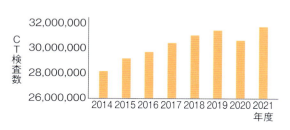

厚生労働省のデータより作成

CTの撮影部位による代表的な実効線量

放射線検査	代表的な実効線量（mSv）
頭部	1.9
頸部	2.8
胸部	6.4

放射線検査	代表的な実効線量（mSv）
腹部（上腹部）	11
骨盤部	11

UNSCEAR 2020/2021 Report, Volume I, Table 13

解析などもCTで可能となっています.

d）腹部 Chart 62 D

肝腫瘍（原発性肝がん，転移性肝腫瘍など），膵腫瘍，腎腫瘍など，腹部腫瘍の診断には，CTがたいへん有用です．腹部腫瘍では，**ダイナミックCT**と呼ばれる検査法がしばしば行われます．これは，造影剤[※7]を急速に静脈内に注入し，例えば造影剤注入後30秒，60秒，180秒というように，ターゲットとする臓器を繰り返し撮影し，造影剤による病変の染まり方を経時的に観察することにより腫瘍の病理診断名や予後を推定する検査です.

e）血管 Chart 62 E

大動脈瘤や大動脈解離といった大動脈疾患，深部静脈血栓症，肺血栓塞栓症などの診断にもCTは有用です．最近では，動脈瘤の治療として，大動脈ステントグラフト[※8]と呼ばれる人工血管を大動脈内に留置して大動脈の破裂を予防する治療方法がしばしば行われるようになっていますが，その治療計画や治療の成否を判定する目的でもCTが実施されます．血管の評価のためには造影剤の投与が不可欠となります.

f）骨盤臓器

子宮，卵巣，前立腺，膀胱などの骨盤臓器の病変の検査については，コントラストがCTよりも良好なMRIが優先して行われます．CTは，骨盤内のリンパ節腫大の有無のチェックや骨盤動静脈の病変の精査に使用されます.

3）日本におけるCTの普及 Chart 63

以前より日本では台数が多く，また検査数が非常に多いことが指摘されています．Chart 63 Aは，先進国における人口100万人あたりのCTの台数を比較したものです．日本では人口100万人あたり115台のCT装置が存在するのに対して，2位のオーストラリアは69台，アメリカ合衆国は日本の半分以下の43台であり，世界のなかで日本において飛び抜けてCT台数が多いことがわかります．年間のCT検査数（Chart 63 B）も，2021年で3,145万件であり，コロナ禍の2020年を除き，2014年から増え続けています．CTの台数や検査数が多いことは患者さんがCTにアクセスしやすいという日本の医療水準の高さを示している一方で，日本においてCT検査におけるX線被ばくが懸念される原因の1つになっています.

4）CTの部位別の代表的実効線量 Chart 64

Chart 64 にCT検査の部位ごとの代表的実効線量を記載します.

これらは各部位ごとに1回撮影した場合の実効線量ですが，例えば腹部のダイナミックCTでは，同じ部位を繰り返し撮影するために実際は繰り返した撮影分の被ばくが加算されます.

※7 造影剤
CT検査の際は，造影剤がしばしば投与される．CTなどの放射線学的検査に使用されるのはヨードを主成分とする薬品（ヨード造影剤）である．ヨード造影剤は，人体の各組織には血流量に応じて供給され，血流の多い臓器や病変は相対的に高吸収に見え（白く見える），血流の低い臓器や病変は相対的に低吸収に見える．造影剤の目的は，①組織間にコントラストをつけて病変の検出を容易にすること，②病変の血流の供給の多寡より病変の質的診断を行うこと（ダイナミックCT）である.

※8 ステントグラフト
⇒ Chart 67 参照

Chart 65 ■ IVR-CT装置

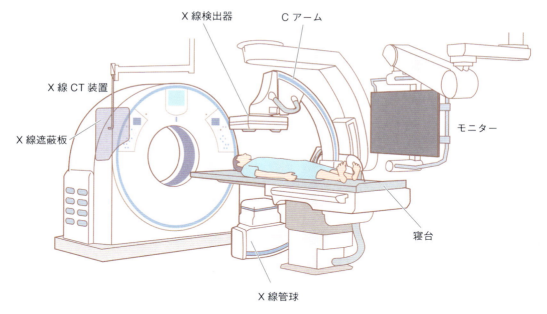

Chart 66 ■ 代表的なIVR治療①

A **TACE**

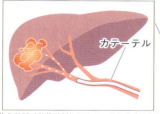

腫瘍を養う動脈（栄養動脈）にカテーテルを介して抗がん剤を直接注入する．また，栄養動脈に塞栓物質（血管を詰めるスポンジのようなもの）を注入して栄養血管を詰めてしまうことにより，腫瘍を壊死に陥らせる方法もある．

B **RFA**

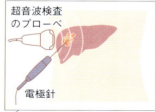

腫瘍の位置を超音波やCTを用いて確認して電極針を刺入し，この電極針よりラジオ波を発生させて腫瘍を焼灼する．

C **胆管ステント留置術**

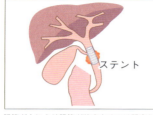

胆管がんにより胆管が狭窄あるいは閉塞している部位にステントを留置し，胆管内の胆汁が十二指腸へ排泄できるようにする．

4 インターベンショナルラジオロジー（IVR）

1）インターベンショナルラジオロジーとは Chart 65

　インターベンショナルラジオロジー（IVR）とは，X線透視，CT，超音波，MRIなどの放射線診断技術を用いて，体内に細い医療器具（カテーテルや針など）を入れて病変の治療を行うものです．IVRでは，皮膚に数mm程度の切開を加えてカテーテルや針を挿入して治療を行うため，患者さんの身体的の負担が少ないという特徴があります．IVRには，血管造影，病理組織の生検，静脈サンプリングといった診断行為も含まれます．

InterVentional Radiology

　X線機器を用いたIVRでは，血管造影装置やX線透視装置が主に使用されます．日本では，血管造影装置にCTを組み合わせたIVR-CT装置が普及しています（ Chart 65 ）．IVR-CT装置では，X線透視に加えてCTが使用できることから，CTにより①術前の病変部位の正確な確認，②治療範囲が適切かをリアルタイムに確認，③治療後の効果の判定などが可能です．

2）代表的なIVR治療 Chart 66

　IVRには，対象や目的によりさまざまな手技が存在します．ここでは，代表的な手技について解説します．

a）肝細胞がんに対する肝動脈化学塞栓術（TACE） Chart 66 A

　肝動脈化学塞栓術（TACE）は，主に原発性肝細胞がんに対して実施されます．一般に肝臓は，肝動脈および門脈の2つの血管から血流が供給されていますが，肝がんについては主に肝動脈から血流が供給されています．TACEでは，腫瘍に血流を供給する肝動脈内にカテーテルを送り込み，腫瘍の近傍の動脈（肝動脈）より抗がん剤や塞栓物質※9を注入して肝細胞がんの治療を行います．肝臓の非腫瘍部は主に門脈から栄養を受けているため，TACE直後は正常肝臓も若干の障害を受けるものの1週間程で回復します．　かつては，TACEは，IVRのなかでも実施される頻度が最も多い手技の1つでしたが，近年はウイルス肝炎の治療の進歩の伴い原発性肝細胞がんの頻度が減少したためTACEを行う機会も減ってきています．

Transcatheter Arterial Chemo-Embolization

※9　塞栓物質
血管を閉塞させるために用いられる医療材料のことであり，原発性肝細胞がんの塞栓には主にリピオドールやゼラチンスポンジ細片が使用される．

b）腫瘍に対するラジオ波焼灼療法（RFA） Chart 66 B

　ラジオ波焼灼療法（RFA）とは，CTや超音波で腫瘍の位置を確認しながら，電極針という特殊な針を皮膚の表面を介して腫瘍に直接刺入し，この針からラジオ波を発生させて腫瘍を焼灼する方法です．日本では，もともとRFAの保険適用があるのは肝がんのみでしたが，2022年9月からは，肺がん，小型腎がん，悪性骨腫瘍，骨盤内悪性腫瘍，四肢・胸腔内および腹腔内に生じた軟部腫瘍，

RadioFrequency Ablation therapy

代表的なIVR治療②

D 大動脈ステントグラフト留置術

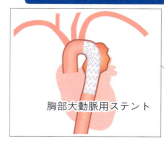

胸部大動脈用ステント

大動脈瘤の部位で，大動脈内にステントグラフトと呼ばれる人工血管を挿入し，内側から補強することにより，大動脈瘤の破裂を防ぐ．

E 血管拡張術

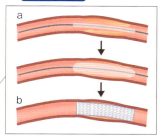

(a)は動脈硬化により内腔が狭窄した部位にバルーンを挿入し病変部を広げているところ．(b)は，拡げた狭窄部が再び狭窄しないように病変部にステントを挿入したところ．

F PTCA

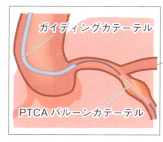

ガイディングカテーテル
PTCAバルーンカテーテル

バルーンカテーテルを冠動脈の狭窄部まで送り，狭窄部でバルーンを膨らませ狭窄部を広げる．再閉塞や再狭窄を予防するために，治療した部位にステントを留置することもある．

類骨骨腫の患者さんを対象に，標準治療に不適・不応の者については保険診療でRFAを行うことが可能となりました．RFAではときに死亡といった重篤な合併症をきたすことがあるので，日本インターベンショナルラジオロジー学会が公開している適正使用指針に基づいて実施する必要があります．

c) 胆管がんに対する胆管ステント留置術 Chart 66 C

胆管がんなどで胆管が閉塞すると，胆汁を消化管に排泄することができなくなり黄疸を生じます．黄疸を改善するためには，胆汁を体外に出す処置が必要となります．このためには，体表面から穿刺して胆管にチューブを挿入し体外に胆汁を排泄させる方法と内視鏡を用いて胆管内にチューブを入れて胆汁を十二指腸内に排泄させる方法があります．黄疸が改善後は可能なかぎり手術を行いますが，手術が難しい場合には胆管内にステント（メッシュ状構造をした金属製の筒，または樹脂製チューブ）を留置し，胆汁の十二指腸へ排泄できるようにします．ステントは胆汁の排泄を改善するのみでありがんそのものの治療にはならないため，がんに対しては抗がん剤投与や放射線治療などが必要となります．

d) 大動脈瘤に対する大動脈ステントグラフト留置術 Chart 67 D

大動脈ステントグラフト留置術とは，大動脈瘤[※10]の部位にステントグラフトと呼ばれる人工血管を挿入し，大動脈を内側から補強することにより，大動脈瘤の破裂を防ぐ治療法です．ステントグラフト留置術では，大腿動脈を介して大動脈に挿入されたカテーテルのなかにステントグラフトを細く折りたたんで入れ，カテーテルの先端が動脈瘤の位置まできたらカテーテル先端からステントグラフトを出して動脈瘤を塞ぐように留置します．ステントグラフト留置術は，外科手術のように胸部や腹部を切開する必要がないために低侵襲で身体の負担が少なく，治療時間・入院期間も短くてすむという利点があります．

※10 大動脈瘤
大動脈の壁が動脈硬化などにより脆弱化し，こぶ状に局所的に膨れるもの．動脈瘤のサイズが5cm以上ものや急速に増大するときは破裂のリスクが高まる．

e) 閉塞性動脈硬化症に対する血管拡張術 Chart 67 E

閉塞性動脈硬化症（ASO）とは，糖尿病，高コレステロール血症，高血圧，喫煙などが原因の動脈硬化により動脈の狭窄や閉塞をきたして，手や足など動脈血流が低下する疾患です．治療としては，運動療法，薬物療法，IVR，外科手術がありますが，生活に支障をきたすような歩行時や安静時の足の痛みについてはIVRや外科手術が行われます．IVRでは，狭窄あるいは閉塞した動脈の内腔に血管拡張用バルーンを挿入し病変部を広げます．多くの場合，病変部の再閉塞を回避するために同部位にステントを留置します．

ArterioSclerosis Obliterans

f) 冠動脈疾患に対する経皮的冠動脈形成術（PTCA） Chart 67 F

心臓の冠動脈の動脈硬化に伴う内腔の狭窄により心臓の血流が低下すると，一過性の胸痛を生じます（狭心症）．さらに動脈硬化が進行して冠動脈閉塞をき

Percutaneous Transluminal Coronary Angioplasty

Chart 68 代表的なIVR治療③

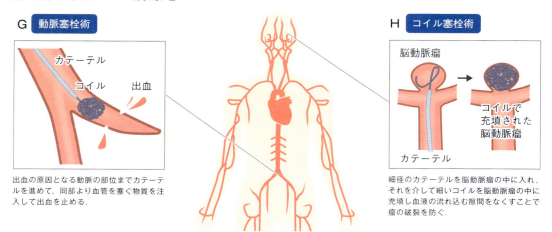

G 動脈塞栓術

出血の原因となる動脈の部位までカテーテルを進めて，同部より血管を塞ぐ物質を注入して出血を止める．

H コイル塞栓術

細径のカテーテルを脳動脈瘤の中に入れ，それを介して細いコイルを脳動脈瘤の中に充填し血液の流れ込む隙間をなくすことで瘤の破裂を防ぐ．

Chart 69 IVRの種別による代表的な実効線量

IVR種別	代表的な実効線量（mSv）
頭部IVR	12.6
PTCA	20.6
胸部IVR（ペースメーカー埋め込み術）	1.4
胸部IVR（ペースメーカー埋め込み術以外）	2.8
胆道系，尿路系のIVR	7.2
腹部IVR（その他）	32
骨盤部IVR	7.0
四肢IVR	13.6

UNSCEAR 2020/2021 Report, Volume I, Table 15

たすと心筋梗塞を発症します．経皮的冠動脈形成術（PTCA）では，大腿動脈あるいは橈骨動脈や上腕動脈よりガイディングカテーテルを挿入し，これを，大動脈を介して目的とする冠動脈の入口部まで送ります．その後，ガイディングカテーテル（親カテーテル）のなかにバルーンカテーテル（先端にバルーンがついたカテーテル）を挿入して，バルーンカテーテルを狭窄部で膨らませ冠動脈狭窄部位を広げます．また，狭窄部を拡張した後に，再閉塞や再狭窄を予防する目的でステントを狭窄部に留置することもあります．

g）動脈止血のための動脈塞栓術 Chart 68 G

外傷による動脈損傷，消化管出血（胃・十二指腸潰瘍，大腸憩室など），産科出血（弛緩出血，胎盤早期剥離など），手術後の出血などにおいて，原因となる動脈の部位まで，カテーテルを進めて同部より血管を塞ぐ物質[11]を注入して出血を止める方法です．手術や内視鏡による止血よりも動脈塞栓術が有効で安全性が高いと判断した場合に行います．動脈塞栓術は，出血部位の確認および止血に要する時間が手術より短いことが最大の利点です．また，手術と比べて身体に及ぼす影響は軽いことが多いです．

h）脳動脈瘤に対するコイル塞栓術 Chart 68 H

脳動脈瘤[12]に対するIVR治療としては，コイル塞栓術があります．これは，細径のカテーテルを脳動脈瘤のなかに入れ，そのカテーテルを介してプラチナ製の柔らかく細いコイルを脳動脈瘤のなかに充填し血液の流れ込む隙間をなくすことで，破裂を防ぐものです．外科手術と異なり頭を切開する必要がなく，治療時間が短く（1〜3時間）で入院期間も短いのが特徴です．

3）IVRの代表的実効線量 Chart 69

Chart 69 に，IVR種別による代表的な実効線量を示します．いずれの手技においても，患者さんの臓器の解剖学的位置関係などで検査に時間がかかることがあり，この場合，患者被ばくは大きくなる傾向があります．

※11 塞栓物質
プラチナコイル，ゼラチンスポンジ，液体塞栓物質など

※12 脳動脈瘤
脳動脈瘤は，脳動脈が限局的に瘤状に突出したものであり，人口の3％の人が持っていると考えられている．破れていない脳動脈瘤を未破裂脳動脈瘤，破裂したものを破裂脳動脈瘤と呼び，一度，脳動脈瘤が破裂してクモ膜下出血を起こせば約半数程度の患者さんが死亡する．一般にサイズが5〜7mm以上の脳動脈瘤は破裂のリスクが高く，治療が検討される．

Chart 70
■ 核医学とは

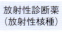
放射性診断薬
（放射性核種）

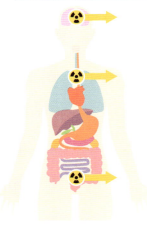
診断薬に特異的な標的器官に
放射性核種が集まる

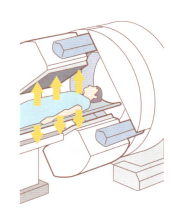
体外から放射線を検出する

■ 陽電子崩壊と対消滅

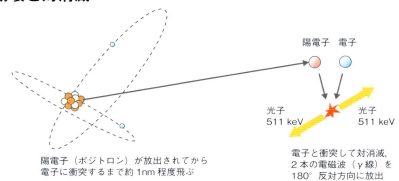

陽電子（ポジトロン）が放出されてから
電子に衝突するまで約1nm程度飛ぶ

電子と衝突して対消滅，
2本の電磁波（γ線）を
180°反対方向に放出

すべて電磁波（＝エネルギー）に変わって跡形も残らない

Chart 71
■ 半減期

検査の種類	核種	崩壊形式	半減期		親核種※14	崩壊形式	半減期
核医学検査に用いるγ線核種	^{81m}Kr（クリプトン81m）	IT	13秒	←	^{81}Rb（ルビジウム81）	EC	4.7時間
	^{99m}Tc（テクネチウム99m）	IT	6時間	←	^{99}Mo（モリブデン99）	β^-	66時間
	^{123}I（ヨウ素123）	EC	13時間				
	^{201}Tl（タリウム201）	EC	73時間				
	^{67}Ga（ガリウム67）	EC	78時間				
核医学検査に用いるポジトロン核種	^{11}C（炭素11）	β^+	20分				
	^{13}N（窒素13）	β^+	10分				
	^{15}O（酸素15）	β^+	2分				
	^{18}F（フッ素18）	β^+	110分				

5 核医学

1）核医学とは Chart 70

核医学とは放射性同位元素で標識された医薬品（放射性医薬品）を患者さんに投与することで，診断や治療を行う医学領域のことを指します．なお，患者さんに投与するのではなく患者さんから得た血液・尿などに放射性物質を投与して，ホルモン量などを測定すること（**In Vitro検査**）も核医学に含まれますが，この領域は放射性同位元素を使わない技法にほとんど置き換えられており，一般病院ではほとんど行われないため，本書では患者さんに投与して診断する場合についてのみ述べます．

2）物理：透過力

放射性同位元素が放出する放射線にはα線，β線，γ線に加え，陽電子（ポジトロン）も利用されます．γ線は透過性が強く，体内から体外に貫通するため，体内の分布を体外から測定することが可能で，診断用として適した性質を持ちます[※13]．

陽電子は特殊で，生体内では$1 \sim 2$mmしか透過することができませんが，物質の電子とぶつかって，消滅放射線という高エネルギーの光子となります（対消滅，Chart 70）．この光子はγ線と同じく強い貫通力を持つために，体外から観察が容易で，診断用（PET検査）に用いられます．

3）物理：半減期 Chart 71

放射性同位元素を患者さんに投与する以上，被ばくの問題を考慮しなければなりません．検査の場合は，可能な限り患者さんに対して少ない被ばくで検査を行うことが望ましいため，半減期の短い物質が主に利用されます．γ線放出核種のうち最も頻用されるのは^{99m}Tc（テクネチウム99m）で，約6時間の半減期を持ちます．次に頻用されるのは日本では^{123}I（ヨウ素123）であり，半減期は約13時間です．

一方，治療の場合はある程度十分な被ばくを病巣に与える必要があるため，被ばくと効果のバランスが重要で，極端に半減期の短いものは目的に合いません．治療用に用いられる放射性同位元素で一番普及しているのは^{131}I（ヨウ素131）で約8日の半減期です（Chart 91 参照）．

PET用に用いられる放射性同位元素はその物理的性質から，不安定なものが多く，ほとんどが非常に短い半減期を持ちます．このため，運搬が困難で普及の妨げとなります．現在最も頻用されるのはPET用の放射性同位元素のなかでもやや長い半減期を持つ^{18}F（フッ素18）で，その半減期は約2時間です．

[※13]
α線，β線は透過性が低いため，体内で発生したα線，β線は体外から測定することがきわめて困難で，診断には利用できない．その一方で，貫通できないため，発生源のすぐ側でエネルギーが放出され，発生源に近接した細胞にDNA損傷などの障害を与える．このため，α線，β線は生体に対する害が強いと解釈できるが，逆にがん病巣に集中して集まれば，がん病巣のみを被ばくさせ，正常組織への影響が少ないとも言える．このためα線，β線は診断には利用できないが，治療に向いた性質を持つ．1章-1 Chart 11 参照

⇒1章-2 Chart 15 参照

[※14] **親核種と娘核種**
多くの放射性同位元素は1回の崩壊ではなく，何段階かの崩壊を生じる．放射性同位元素A1が崩壊して放射性同位元素A2になり，さらに崩壊してA3になるとした場合，A2の半減期よりA1の半減期が長ければA2が崩壊してもA1の崩壊によってA2が次から次に継ぎ足されることになり，A2はなかなか減少しないことになる．この現象を**放射平衡**と呼び，A1に当たる放射性同位元素を**親核種**，A2に該当する放射性同位元素を**娘核種**と呼ぶ．これを利用すればA1を手元に置いておくことにより，A2が長時間利用できることになる．^{99m}Tcがこれに該当し^{99}Mo（モリブデン99）を特殊な容器に保管することで，半減期の短い^{99m}Tcが数日間利用できる．

Chart 72 ■ 内部被ばくの特徴

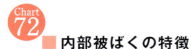

甲状腺・唾液腺イメージング	骨シンチグラフィ	肺血流シンチグラフィ
^{99m}Tc pertechetate	^{99m}Tc HMDP	^{99m}Tc MAA

▶ すべて放射性同位元素は ^{99m}Tc であるが，異なる化合物．放射性物質の（主に生物学的）性質によって，分布が異なり，被ばくする場所・臓器も変わってくる

Chart 73 ■ ガンマカメラの構造

ガンマカメラの構造図

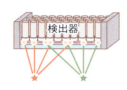

2つの放射線源があるとき，どちらの放射線源からの放射線を検出しているのかわからない

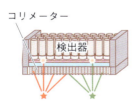

穴の開いた鉛の板（コリメーター）を使い，決まった方向からの放射線しか検出しないような仕掛けをする

コリメーター

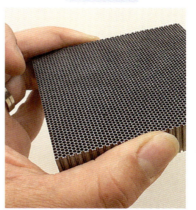

Nuclear Fields 社のHPより許諾を得て転載

4）化学 Chart 72

　核医学の大きな特徴として，化合物の形で放射性同位元素[※15]が投与される点があります．これは単なる物理現象としてX線を貫通させて撮影するX線検査との大きな違いです．化合物の形で投与されるため，体内での分布は化合物の持つ化学的・生物学的性質によって異なります．同じ放射性同位元素を用いても，化合物が異なれば，分布する場所が，骨，唾液腺，肺など全く異なってきます．このことから検査の目的に合わせて化合物を選択することが重要となるとともに，同じ放射性同位元素でも化合物の形の違いによって被ばくの量や分布が異なってくることになります．例えば，最も頻用される放射性同位元素の^{99m}Tc（テクネチウム99m）には無数の化合物があり，リン酸化合物の形（^{99m}Tc HMDP, MDP）で投与すれば，骨疾患の診断に用いられます．心筋血流シンチグラフィに用いられる化合物（^{99m}Tc MIBI, Tetrofosmin）や，肝機能評価に用いられる化合物（^{99m}Tc GSA）など，多種多様な化合物が医薬品として供給されています．また化合物でなく，イオンの形で投与する場合は過テクネチウム酸イオン（TcO_4^-）の形となり，甲状腺，唾液腺，メッケル憩室検出検査に利用されます．他にも無数の薬物があるために，核医学による被ばくを考慮する際には，物理的知識のみでなく，化学的・生物学的性質に関する知識が必要となります．

5）工学：検出器 Chart 73

　γ線（PETの場合は消滅放射線）を検出して画像にするには，γ線を電気信号に変換する必要があります．そのためには一般にシンチレーターと呼ばれる，放射線を受けると発光する結晶体を用いて，γ線を光信号に変換し，さらにその光信号を光電子倍増管と呼ばれる増幅器で電気信号として増幅して画像にすることが行われます．近年では上記のプロセスを半導体で行う半導体検出器なども使われます．

　一方，核医学の特殊性として，放射線が生体内のさまざまなところから発生し，さまざまな方向に飛んでいく，という特徴があります．このため，点線源から放射線が発生するX線検査と異なり，ただ放射線を検出するだけでは画像とはならず，向きの揃った放射線のみを選び出す必要があります．このため，上記の検出装置（γ線の場合はガンマカメラと呼ばれることが多いです）の前に，たくさんの穴の空いたコリメーターと呼ばれる遮蔽体を置き，向きの揃ったγ線だけを選び出す必要があります．このため，向きの揃わないγ線は画像に使うことができず，ほとんどのγ線を無駄にしてしまう非常に効率の悪い検出法となります．核医学の検査に時間がかかり，解像度が低いのはこれが大きな原因です．

※15 放射性医薬品
医療で用いられる放射性化合物は通常放射性医薬品と呼ばれる．医薬品であるため，保険適用があり，どのような疾患にも用いていいわけではない．例えば，有名な^{18}F FDGは感染症の診断にも有効性が高いことが知られているが，現在保険診療としては認められていない．

第2章　医療と放射線

Chart 74 ■ SPECT

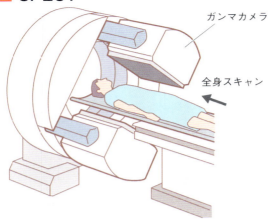
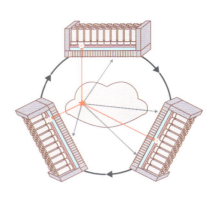

■ PET 検査

180°反対に飛んだ光子はほぼ同時に検出される

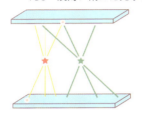
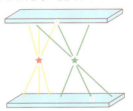
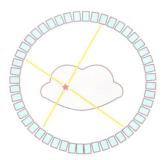

2つの検出器で同時に光った場合だけを数える．
2つの検出器を結ぶ直線上で対消滅が起こったことがわかる

同じ位置で検出されていても組になる反対側での検出位置が異なるため区別がつく

PETでは多数の検出器を体の周りに並べる必要があるので，CTのようなリング状になる

Chart 75 ■ PET/CT

PETとCTを連続撮影することで，重ねて表示する

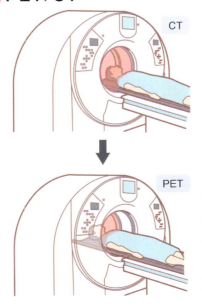
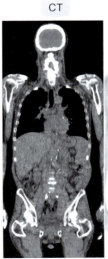
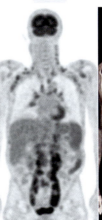
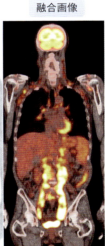

CT　PET　融合画像

6）工学：撮影法 Chart 74

　ガンマカメラを患者さんの身体の正面や背面に固定して測定すると，平面投影像としての画像が得られます．このタイプの画像（X線検査での単純X線撮影に相当）を核医学ではよく**プラナー像**（Planer）と呼びます．

　一方で，ガンマカメラを患者さんの身体の周りを回転させて，多方向からγ線を測定し，得られた情報から断層像をコンピューターで計算する方法のことを**SPECT**と呼びます．CTの核医学版と言えますが，核医学の特徴として上記の通り検出効率が低いため，CTとは異なり，一般的に10分以上かけて撮影することになります．

　PET検査の場合は特殊で，消滅放射線が2本180°反対方向に放出される性質を利用できます．2つの消滅放射線が同時に検出されれば，その直線上で対消滅が生じたことがわかりますので，コリメーターを使わずに放射線の発生方向を同定することができます．この測定法を**同時計数法**と呼びます．この技術が使えるために，PET検査は一般的な核医学検査よりも優れた画質の検査ができます．ただし，PETにおいても，CTのような高速撮影は困難です．

Single Photon Emission Computed Tomography

7）工学：融合画像 Chart 75

　上記の通り，核医学検査は時間がかかり解像度が低いという弱点を持っていますが，その代わりに生体の代謝・血流・受容体密度などの生理学的情報を画像化できるという大きな利点を持ちます．X線検査が「形態」診断であるのに対し，核医学は「生理学」診断といえます．X線検査と核医学検査はお互いの得意とするところ，苦手とするところが食い違っていますので，組み合わせることで利点欠点を補うことができます．このことを考えて，近年では核医学装置とCTを合体させた装置で撮影し，画像を重ねて表示する，融合画像の技術が使われます．SPECTとCTを合体させた場合は**SPECT/CT**，PETとCTを合体させた場合は**PET/CT**と呼ばれます．特にPETの場合は多くが腫瘍診断を目的として利用されているためほとんどのPET装置はPET/CTとして販売されています．

8）医学

　核医学検査は生理学画像であるため，無数の薬剤・検査が存在し，ここで網羅することは困難ですが，非常に多く行われる検査としては，脳，心臓，腫瘍が挙げられます[※16]．その他にも，甲状腺機能を見る検査，腎機能を見る検査，肺血流を診断する検査など，多数の検査が存在します．また，病巣周囲にリンパ液に沿って流れる放射性薬品を投与してリンパの流れを調べ，手術の方針に役立てる検査（センチネルリンパ節[※17]シンチグラフィ）のように，診断目的で

[※16]
それぞれ，脳血流シンチグラフィ，心筋血流シンチグラフィ，FDG PETや骨シンチグラフィが有名．

[※17] **センチネルリンパ節**
がん病巣からリンパ液が流れてきて，はじめにリンパ液を受け止めるリンパ節のこと．このリンパ節にがん細胞がなければ，理論上他のリンパ節にも転移はなく，リンパ郭清の必要がないと判断できる．センチネルリンパ節を見つけるために，腫瘍の近くにリンパの流れに沿って流れてリンパ節に取り込まれる放射性物質を注入し撮影する．注入された放射性物質が最初に到達するリンパ節が見つかれば，それがセンチネルリンパ節ということになる．

Chart 76

核医学検査数

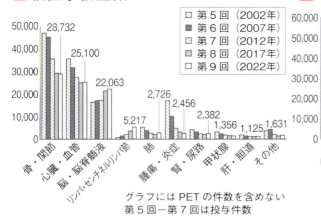

グラフには PET の件数を含めない
第5回−第7回は投与件数

¹⁸F-FDG 検査件数

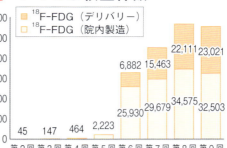

アイソトープ協会資料より

Chart 77

核医学検査の臨床的有用性

A 脳血流シンチグラフィ

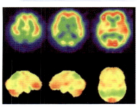

アルツハイマー病典型像．
上段が体軸横断（CTと同じような表示）下段は3D表示
赤いところが血流がよく，緑～青が悪い．頭頂葉の血流低下が左右対称に生じている

B 心筋血流シンチグラフィ

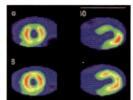

狭心症典型像．
上段が負荷時画像，下段が安静時画像
左が心臓の輪切り，右は心臓を縦に切ったもの．赤いところが血流がよく，緑～青が悪い．
心臓の前の壁（前壁）に負荷時に強い血流低下があり，安静時には正常に近づいている

C 腫瘍

FDG PET

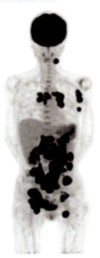

リンパ腫典型像．左顎下，左腋窩，肺門～縦隔，腹部～骨盤部，左そけい部リンパ節にリンパ腫病変があり，FDGが強く集まっている．

骨シンチグラフィ

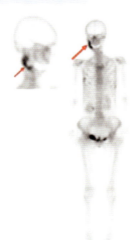

薬剤関連顎骨壊死（MRONJ）の典型像．右下顎骨（→）に壊死に伴う高集積が生じている

センチネルリンパ節

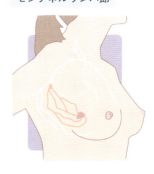

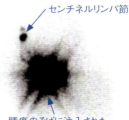

センチネルリンパ節
腫瘍のそばに注入された放射性物質

はなく生体の生理学的地図をつくる目的の検査もあります. Chart 76 左は, 5年おきに行われる核医学検査の件数の全国調査です. 骨シンチ, 心臓, 脳の検査数が大半を占めています. なおPETの件数はこのグラフには含まれていません.

a) 脳 Chart 77 A

脳の核医学検査の多くは脳血流シンチグラフィと呼ばれる脳の血液の流れを調べる検査です. 脳の血液の流れの異常である脳血管障害の診断に多く使われていますが, 近年では認知症やパーキンソン病などの変性疾患の診断にも使われることが増えています.

b) 心臓 Chart 77 B

心臓の核医学検査の多くは, 心筋梗塞や狭心症などの, 心臓の血液の流れに異常が生じる疾患（虚血性心疾患）に対して行われます. 運動（ないし, それに類する薬物での負荷）のときの血液の流れと, 休んだときの血液の流れを比較して, 診断を行うことが多く行われています. 最近一部の骨シンチ製剤が心アミロイドーシスという疾患に集まることが話題になっています.

c) 腫瘍 Chart 77 C

腫瘍核医学はFDG PETの保険適用以来, 核医学検査の中心的な領域となっています. FDG PET以外にも骨シンチなどが腫瘍を目的として行われています.

腫瘍を目的とした検査には, ある特定の腫瘍に特異的に集まる放射性医薬品を用いて腫瘍の種類を見分ける検査と, 特異性のない放射性医薬品を用いて腫瘍を見つける検査の2つのタイプがあります. FDG PETや骨シンチグラフィは後者に属し, 腫瘍であればどのような腫瘍でも集積することが多く, また腫瘍以外の疾患でも集積することがよくあります. 例えば, FDG PETは多くは腫瘍診断で圧いられますが, 炎症性疾患や肉芽腫性疾患でも集積するため, 大型血管炎や心サルコイドーシスでも保険診療として利用することが認められています. また, 骨シンチグラフィは骨転移の検査として用いられることが多いですが, 疲労骨折の同定や骨髄炎などの診断にも用いられます.

特異的な放射性医薬品を用いるタイプの検査としては, 副腎髄質に集積するI-123 MIBGを用いて褐色細胞腫や神経芽腫の診断を行う場合や, ソマトスタチン受容体に集積するIn-111 オクトレオチドを用いて神経内分泌腫瘍を検出する検査などがあります. これらの検査は, その検査を行うことによってその特定の腫瘍であるかどうかの「yes/no」の診断や既に特定の腫瘍でわかっている場合にその腫瘍の広がり（転移の有無, 治療効果など）を診断する目的で使用されます.

第2章 医療と放射線

2 放射線治療

Chart 78 ■ 放射線治療の歴史

A　レントゲン博士と世界初のX線写真

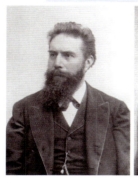
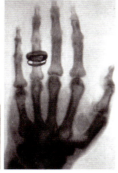

B　1900年頃のX線を利用した皮膚がん治療

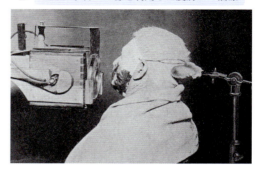

出典：The Roentgen rays in medicine and surgery as an aid in diagnosis and as a therapeutic agent designed for the use of practitioners and students / by Francis H. Williams. p 400

Chart 79 ■ がん治療における放射線治療の役割

A　主な死因別にみた死亡率（人口10万対）の年次推移

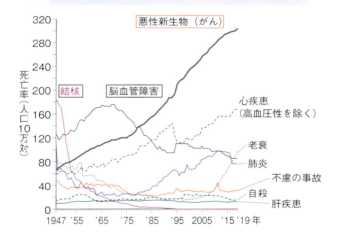

B　日本人のがんに対する治療選択肢のイメージ

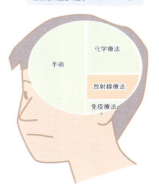

出典：Aは令和元年（2019）人口動態統計月報年計（概数）

1 がん治療

1）がんに対する放射線治療の歴史 Chart 78

　X線は1895年にレントゲン博士（Chart 78 A）より発見され，翌年には悪性腫瘍に対する治療として使用されはじめました．不安定な低電圧X線管を使用していたため，肉眼で病変が確認できる皮膚がんへの治療に用いられ，反応を見ながら照射範囲や投与線量が決定されていました．コバルトなどの放射線同位元素から得られるγ線や超高圧X線管の開発により放射線が深部臓器まで到達できるようになり，がん治療全体への応用が広まりました．Chart 78 Bに1900年頃の低電圧X線を用いて皮膚がんを治療した資料写真を提示していますが，がんが存在しない正常皮膚に鉛のシートが貼られ遮蔽されている様子が捉えられています[1]．

2）がん治療における放射線治療の役割 Chart 79

　がんによって死亡する割合は年々増加し，一生で2人に1人はがんに罹患し，3人に1人はがんによって死亡します（Chart 79 A）[2]．手術療法・化学療法（抗がん剤）・放射線療法が3大がん療法として考えられていますが，日本では手術療法や化学療法が選択される傾向があり，病気が進行し全身状態が悪くなった症例への緩和治療として放射線療法が選択されるイメージがあるようです（Chart 79 B）．コンピューターや治療機器の進歩により，がん病巣への線量集中性の最適化や正常組織への線量低減化がすすむと，症状緩和目的から根治・予防目的として放射線療法が選択される場面が増えています．また，1回照射線量を増加させて照射回数を少なくする寡分割照射も保険適用になり，治療期間も短縮されるようになりました．がん治療を終え社会復帰された方をがんサバイバーと呼んでいますが，放射線療法により早い社会復帰が可能となっています．

　2018年に免疫チェックポイント阻害因子の発見とがん治療への応用において本庶佑先生がノーベル生理学医学賞を受賞されると，免疫療法が3大がん療法に加わりました．がん細胞を攻撃するリンパ球は放射線感受性が高く死滅しやすいため免疫療法と放射線療法の相性は悪いと考えられていましたが，アブスコパル効果[※1]のように放射線療法が免疫療法の効果を増強させるという考えが主流となってきており，同時併用に関する臨床試験が数多く行われています．

※1
⇒コラム「アブスコパル効果」（p.108）
参照

Chart 80 ■ 放射線治療のアドバンテージ

▶①形態や機能を維持できる
▶②（比較的）状態が悪くても治療可

A　がん治療法の特徴

局所治療：①手術　②放射線治療
全身治療：③化学療法（抗がん剤）　④免疫療法

進行分類	治療方針	放射線療法	手術療法	化学療法	免疫療法
早期がん	根治治療 単独・集学的治療	○	◎	△	×
局所進行がん	単独治療 集学的治療	○	○	○	×
遠隔転移	姑息治療 対症療法	△	△	◎	○
末期がん	対症療法（緩和ケア）	○	×	×	×

組み合わせ治療の相性が良さそう

B　早期喉頭がんへの放射線療法前後の喉頭鏡内視鏡所見

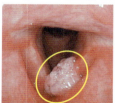

治療前
黄色丸部にがんを認める

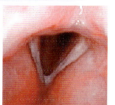

治療後3か月
左声帯の腫瘍は消失

C　乳がんに対する放射線治療後の変化の比較写真

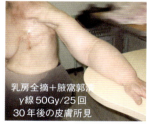

乳房全摘＋腋窩郭清
γ線 50Gy/25回
30年後の皮膚所見

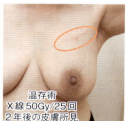

温存術
X線 50Gy/25回
2年後の皮膚所見

Column

アブスコパル効果

がん病巣に放射線療法を行うと，がん細胞の表面抗原が変化したり特異的ながん抗原が血液中に放出されたりします．この抗原を樹状細胞が貪食し認識すると，細胞障害性Tリンパ球に抗原提示が行われます．この抗原提示で刺激を受けた細胞障害性Tリンパ球は，所属リンパ節内で増殖・活性化し，がん細胞へ特異的な攻撃をはじめます．この攻撃は放射線療法を行ったがん病巣だけでなく照射を行っていない転移病巣にも及びますので体内すべての病巣が縮小する効果を認めます．このような効果をアブ（遠く）＋スコパル（狙う）効果と言います．この効果は古くから提唱されていましたが，実際の臨床現場で経験できるのは10年に数人程度程度でした．免疫療法と放射線療法を併用することにより，悪性黒色腫では治療患者の52％にアブスコパル効果を認めると報告[3]され注目を浴びています．

3）放射線治療のアドバンテージ Chart 80

放射線療法は，がん細胞と正常細胞の放射線感受性の差を利用し照射を行った範囲内のがん細胞を死滅させます．手術と同じ局所治療であり，照射範囲外への影響は基本的にありません．一方，化学療法や免疫療法は薬剤の投与が基本となるため，その効果と有害事象は全身に及びます（Chart 80 A）．

手術療法では細胞レベルでのがん病巣切除はできないため，周囲の正常組織と切除するか臓器全体を切除します．早期の声帯がん（喉頭がん）では，喉頭摘出を行えば腫瘍は完全に切除され根治率も高いのですが，声を失い鎖骨上に人工気管孔を作成しなければならないため，生活の質（QOL）は大きく低下します．一方，放射線療法は発声機能を温存したまま，高い局所制御が可能となりますので，機能温存に優れた治療と考えられています（Chart 80 B）．手術を行う場合には全身麻酔も必要となるため，高齢者や合併症の多い患者さんへの適応がなくなってしまう場合もあります．放射線療法では麻酔は不要であり，全身状態の悪い患者さんへの治療適応が広いというアドバンテージもあります．

その一方，放射線療法では人体の正常組織細胞に大きな有害事象を及ぼすと考えている患者さんもたくさんおられます．Chart 80 Cに放射線療法を受けた患者さんの30年後の皮膚写真を示しています．30年前の乳がんにおける術後放射線療法では，病側乳房の全摘出と腋窩リンパ節郭清術後に胸壁全体と傍胸骨・鎖骨上リンパ節領域に50 Gy/25回を照射していました．^{60}Co（コバルト60）から発生するγ線を使用し，単純な方向からつなぎ合わせで照射を行っていたため過線量範囲が発生し皮膚を中心に大きな有害事象が発生していました．皮膚には色素沈着・萎縮・毛細血管の拡張・病側上肢の高度浮腫などの有害事象を認め，患者さんを悩ませています．非可逆性変化のため，症状が改善することはありません．近年，早期の乳がんに対して腋窩リンパ節郭清を省略し病巣のみ部分切除を行う乳房温存療法が標準治療となりましたが，全摘術に比較して温存乳房内再発が多くなるため，30年前と同じ線量である50 Gy/25回のX線治療を温存乳房全体に行っています．急性期には皮膚発赤などの急性期障害が出ますが一時的であり，2年後には，写真のよう皮膚障害の左右差はほとんど残存しません．赤丸印の摘出部術創も，放射線療法により瘢痕が退縮し細くなるため目立たなくなります．縮小手術と進歩した放射線療法を併用することによって，乳房は温存され上肢の浮腫のリスクも低減し，QOLが大きく改善しています．

放射線療法の流れ

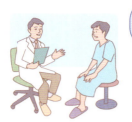

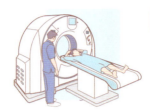

①治療方針の検討
キャンサーボードの開催
治療方針の最適化

②放射線治療紹介
放射線治療医による診察
治療内容説明同意

③シミュレーション
計画用CTやMRIの撮影
患者さんへのマーキング

④治療計画の作成
ワークステーション
治療分布の作成

⑤計画の品質管理
ファントムへの照射測定
体内の動きの確認

⑥治療開始
治療位置の確認
ダブルチェック

⑦放射線治療中
定期的な医師による観察
治療効果の判定

⑧治療終了
終了後の観察
治療効果等の確認

紹介から開始まで

緊急照射：0日
通常照射：5日
高精度治療：10日

処方線量の考え方

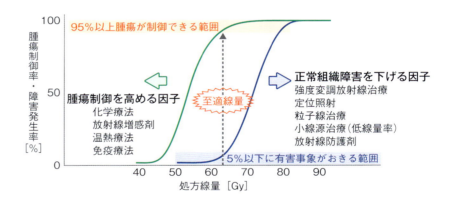

4）放射線治療の流れ Chart 81

　実際に放射線療法を行う場合の流れを Chart 81 に示しました．キャンサーボード[※2]により放射線療法が必要な患者さんが発生すると，放射線治療科に紹介されます．初日には治療内容の説明と同意が行われ，シミュレーションを行う日程を決定します．シミュレーションでは，治療と同じ体位で撮影したCT（MRIなど）を取得後，計画用ワークステーションに画像を転送し，人体内でどの範囲に放射線が照射されているかを確認できる**線量分布**を作成します．承認された治療計画で患者さんに治療を行う前に，線量分布が現実的に再現可能か品質管理を行います．作成した計画をファントムにあわせて再計算し照射・測定まで行い，誤差が2％以下であることを確認します．そのため，初診から治療開始まで簡単な照射で5日程度，複雑な**高精度治療**[※3]で10日程度の準備期間を要します[※4]．

　病変や臓器は形や位置を変えますので，毎回の治療直前や照射中に画像を取得し，位置精度を担保します．また，治療中には医師による診察が行われ，予定回数の治療を進めていきます．治療終了後には治療効果・有害事象の確認と定期的な経過観察が行われます．

5）処方線量の決定 Chart 82

　放射線療法では，がん細胞と正常細胞の放射線感受性の差（治療可能比）を利用し，照射を行った範囲内のがん細胞を死滅させます．がん病巣に対し放射線療法を行ったときの線量と腫瘍制御の可能性，線量と正常組織の障害の関係を示したグラフを Chart 82 に示しました．縦軸は処方線量による腫瘍制御率と正常組織障害発生率を同じ軸で示しています．処方線量は1回線量2Gyで週5回照射での合計線量になります．がん細胞の放射線療法による反応曲線は緑色の曲線で示されています．処方線量を増加させると，40Gyから腫瘍の制御率が上昇し，S状のカーブ曲線を呈しながら上昇します．60Gyを超えると赤色の範囲（95％以上の局所制御が可能な範囲）まで上昇します．腫瘍制御には最低でも60Gyの処方線量が必要であることが示されています．がん病巣周囲の正常組織障害発生率は青色の曲線で示されています．正常細胞とがん細胞には感受性の差があるため，正常組織細胞では，50Gyから組織障害発生率が上昇をはじめ，S状のカーブ曲線を呈しながら上昇します．がん細胞と異なるのは，青い領域を超えると生活に影響するような有害事象が発生しますので，処方線量を65Gy以下に抑える必要があります．この線量を**TD5/5**と表記し，5年後に5％確率で組織障害が起きる線量と定義しています[※5]．95％の確立でがん病巣が制御でき，かつ，正常組織への影響がTD5/5以下である線量（この図では

第2章　医療と放射線

※2　キャンサーボード
手術，放射線療法および化学療法に携わる専門的な知識および技能を有する医師や，その他の専門医師・医療スタッフなどが集まり，がん患者の症状，状態および治療方針などを意見交換・共有・検討・確認などするためのカンファレンスのこと．

※3　高精度放射線治療
コンピューターや医療機器の進歩により，体内での放射線分布を自由に作成できる強度変調放射線治療や，立体的に腫瘍中心に線量を集中できる定位放射線治療をさすが，品質保証のための準備期間が必要．

※4
腫瘍の脊柱管進展により脊髄が圧迫され麻痺が出現した場合では緊急治療が必要となるので，紹介から照射開始まで即日に行われるケースもある．

※5　TD5/5とTD50/5
正常組織に1回線量2Gyで照射が行われたとき，その組織特有の有害事象が5年後に5％の確立で生じると考えられる線量をTD5/5，5年後に50％の確立で生じると考えられる線量をTD50/5と定義している．近年の高精度治療では正常組織へTD5/5の線量を超えないように計画を行うので，30年前と比較して，副作用の起きる確率が非常に少なくなっている．
Tolerance Dose

Chart 83　マルチリーフコリメーター（MLC）

A　患者側から見えるMLC外観

B　水色で囲まれた前立腺にMLCを調整

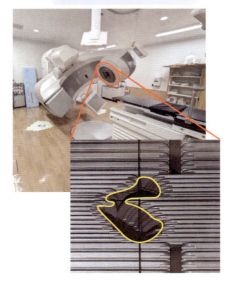

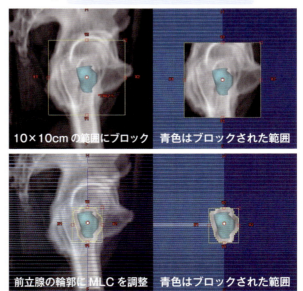

黄色の形で放射線の輪郭が形成される

前立腺の外縁に合わせてブロックが可能

Chart 84　品質管理・品質保証

A　治療機に診断用のX線管球とフラットパネル検出器を追加装備

B　前立腺画での位置照合

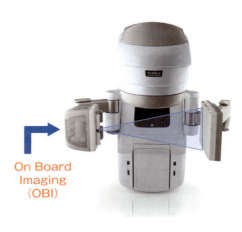

バリアンメディカル社より提供

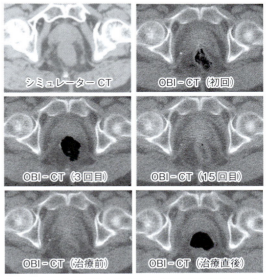

シミュレーターCTと比較し，毎回の治療前のみならず同日の治療前後でも動きがあることがわかる．

63 Gy程度）が至適線量となります．がんや周囲組織の種類によりこの曲線は変化しますので，がんの種類や症例に応じた処方線量で治療を行っています．

　化学療法や免疫療法を併用すると腫瘍制御確率が上昇（腫瘍制御率の曲線が左方に変化）しますので，処方線量を低減できます．また，腫瘍局所のみに線量集中ができるようになると，正常組織線量のTD5/5を超える領域が減少（障害発生率の曲線が右方に変化）しますので，腫瘍に対しての処方線量を増やせます．処方線量の増加方法は，合計線量を増加させる方法と，同じ回数で1回線量を増加させる方法があります．

6）治療技術の進歩 Chart 83

　CTによる深部臓器の画像化や医学放射線物理の発展に伴い，コンピューター内で体内の正確な線量分布を計算・可視化のみならず，線量分布をがんの形態に合わせて作成することもできるようになりました．治療機自体の進歩として，マルチリーフコリメーター（MLC）やオンボードイメージャー（OBI）などがあります．MLCは放射線の形をがん病巣の辺縁の形に合わせる装置（Chart 83 A）であり，薄いタングステンブロックを層状に配置し，モーターで自由に開閉させ複雑な腫瘍辺縁の形に合わせたブロック形成を可能にする装置（Chart 83 B）です．MLCの機能は腫瘍の輪郭形成のみにとどまらず，コンピューター誘導で照射中にダイナミックに形状を変え腫瘍内外の線量勾配を自由に調整することができます（Chart 88 参照）．

Multi Leaf Colimator

On Board Imager

　形成されたビームはCT横断像の360°方向から病巣の中心向かって複数配置され，線量の集中性は高まり，病巣周囲の正常組織への照射体積は小さくなります．平面のみならず頭尾側方向からも自由に配置できますので，2 cm以下の小さな病変であれば，ガンマナイフにイメージされるようなピンポイント照射も可能となっています．その結果，がんの局所制御率の改善のみならず周囲の正常組織有害事象の発生率の低下が得られ，局所がん病巣をコントロールできる確率は手術に匹敵するほどに改善しています．

7）品質管理・品質保証 Chart 84

　複雑な照射形状や回転しながらMLCがダイナミックに開閉する治療が可能になってくると，正確な線量が計画された照射範囲に照射されたかを検証する作業が重要になります．臨床的には，治療後の病変の縮小効果や正常組織の有害事象を観察することで大まかには評価できますが，結果が出るまで数カ月から数年の時間を要してしまいます．照射開始時や治療中に間違いなく放射線が正確な位置に正確な線量で到達していることを確認する作業を，**品質保証（QA）・品質管理（QC）**と呼んでいます．

Quality Assurance

Quality Control

Chart 85 ■ 放射線の基礎（深部百分率曲線）

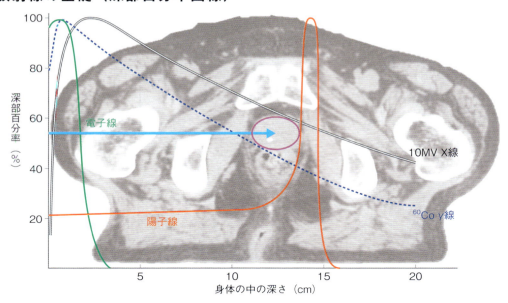

Chart 86 ■ 電子線エネルギーによる体内分布の違い

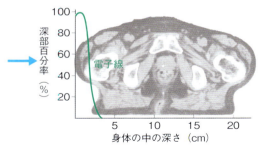

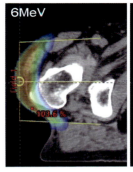
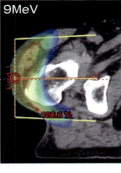
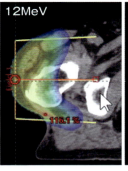
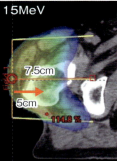

見えないX線で正確に放射線療法を行う場合に大事なことは，①人体の正確な場所に照射されているか，②処方線量が正確に照射されているか，になります．深部臓器へ照射を行う場合，放射線は目で確認できないため，治療直前に治療機に装備されたOBI（Chart 84 A）という装置で透視像を確認します．透視で見えるのは腫瘍中心ではなく骨構造が中心なので，頭頸部のように骨と病変のずれが少ない部位では照合可能ですが，前立腺のように骨構造と腫瘍中心に大きなずれを生じてしまう領域では精度管理が困難になります．OBIは回転撮影でCT画像を得ることが可能ですので，腫瘍中心での位置照合可能となります（Chart 84 B）.

位置精度がよくなると，呼吸性移動や腸管の動きによる位置・形の変化も無視できないため，治療中の品質管理業務は複雑化し，熟練した技術での対応が要性となっています．このQA・QCを専門に行う業種として医学物理士[※6]が現場に投入され，治療精度を管理しています．

> **※6 医学物理士**
> 放射線医学における物理的および技術的課題の解決に先導的役割を担う専門職．医学物理士認定試験に合格する必要がある．X線や粒子線を利用してがんを治療する放射線治療における放射線治療計画の最適化と検証などを行っている．

2 治療機で使用できる放射線の種類と特徴 Chart 85

放射線療法で使用する線質には，電子線・X線・陽子線・重粒子線・γ線などがあり，それぞれの線質による体内での吸収線量百分率をChart 85 に示します．縦軸に吸収線量百分率，横軸は皮膚から体内の深部方向への深さを示しています．Chart 85 のCTでは，前立腺が紫で囲まれており，その中心に対して10×10 cmの領域に放射線を右側から矢印の方向に照射を行っていると考えてください．一般の病院で使用されている直線加速器では，電子線とX線での治療が可能です．それぞれの線質の特徴について説明します．

1）電子線 Chart 86

直線加速器内では，熱電子を高周波で加速し運動エネルギーを上昇させ，4-18 MeVに調整し，がん治療に利用します．**電子線はマイナスの電荷を持った粒子**であり，皮膚から人体に照射されると，数cmの深さで散乱し消滅します．主に皮膚や皮下数cmの深さの病巣を有するがん治療で利用されます．15 MeVの電子線を例に考えると，15を2で割った7.5にcmをつけた数値が最大飛程深度となり7.5 cmより深い範囲には放射線が到達しません．15を3で割った5にcmをつけた数値が80％線量域深度となり皮膚から5 cmの深さまでのがん病巣に治療可能です．その特性から，電子線は基本的に皮膚から皮下の病変に一方向より治療を行います．

■ X線エネルギーによる体内分布の違い

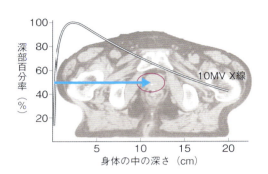

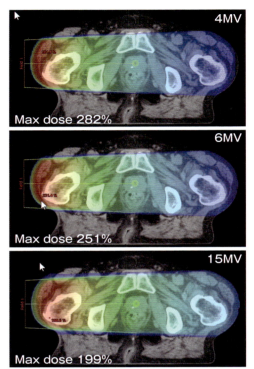

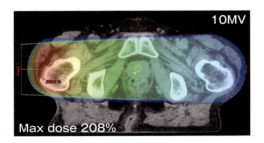

■ 照射門数による線量分布の変化

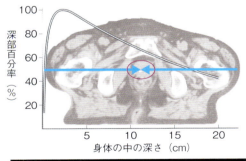

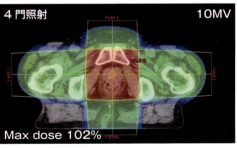

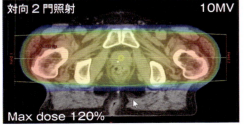

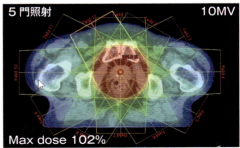

2）X線 Chart 87

　直線加速器内で加速された電子をタングステンなどの重金属ターゲットに照射すると**制動X線**が発生します．このX線を4-15 MV[7]に調整してがん治療に利用します．X線は電磁波であり，皮膚から人体に照射されると，緩やかに散乱を開始し，皮下数cmでビルドアップという最大の吸収線量を示した後，徐々に減少し，50％程度は対側の皮膚から突き抜けてしまいます．電子線と異なり，深部まで到達するため肺や食道などの深部臓器のがん治療に利用できます．エネルギーが高くなるに従い，ビルドアップの深さも深くなり，対側皮膚を突き抜ける割合も増えてきます[8]．Chart 87 上に前立腺の中心に向かって10×10 cmのX線を照射したときの**線量分布図**を示しています．10 MV　X線を右方向から照射し前立腺中心部に100％線量の照射を行ったとき，皮下2.5 cmの深さで208％のホットスポットが発生し，過線量領域が発生します．4・6・15 MVでの線量分布を横に示しましたが，エネルギーが低いほどホットスポットの線量が高くなっていることがわかります．そこで，放射線が通過する範囲を均一にするために，180°反対側の皮膚方向から鏡面像形のX線を組み合わせて照射します．対向した2つの線量分布の和を計算すると，体内の線量分布はほぼ90％以上に均一化するため，現在でも対向2門照射として広く使用されています．

　頭頸部がんや乳がんなど，皮下から10 cm程度までの深さを治療する場合には，4-6 MVのX線を利用し，前立腺がんなど体幹の中心部の治療を行う場合には10-15 MVのX線を利用します．前立腺がんの場合，左右から対向2門照射を行うと，広範囲の正常組織に照射されてしまいます．そこで，対向2門の角度と直交するように対向2門でのビームを追加し4門照射とすることにより100％領域ががん病変周囲に限局します（Chart 87 下）．門数を無限大に増やすことも可能ですが，10本を超えてしまうと線量集中性の差がなくなりますので，回転しながら連続して照射を行います．回転照射中に変化する腫瘍輪郭にMLCが可動しながら照射する方法を**原体照射**と呼んでいます．

※7
電子線の場合はMeVと表記する（1章-1 Chart 10 参照）が，X線の場合はMVと表記する．

※8　β線とγ線
東日本大震災では，放射性同位元素（RI）による広域汚染が福島県内を中心に広い範囲で発生した．このRIから主にβ線とγ線が放出されるが，このβ線はエネルギーが低いため，皮膚から数mmで減衰消失し深部臓器には達しない．しかし，β核種を体内に取り込んだ場合には，放出したエネルギーがすべて体内で吸収されるため，内部被ばく線量に大きく関与する．γ線は上記X線と同じ電磁波であり，皮膚から深部臓器まで到達し突き抜けるので，外部被ばく線量に大きく関与する．

強度変調放射線治療

A 10×10cm の5門矩形照射での線量分布

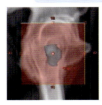

1門内での線量は均一

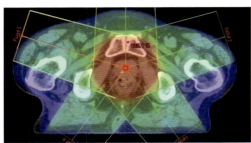

B 強度変調放射線治療での線量分布

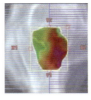

1門内での線量は不均一

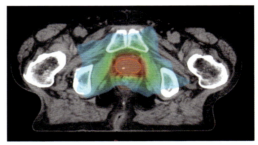

Column

症例提示

80歳の男性の患者さんで転移性肺腫瘍に対して体幹部定位照射を行った症例です．76歳時にウィルス性肝炎から肝硬変となり肝臓がんを発症，原発巣は手術が行われ寛解を維持していました．経過中，血清腫瘍マーカー（AFP）の上昇から全身精査を行ったところ右肺上葉内に4cm大の転移性肺腫瘍を認めました（図①）．化学療法で治療を行いましたが，効果がなく放射線治療科に紹介となりました．治療内容を説明し承諾を得て，体幹部定位放射線療法を行いました（図②）．1回線量12Gyで4回，合計48Gyの処方を用いて4日間の外来治療を行いました．治療中には特に有害事象は認めず，"本当に治療をしたのか？"と質問を受けるほど自覚的な急性期障害は発生しませんでした．治療直後より血清腫瘍マーカーは正常域に低下し，7カ月後のCT評価では，腫瘍は消失し治療範囲内に軽度の線維化が観察されました（図③）．治療前後の肺機能に有意な低下は認めませんでした．

治療費は，体幹部定位照射の保険点数が63000点ですので63万円の請求が発生しますが，保険診療のため，1割負担で約6万円となり，高額医療費制度には達しませんでしたので，約6万円で治療を完遂することができました．

①治療前のCT　②放射線治療線量分布図　③治療目7カ月目のCT　腫瘍マーカー（血清AFP値）の治療後変化

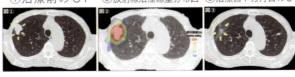

3 治療技術の進歩

治療方法の進歩として，定位放射線治療・強度変調放射線治療・画像誘導放射線治療について簡単に説明します．

1）定位放射線治療

X線を三次元的に多数の方向から腫瘍中心に集中して照射する方法で，特に誤差1mm以下の高い精度で行う治療を**定位放射線治療**と定義しています．周囲の正常組織に対する線量を極力抑えることができますので正常組織への障害を抑えながら病変そのものを充分に治療することが可能になります．大線量一回照射もしくは数回〜数十回の分割照射[※9]で行い，治療期間の短縮も可能となっています．非侵襲的な治療のため，状態に特に問題なければ外来で行うこともできます．また，頭蓋内などの手術が困難な部位に存在する病変に対しても治療が可能です．

2）強度変調放射線治療 Chart 88

病変の形状は複雑で，腫瘍で正常組織が囲まれているような場合では，正常組織にも腫瘍と同じ線量が照射されていました．**強度変調放射線治療**（IMRT）では，MLCをコンピューターの計算でダイナミックに動かせるようになり，腫瘍部のみに放射線を集中して正常組織への線量を低減できるようになった照射技術です．絵を書くように線量分布を自由に調整できるため合併症を軽減しながら根治性を高めるといった放射線療法が展開できるようになりました．

3）画像誘導放射線治療

照射の直前や照射中にOBIで得られる患者さんの画像情報を基に，日々の放射線治療時の位置誤差を補正しながら治療する技術です．腫瘍に集中した照射野（放射線を照射する範囲）で治療でき，副作用を抑えることが期待されます．IMRTを行う場合には，必須の技術と考えられています．

※9 分割照射

人体の組織に対する放射線の影響は，1回に照射する線量（1回線量：Gy/fr）と分割回数（fr）によって大きく変化する．例えば，①2 Gy/frで30 frを行った場合と②30 Gy/frで2 frで行った場合を比較したとき，総線量は同じ60 Gyになるが，②のほうが腫瘍制御率と有害事象発生率が非常に大きくなる．照射範囲に正常組織が大きく含まれる場合は①の方法で照射されていたが，治療技術の発展により正常組織への照射線体積を減量することが可能となり②の方法での治療が可能となった．1回線量を増加させ治療回数を減らせる治療を**寡分割照射**と呼ぶ．

Intensity Modulated Radiation Therapy

Column

超高線量率放射線療法（FLASH照射）

単位時間あたりの照射線量（線量率）を高くすると生体影響は大きくなることが知られています．通常の治療機では，0.1 Gy/秒程度の線量率で治療を行っていますが，1000倍程度高い40 Gy/秒に上げて照射を行うと，がん細胞に対する影響はそのままに正常組織への影響が低減すると報告されるようになり，その機序の解明と臨床応用が進んでいます．治療回数や治療期間の短縮が可能となることが期待されています．

Chart 89 小線源治療

A 小線源治療室（計画用CTが併設）

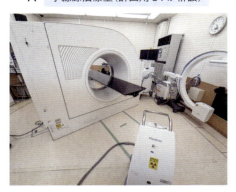

B 子宮頸がんに対する小線源治療計画

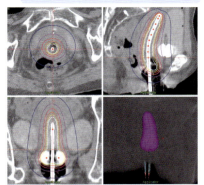

Chart 90 内照射と外照射

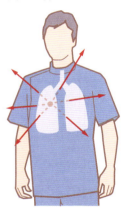
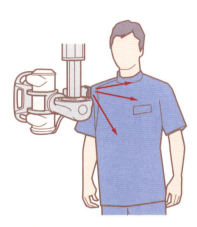

4）小線源治療　Chart 89

　放射線被ばく線量を低減させるための3大原則は，時間・距離・遮蔽です．照射時間を短くし，線源からの距離をとり，遮蔽物の陰に隠れることで被ばく線量を下げることができます．放射線療法では，がん病巣に強く放射線を集中させたいので，ある程度の時間，腫瘍直近から遮蔽なしで照射を行えば抗腫瘍効果が上がります．**小線源治療**では，放射線を放出するRIを腫瘍中心に遮蔽なしで長時間留置することを行いますが，腫瘍近傍のみに大きな線量を処方することを可能とした治療方法になります．線量分布の自由度が低いことが弱点でしたが，CTなどでの画像誘導と組織内照射の併用により線源の留置位置の自由度が高まり，その弱点も改善されています．局所制御で大きな効果を発揮できますが，線源の留置が必要となるため，子宮頸がんや前立腺がんを中心に治療が行われています．

4 核医学治療

1）核医学治療とは　Chart 90

　放射性同位元素を用いた医療行為を総称して**核医学**と呼びます．そのうち放射性同位元素が発する放射線を利用して疾患の治療を行う領域のことは**核医学治療**[10]と呼ばれます．核医学治療では，放射性同位元素の放出する放射線の力で治療を行いますが，放射性同位元素の分布は化合物の性質によって異なります．

　また，放射性物質を使うという特徴から，外照射とは異なる管理が必要であり，物理・化学・管理の3つの知識が必須となります．

※10
核医学治療は他にも，アイソトープ内用療法，内照射療法，アイソトープ治療などとも呼ばれる．平成30年に発表された癌対策推進基本計画の文面では「核医学治療」の用語が使われており，本書では，「核医学治療」の語を用いる．

代表的治療用放射線核種

検査の種類	核種	半減期	主なβ線・α線エネルギー(MeV)と放出割合	主な光子エネルギー(MeV)と放出割合
β線核種	131I (ヨウ素131)	8.0日	0.606 (89.5%)	0.365 (81.7%), 他
	177Lu (ルテチウム177)	6.6日	0.498 (78.6%)	0.208 (11.0%), 0.113 (6.4%), 他
	89Sr (ストロンチウム89)	50.5日	1.495 (100%)	
	90Y (イットリウム90)	64.1時間	2.280 (100%)	
α線核種	223Ra (ラジウム223)	11.4日	5.716 (51.6%)	0.269 (13.9%), 他
	225Ac (アクチニウム225)	9.92日	5.830 (50.8%)	
	211At (アスタチン211)	7.21時間	5.867 (41.8%)	

治療対象疾患と代表的放射性医薬品

対象疾患	放射性医薬品	放出放射線	実施可能場所 外来	実施可能場所 RI病棟
バセドウ病	131I (ヨウ化ナトリウム)	β線	○	
甲状腺がん転移	131I (ヨウ化ナトリウム)	β線	アブレーションのみ	○
前立腺がん骨転移	223Ra (塩化ラジウム)	α線	○	
悪性褐色細胞腫	131I-MIBG	β線		○
神経内分泌腫瘍	177Lu-DOTATATE	β線		○

2）物理 Chart 91

　核医学治療では，放射線の持つ生体への害，主にDNA損傷を治療に応用します．放射線の及ぼす影響（放射線応答）はがん細胞と正常細胞で異なっています（治療可能比）が，核医学治療では放射線応答の違いよりも，放射線の分布に着目します．腫瘍細胞に特異性高く集まる放射性医薬品を利用すれば，がん細胞にのみ放射線を集中させ障害を強く与え，正常細胞には影響をあまり与えないのではないか，という発想をすることができます．ただし，放射性医薬品ががん細胞に特異的に集まっても，その発する放射線の透過力が強く，原子核が崩壊した場所よりも遠くまで影響が及ぶ場合，放射線による障害はがん細胞に集中しないことになります．したがって，原子核が崩壊した場所の周りの狭い空間にのみ影響が限局するような透過力の弱い放射線が治療に向いているということになります．透過力の強いγ線は治療には向きません．このことから，現在主に使われるのはβ線放出核種やα線放出核種[11]です．オージェ電子[12]も研究されていますが，臨床利用には至っていません．

3）化学 Chart 92

　核医学診断同様，治療においても放射性医薬品が用いられ，化学的・薬学的性質に基づいて，がん細胞に集中して集まるような放射性医薬品が利用されます．最も頻用されるのは，ヨウ素を取り込む分化型甲状腺がんの性質を利用して治療を行う^{131}I（ヨウ化ナトリウム）の治療です．他にも，骨転移の治療，神経内分泌腫瘍の治療などにおいて，腫瘍の持つ性質を利用して，放射性医薬品を腫瘍に集中して集積させ，がん組織を破壊する治療が複数存在します．

第2章 医療と放射線

---

[11]
α線は透過力が低いため，がん細胞に集積した場合，正常細胞にはα線がほとんど届かない．このため，大量投与しても副作用が弱いことが予想される．さらにα線自体の細胞への影響力はβ線よりも高いため，治療効果が高いことが予測される．このため，α線放出核種は次世代の核医学治療として期待されている．前立腺がんの治療においてはα線核種である^{225}Acを使うことで，β線核種である^{177}Luが無効であった症例に高い効果が得られたことが報告されている[2]．一方で，α線放出核種は製造が難しく，また製造に国際規制物質が必要なケースが多く法的規制が非常に厳しいなどの問題があり，日本国内では^{223}Raが臨床的に許可されているのみである．

[12] オージェ電子
高く不安定なエネルギー状態（励起状態）になった原子は光子（特性X線）を放出して安定した状態になるが，光子ではなく，電子を放出して安定した状態になることがある．この放出される電子をオージェ電子と呼ぶ．

核医学病室と退出基準

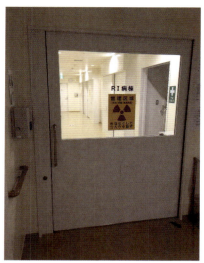

核種	外来治療が可能な上限投与量（MBq）	RI病室を退出できる上限線量（μSv/hr）※
^{131}I（ヨウ素131）	500（アブレーション時のみ）1110	30
^{223}Ra（ラジウム223）	12.1	
^{177}Lu（ルテチウム177）		18

※患者の体表面から1mの点で測定した線量率がこの値以下であれば、退出可能となる。

● **管理区域**：放射線を利用する施設などでは、関係する人以外の不要な被ばくを防ぐため、被ばくが生じる可能性のある場所を区別する必要がある。このような場所のことを管理区域と呼ぶ。

代表的な核医学治療①

A ^{131}Iによる甲状腺がん転移治療

第1回治療直後　　第2回治療直後

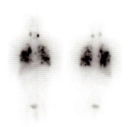
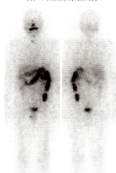

肺に無数の肺転移が有り、^{131}Iが強く集積している

肺の集積はほとんどなくなっている。腸管の集積は生理的排泄

B ^{223}Raによる去勢抵抗性前立腺がん骨転移治療

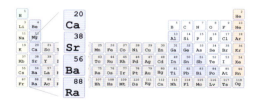

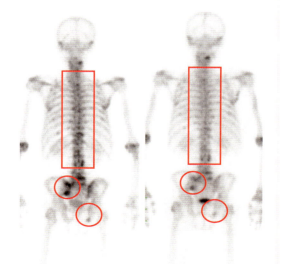

治療前の骨転移への集積が、治療後に低下している

4) 管理 Chart 93

　核医学治療で治療に用いられる放射線はβ線，ないしα線であり，患者さんの身体からは放出されません．しかし一部の核種は同時にγ線も放出します．投与される放射性同位元素の量が診断用の量よりも大幅に多いため，一部の核種では公衆被ばくへの影響を考慮して，放射性医薬品を投与された患者さんに特定の病室に入っていただく必要があります．現在日本で用いられている治療用放射性同位元素のうち，^{131}Iおよび，^{177}Luについては，このような規制を受け，体内に存在する放射性同位元素の量が一定以上の場合は特別な病室※13に入っていただき，身体から放出される放射線の量が一定の量に減るまで，その病室のなかで過ごしていただく必要があります※14．

5 核医学の臨床

1) ^{131}Iによる甲状腺がん転移治療 Chart 94 A

　甲状腺はヨウ素を取り込んで甲状腺ホルモンをつくる機能を持っており，甲状腺がんも分化型の場合はこの能力をわずかに残しています．これを利用して，甲状腺がんのがん細胞に^{131}I（ヨウ化ナトリウム）を取り込ませ，^{131}Iの発するβ線で治療を行うのが^{131}Iを用いた甲状腺がん治療です．ただし分化型甲状腺がんのもつヨウ素取り込み能力は正常甲状腺に比べるとはるかに低い能力であり，正常な甲状腺があるとがん細胞には十分な放射性ヨウ素が分布しません．このため，この治療は甲状腺が全摘された甲状腺がんの転移を目的とした治療となります※15．

2) ^{223}Raによる去勢抵抗性前立腺がん骨転移治療 Chart 94 B

　ラジウム※16は元素周期表にてカルシウムと同じ列（第2族元素）に属し，カルシウムとやや似た性質を持ちます．このため，骨転移によく集まる性質を持ちます．^{223}Ra（塩化ラジウム）は半減期約11日の放射性同位体でα線を放出します．このため，骨転移に多く集積して骨転移をα線で照射し治療する効果を持ちます．現在日本では去勢抵抗性前立腺がん（ホルモン療法が効かなくなった前立腺がん）の骨転移の治療薬として保険診療で用いられています．ALSYMPCA研究という研究で余命延長効果が証明されています．

※13 特別措置病室
国内では核医学治療を行うことのできる施設が不足しており，患者さんの増加に対応することが困難となっている．これを解決するため，特定の条件を満たした場合に，一般病室を「一時的に」核医学治療を行うことのできる管理区域に設定することができるようになった．これを特別措置病室と呼ぶ．核医学治療では排泄物に放射性物質が排泄されることが多いため，適切な排泄物の管理が行えること，入室・退出時の被ばく管理や汚染の管理が適切に行われていることなどの複数の条件を満たしたときにのみ，この制度を利用することができる．

※14
実際のRI病棟での汚染管理と被ばくの低減，治療用核種取り扱いときの防護などの注意点は，2章-3「医療における被ばく」で扱う

※15 アブレーションと adjuvant therapy
明らかな転移がない場合でも，^{131}Iでの治療を行うことがある．1つは甲状腺全摘後に，わずかに残っている可能性がある顕微鏡レベルの甲状腺がん細胞を破壊する目的で，これを補助療法（adjuvant therapy）と呼ぶ．もう1つは，甲状腺がんの残存はないが，甲状腺全摘後にわずかに残っている甲状腺の正常細胞を完全に破壊する目的で，これをアブレーションと呼ぶ．アブレーションはがん細胞の破壊ではなく，正常甲状腺がわずかに残ることによりサイログロブリンという物質が腫瘍マーカーとして利用できなくなるため，これを防ぐために行われる．

※16 ラジウムの同位体
ラジウムは安定同位体を持たない．キュリー夫人が研究した元素として有名だが，キュリー夫人が研究したラジウムは^{226}Raでα線を放出するが，半減期が1600年と極端に長いため，医療用には用いられない．キュリー夫人の所蔵書物の一部は^{226}Raによる汚染のため，直接触れるには防護服の着用が必要とされている．

代表的な核医学治療②

C Lu-177 DOTATATE による神経内分泌腫瘍治療

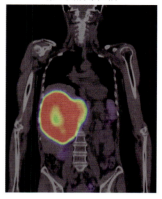
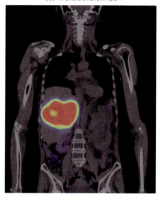

第1回治療直後　　　第2回治療直後

赤い部分が肝転移．Lu-177 DOTATATE 治療は原則4回の投与を行うが，本例では1回目の治療効果で巨大肝転移が半分以下のサイズに縮小している

D ^{131}I MIBG による悪性褐色細胞腫治療

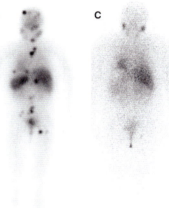

治療直後　　　治療2年後

骨転移が黒い集積として描出されている．治療2年後では，治療直後に認めた骨転移の集積は消失している．Goldsby RE, Fitzgerald PA. Nucl Med Biol, 35: 49-62, 2008より許諾を得て転載

E その他（PSMA 標識薬剤による治療）

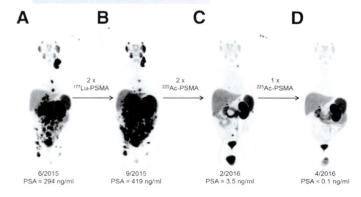

β線を放出する^{177}Luでの治療では全く治療効果が得られていないが（A, B），α線を放出する^{225}Acに切り替えることで，顕著な治療効果が得られている（C, D）．α線の治療効果の高さを示す症例である．This research was originally published in JNM. Kratochwil C, Bruchertseifer F, Giesel FL, et al. 225Ac-PSMA-617 for PSMA-Targeted α-Radiation Therapy of Metastatic Castration-Resistant Prostate Cancer Clemens. J Nucl Med. 2016;58(10):1941-1944. Figure 3. © SNMMI.

3）^{177}Lu による神経内分泌腫瘍治療 Chart 95 C

神経内分泌腫瘍は特殊な腫瘍で，細胞表面にソマトスタチン受容体を発現しており，これに結合する薬物を取り込む性質を持っています．この性質を利用して，細胞内に放射性同位元素を取り込ませて治療することが行われています．DOTATATE と呼ばれるソマトスタチン受容体に結合する物質を^{177}Lu（ルテチウム）で標識した物質（Lu-177 DOTATATE）を投与し，腫瘍細胞に取り込ませ，^{177}Lu の放出するβ線によって腫瘍細胞を破壊します．NETTER-1 研究という研究で余命延長効果が証明されています[※17].

4）^{131}I MIBG による悪性褐色細胞腫治療 Chart 95 D

MIBG（メタヨードベンジルグアニジン）はカテコラミン類似物質で，カテコラミンを産生する褐色細胞腫に集まります．褐色細胞腫は多くの場合良性腫瘍ですが，悪性腫瘍となることがあります（悪性褐色細胞腫）．これに対して MIBG が取り込まれることを利用して，^{131}I で標識した MIBG により治療を行うことができます[4].

5）^{131}I によるバセドウ病治療

^{131}I は悪性腫瘍のみでなく，バセドウ病の治療にも用いられます．バセドウ病の治療では，抗甲状腺剤，手術，核医学治療の3つの選択肢があります．核医学治療では^{131}I を投与することで，機能過剰に陥った甲状腺を適度に被ばくさせ，甲状腺機能を正常化させることができます．被ばくは生じますが，手術に伴うリスク（出血，反回神経麻痺など）を避けることができます．抗甲状腺剤が副作用などで使えなくなったときにはよく行われる治療法です．

6）その他 Chart 95 E

悪性腫瘍の持つ性質を利用して，悪性腫瘍に集まる物質を同定し，その物質をα線やβ線を放出する放射性同位元素で標識することができれば，さまざまな悪性腫瘍を治療することができます．現在，海外では Lu-177 PSMA という前立腺がんに集まる物質を利用した治療が非常に広く行われています．また，ヨーロッパではβ線放出核種である^{177}Lu の代わりにα線放出核種である^{225}Ac（アクチニウム）で標識した Ac-225 PSMA による治療もはじまっており，きわめて高い有効性が示されています[5].国内でも核医学治療の研究が進められていますが，さまざまな事情から欧米に比べて大きく遅れているのが現状です．

※17 Theranostics
DOTATATE を標識する放射性同位元素を^{177}Lu ではなく^{68}Ga に切り替えると，^{68}Ga は陽電子放出核種なので，PET で撮影することができる．このように何らかの薬剤を標識する放射性同位元素を撮影用の元素にしたり治療用の元素にしたり切り替えることで，診断と治療を密接に関係づけることができる．このコンセプトを診断（Diagnosis）と治療（Therapy）の造語で Theranostics（場合によっては Theragnostics）と呼ぶ．

Chart 96 ホウ素中性子捕捉療法（BNCT）

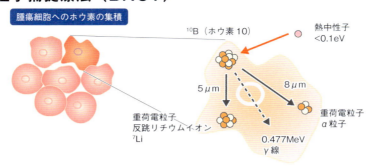

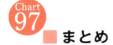

Chart 97 まとめ

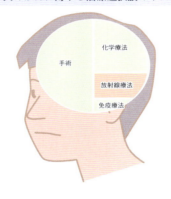

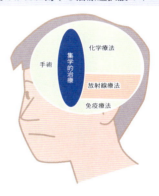

Column

福島第一原子力発電所事故での被ばく線量との比較

福島第一原子力発電所の事故で，一般住民が初年度に追加被ばくした線量はおよそ1 mSvと考えられていますが，放射線療法で使用する線量と比較してみましょう．放射線の人体影響はSvで表記されますが，治療では機械から人体に放射線量を処方しますので，処方線量はGyで表記します．

白血病に対する全身照射では，X線で最大12 Gy/6回を処方しますが，Svに変換すると12 Svになります．これは，12,000 mSvであり，12,000,000 μSvとなりますので，福島住民の年間追加被ばく線量と桁違いの線量を放射線療法で使用しているのがわかります．放射線により細胞死が認められる組織障害が起きる線量は少なくとも500 mSv以上であること，自然から年間に受ける放射線量が2.4 mSvで100歳まで生きると240 mSvの被ばくを受けることも比較して考えてみてください．

治療線量では白血病細胞も骨髄細胞も死滅してしまうため，末梢血では白血球数は減少し，0となります．そこで，骨髄移植を行い新しい骨髄が正着すると，移植された骨髄から血球が産生され，末梢血中の白血球も増加し，退院後の生活に帰れるようになりますので，全身照射は骨髄移植の前処置として行われてます．

6 ホウ素中性子捕捉療法 Chart 96

　放射線による外照射と核医学治療の中間的治療として，**ホウ素中性子捕捉療法（BNCT）**という治療があります．これは ^{10}B（ホウ素10）が熱中性子を受けて ^{4}He（ヘリウム4）と ^{7}Li（リチウム7）に崩壊する現象を利用して，がん組織を破壊するものです．投与する元素は放射性同位元素ではありませんが，体外から中性子を照射することで，体内で放射線が発生するというアイデアです．体外から中性子線を外照射しますが，治療用の放射線は体内で発生するという，放射線治療と核医学治療の療法の性格を持った治療です．

Boron Neutron Capture Therapy

7 最後に Chart 97

　がんに対する放射線療法が行われ130年以上が経過しています．過去には，一方向から広い範囲への照射しかできなかったため，効果と引き換えに大きな有害事象が発生していました．近年では正確な腫瘍中心に回転しながら腫瘍形態に合わせた線量分布が作成可能となり，手術療法と同程度の局所制御率上昇と有害事象減少による機能温存が可能となりました．同時に，治療時間・期間の短縮も可能となっています．今後のがん治療における放射線療法が選択される割合が増えることは容易に予想されると考えています．しかし，放射線療法単体では限界がありますので，複数の治療法を上手く組み合わせる集学的な治療を最適化することにより，治療後のQOLを考慮した高い治癒を目指せるようになると考えられます．

　免疫療法の開発をはじめとした，新しい治療が10年ごとに開発されるため，現時点で最新の技術は10年後には過去の技術に変わってしまいます．この教科書を読んでいる，医学関係者の方々にも，常に新しい知識と，技術の取得継続されることを期待して，放射線治療の節を閉じたいと思います．

■ 文献

1）『The Roentgen rays in medicine and surgery as an aid in diagnosis and as a therapeutic agent designed for the use of practitioners and students』（Francis HW）
2）令和元年（2019）人口動態統計月報年計（概数）
3）Grimaldi AM, et al. Oncoimmunology, 3: e28780, 2014
4）Goldsby RE, Fitzgerald PA. Nucl Med Biol, 35: 49-62 2008
5）Kratochwil C. et al. J Nucl Med, 58: 1941-1944, 2016

第2章 医療と放射線

3 医療における被ばく

Chart 98 ICRPの三原則

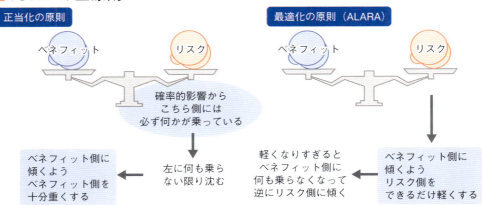

そうならないために「合理的に達成可能な限り」低く抑える
（As Low As Reasonably Achievable：ALARAの原則）

Chart 99 診断参考レベル（DRL）

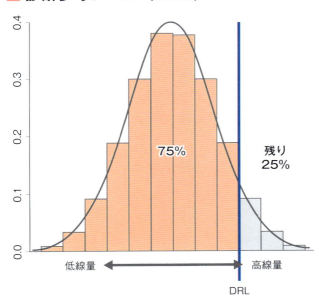

- ICRPによって提案
- 多数の施設の検査を集計して，検査ごとに標準的な線量レベルを決める．
- 例えば，成人のCTのDRLは，443施設（797 CT装置，24860 CT撮影）と，307施設のアンケートから作成．
- 下位75％の検査が含まれる線量を，DRLと設定した．
  ・これはあくまでCTの場合の決め方．他にもいろいろな決め方がある．

規制ではない，が，DRLを超える線量の検査が頻発するようだと，検査のやり方に問題があるのではないか，と考えるきっかけにできる．

1 放射線防護の基礎

1）ICRP の三原則 〔Chart 98〕

　放射線による影響は確率的影響と確定的影響があり，確率的影響については線量がゼロでない限り，リスクも微小ではあるがゼロにはならない，という基本があるため，常に放射線利用のベネフィットとリスクのバランスを考えないといけません．このため，国際放射線防護委員会（ICRP）は放射線利用のときの三つの原則，正当化・最適化・線量限度，を設けています．

　正当化とは，放射線を利用する際にはそれから得るベネフィットがリスクを上回っていなければならないとするものです．ベネフィットについて，発電などでは社会的ベネフィットも含みますが，医療の場合は基本的には患者さんが受ける利益と考えていいでしょう．

　最適化とは正当化が達成されていても，被ばく[※1]を合理的に達成できる限り低く保つことです．医療の場合には，検査・治療という目的が成立する範囲でできるだけ低い放射線量・放射能を使いましょうということになります．

　線量限度とは，文字通り線量の限度値を設けましょう，ということですが，これは患者さんの被ばく（医療被ばく）には当てはまりません．医療被ばくの場合，個々の達成されるべき目的（がんの治癒など）が異なり，画一的な限度を設けることによって，医療行為の妨げになり患者さんの不利益を生じる（すなわち正当化の原則に違反する）可能性があるためです．

2）放射線防護の三原則

　放射線防護の三原則という場合，上に述べる放射線利用において考えなければいけない三原則とは別に，外部被ばくを低減するための三原則（距離：線源からの距離を取る，時間：接触時間を短くする，遮蔽：遮蔽物で放射線を遮る）があります．どちらも放射線防護の三原則と呼ばれることがあるため，文脈に気をつけて理解してください．

3）診断参考レベル（DRL） 〔Chart 99〕

　医療被ばくは線量限度が設けられていませんが，何らかの基準は必要と考えるのが自然です．このために提唱されているのが**診断参考レベル（DRL）**です．これは患者さんが受ける被ばく量について，（基本的には国家レベル）で統計を取り，検査ごとの標準的な線量・放射能量を定義するものです．DRLは線量を管理・最適化するためのツールであり，規制するものではありません[※2][※3]．

International Commission on Radiological Protection

[※1]
被ばくには公衆被ばく，職業被ばく，医療被ばくの3つのタイプがあるが，ここでは医療被ばく，および医療関係者の職業被ばくに関して述べる．被ばくのタイプについては⇒3章-1 〔Chart 120〕参照

⇒3章-1 〔Chart 114〕参照

⇒3章-1 〔Chart 123〕参照

[※2] **DRL の決定法**
全国調査を行って，検査ごとの被ばく量や投与される放射能の量の分布を調べ，上から25％（下から75％）の施設が分布する境界値をDRLとして定めるのが一般的．ただし，検査ごとに被ばく線量の分布特性があり，正規分布を大きく外れる検査もあるので，ケースバイケースとなることもある．

Diagnostic Reference Level

[※3] **DRL2015と2020**
日本のDRLは第1回が2015年，第2回が2020年に公開されている．全国調査の統計によって変動する数値である．被ばく線量の低減技術の発展によって，2020年の値は2015年の値よりも若干低くなった傾向にある．

放射線診断のモダリティ別の検査頻度と線量寄与率

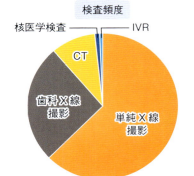
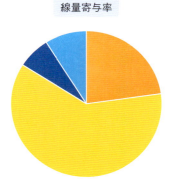

	検査頻度
単純X線撮影	62.6
歯科X線撮影	26.3
CT	9.6
核医学検査	1
IVR	0.6

UNSCEAR 2020/2021 Report, Volume I を元に作成

CT検査におけるLNTモデルより推定した被ばくリスク

検査目的	対象	結果	文献
精巣がんの転移検索（撮影範囲は胸部〜骨盤）	18歳男性 40歳男性	LAR 2.6% LAR 1.6%	J Urol. 2009 ; 181(2):627-32
救急部に入院中で合計10回以上CT検査をした患者	男性（平均被ばく線量57.6mSv, 平均年齢47.6歳） 女性（平均被ばく線量109.3mSv, 平均年齢52.7歳）	LAR 0.34% LAR 0.82%	Emerg Radiol. 2013 ; 20(6):485-91
重症の脳損傷で入院した患者（CTの回数は中央値20回）	平均的なプロファイルは34歳男性（平均累積実効線量は87±45mSv）	LAR 0.81%	AJR 2014; 202(2):397-400
64列CTで冠動脈CTを行った患者	20歳女性 80歳男性	LAR 0.69% LAR 0.02%	JAMA2007; 298(3):317-323
256列CTで冠動脈CTを行った患者（プロスペクティブ心電図同期撮影法）	女性 男性	LAR 0.025% LAR 0.007%	Circulation 2010; 122(23):2394-402
64列CTで冠動脈CTを行った患者（レトロスペクティブ心電図同期撮影法）	女性 男性	REID 0.20% REID 0.13%	AJR 2020; 214(5):1131-1136

LAR : lifetime attributable risk of cancer（がんの生涯起因リスク）
REID: risk of exposure-induced cancer death（被ばくによるがん死亡のリスク）

2 放射線診断のモダリティ別の検査頻度と 線量寄与率 Chart 100

　放射線診断のモダリティとしては，単純X線撮影，歯科X線撮影，CT，IVR，核医学検査などがありますが，検査に用いられる放射線量はモダリティにより異なります．Chart 100 に画像モダリティ別の検査（処置）の頻度と医療被ばく（放射線治療を除く）による集団の実効線量への寄与を示します[1]．モダリティの頻度は，単純X線撮影が63％を占め，次いで歯科X線撮影が26％，CTが10％，核医学検査が1％，IVRが0.6％と続きます．

　一方，集団に対する放射線量の寄与率（線量寄与率）はCTが62％，単純X線撮影が23％，IVRが9％，核医学検査が7％，歯科X線撮影が0.2％となっています．この結果を見ると，1検査あたりの相対的な被ばく量はCT，IVR，核医学検査が他と比較して著明に大きいのがわかります．このため，本章ではCT，IVR，核医学検査を中心に被ばくリスクと被ばく防護を述べます．

3 CTにおける被ばくのリスク

　CT検査においては，検査に携わる医療従事者（医師，診療放射線技師，看護師など）は撮影中は操作室にいるため放射線被ばくを受けることは通常はなく，患者さんに対する被ばくリスクの評価と放射線防護が中心となります．また，患者さんに対して医療行為として行う放射線学的検査には線量限度はありませんので，ICRPが提唱する放射線防護の基本三原則のうち，放射線学的検査においては「行為の正当化」と「防護の最適化」が重要となります．

1) CTにおける被ばくリスク

　CTにおける被ばくリスクについては，現在まで**直線閾値なしモデル（LNTモデル）**に基づいてリスクを推定した研究と，CT検査を受けた小児を対象とした疫学研究が報告されています．

Linear Non-Threshold

a) LNTモデルによる発がんリスク推定 Chart 101

　現在まで，LNTモデルによりCT検査における放射線被ばくのリスクを推定した研究がいくつか報告されています．これらは，アメリカ科学アカデミーの電離放射線の影響に関する委員会第七次報告書（BEIR Ⅶ）[2]のデータおよびLNTモデルに基づいて，実効線量から発がんの生涯リスクあるいはがん死のリスクを推定したものです．これらの報告では，被ばくによる発がんの生涯寄与リスク（LAR），あるいはがん死亡リスク（REID）は，CT撮影によりわずか

Life Attributable Risk

Risk of Exposure-Induced cancer Death

小児CTと発がん

研究が実施された地域等	論文発表年	CT検査時の年齢	サンプルサイズ	結果の概要	論文
イスラエル	2007	0-18	17,686スキャン（女性8,256スキャン，男性9,430スキャン）	CT検査に関連する生涯過剰がん死亡は0.29%	Isr Med Assoc J. 2007 Aug;9(8):584-7
オーストラリア	2013	0-19	10,939,680例	全がんの罹患率は，非被曝者よりも被曝者の方が24%高かった（罹患率比は1.24）．罹患率比は固形がん（消化器，黒色腫，軟部組織等），白血病，骨髄異形成等で有意に増加．	BMJ. 2013 May 21;346:f2360
台湾	2014	0-18	頭部CT実施コホート24,418例，非実施コホート97,668例	良性脳腫瘍のリスクは，CT実施コホートで非実施コホートより有意に高かった（ハザート比2.97, 95%信頼区間1.49-5.93）．	Br J Cancer. 2014 Apr 29;110(9):2354-60
フランス	2015	0-10	67,274例	がん素因で調整した結果，CT被ばくに関連した有意な過剰リスクは観察されなかった．	Br J Cancer. 2015 Jan 6;112(1):185-93
ドイツ	2015	0-15	44,584例	白血病の標準化罹患比は1.72（95%信頼区間：0.89-3.01），中枢神経系腫瘍の標準化罹患比は1.35（95%信頼区間：0.54-2.78）で有意ではなかった．	Radiat Environ Biophys. 2015 Mar;54(1):1-12.
イギリス	2016	0-21	180,000例	1mGy当たりの過剰相対リスクは，白血病/骨髄異形成症では0.033，脳腫瘍では0.016であった．	Br J Cancer. 2016 Feb 16;114(4):388-94 *
フィンランド	2018	0-15	疾患911例，対象2,730例	CTを受けた患者の小児白血病リスクはオッズ比2.82（95%信頼区間：1.05-7.56）で有意であった．	Haematologica. 2020 Mar;105(3):849-850
韓国	2019	0-19	12,068,821例	年齢および性で調整後の全がん発生率は，非被ばく者よりも被ばく者の方が高かった（罹患率比1.54 [95%信頼区間：1.45-1.63]）．特に，骨髄性白血病および骨髄異形成，乳がんおよび甲状腺がんの発生率が高かった．	JAMA Netw Open. 2019 Sep 4;2(9):e1910584.
オランダ	2019	0-18	白血病解析は140,612例，固形がん解析は106,530例	CTによる被曝は脳腫瘍リスクを増加させたが，白血病についてはCTの被ばくと関連は認められなかった	J Natl Cancer Inst. 2019 Mar 1;111(3):256-263
ヨーロッパ9カ国	2023	0-22	658,752例	すべての脳腫瘍およびグリオーマについて，被ばく量と有意な線形線量反応関係が観察された．	Lancet Oncol. 2023 Jan;24(1):45-53

*2012年に発表されたPearceらの論文（Lancet. 2012;380(9840):499-505.）を再度解析したもの

に増加することが示唆されています．しかしながら，LNTモデルは100 mSv以下の低線量被ばくでは発がんリスクを過剰に見積もっている可能性が高いことが指摘されており[3]，これらの推定値はやや大きめの数字となっている可能性があります．

b) 小児CT検査における発がんに関する疫学研究 Chart 102

現在まで，小児CT検査における発がんの有無に関する疫学調査が世界各地で行われています． Chart 102 に代表的な論文のサマリーを示します．これを見ると，CTを受けた小児では，多くの論文において，白血病などの血液腫瘍，良性を含めた脳腫瘍の頻度がわずかに増える可能性が示されています．また，がんの頻度は検査における被ばく量と相関するという報告がいくつかあります．これらの研究からは，小児のCT検査の適応や適正化については十分配慮しなければならないと考えられます．

一方，これらの報告は小児を対象としたものであり，成人のCT検査においても当てはまるかは不明であることに留意しなければなりません．

4 CTにおける被ばく防護

1) CT検査の正当化

検査をオーダーする医師は，CT検査の正当化について常に考えなければなりません．このため，CT検査のオーダー時には，検査の目的を明確にする必要があります．例えば，ある疾患を診断する，あるいは特定の疾患を除外する，既に診断されている疾患では，重症度を評価する，予後を予測する，治療効果を判定するなどがこれにあたります．またCT検査に期待する情報が診療に貢献するかも検討しなければなりません．さらに，他の放射線を使用しない検査（超音波検査，MRIなど）に代替できないかも検討する必要があります．

2) CT検査の最適化

a) 検査内容の最適化

CT検査の最適化にあたっては，まずは検査内容を最適化しなければなりません．まずは，撮影範囲を必要最低限にする，1回の検査での撮影回数を必要最低限にするなどを検討します．例えば，早期肺がんにおいて胸部から骨盤までルーチンで撮影するということが，実際の臨床においてしばしば行われていますが，早期肺がんで腹部や骨盤に転移をきたすことは稀であり，通常は胸部の検査のみで十分です．また，肝臓のダイナミックCTでは，造影剤投与前の画像に加え，造影剤投与後に動脈相，門脈相，平衡相の4相撮影がしばしば行

Chart 103 ■ CT検査の最適化

A　CTの撮影線量と画質の関係

3Dプリンターで作成した腹部ファントム（模型）　　左の腹部ファントムを撮影線量を変化させて撮影したCT画像

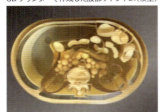
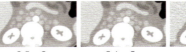

3.5 mGy　　2.1 mGy　　0.9 mGy　　0.4 mGy

B　画像再構成法と画質の関係

フィルタ逆投影法（従来法）　　逐次近似応用再構成　　モデルベース逐次近似再構成　　深層学習応用再構成

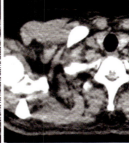
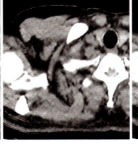

Chart 104 ■ CTにおける診断参考レベル（DRL）

プロトコール	CTDIvol [mGy]	DLP [mGy·cm]
頭部単純ルーチン	77	1350
胸部1相	13	510
胸部〜骨盤1相	16	1200
上腹部〜骨盤1相	18	880
肝臓ダイナミック	17	2100
冠動脈	66	1300
急性肺血栓塞栓症＆深部静脈血栓症	14	2600
外傷全身CT	n/a	5800

注1）すべてのプロトコールにおいて、標準体格は体重50〜70 kg
注2）肝臓ダイナミックは胸部や骨盤を含まない。CTDIは全相の平均、DLPは検査全体
注3）冠動脈のCTDIはCTA本スキャン、DLPは検査全体
注4）急性肺血栓塞栓症＆深部静脈血栓症のCTDIは造影第1相、DLPは検査全体
CTDI: CT dose index, DLP: dose length product

日本の診断参考レベル（2020年版）を元に作成

われますが（すなわち肝臓を4回撮影します），初回検査のみ4相撮影を行い，経過観察時には門脈相を省略するなどが考えられます．また，定期的にCT検査が必要な患者さんにおいても，検査間隔を適正にして，短期間に検査を繰り返さないようにします．例えば，肝細胞がんのサーベイランスにおいては，CTのみを行うのではなくCTとMRIを交互に行うなどの工夫が必要です．

b) 撮影および画像再構成条件の最適化 Chart 103

CTの画質は，撮影する放射線量と密接に関連します． Chart 103 Aは，腹部を模倣した模型（腹部ファントム）を，撮影線量を変えて撮影したものです．向かって一番左の3.5 mGyで撮影した画像が標準的な線量ですが，線量を少なくなるにつれて画像ノイズ（ざらざらした粒状陰影）が増えて構造物の輪郭が不明瞭となります．したがって，撮影線量を下げれば患者さんの被ばくは減るものの，線量を減らしすぎると画質が診断に役立たないものとなる可能性があることから，診断が可能な範囲内で撮影線量を減らすことが重要です．

CTにおいては新たな画像再構成法（画像を計算する方法）が開発されています． Chart 103 Bは，実際の患者さんの胸部（肩のレベル）を低線量（CTDI 1.5 mGy）で撮影し，異なる画像再構成法で画像を作成したものです．**フィルタ逆投影法**は1970年代に開発され最も広く普及している方法ですが，撮影線量が低い場合は図のように画像ノイズが多く線状アーチファクト（偽像）が著明な画像となり診断は困難となります．**逐次近似応用画像再構成**および**モデルベース逐次近似画像再構成**は2010年代初頭に開発された比較的新しい画像再構成法です．これらの画像は，画像ノイズおよびアーチファクトが劇的に減っていますが，軟部組織はやや不均一なテキスチャとなっています．**深層学習応用画像再構成法**は，2018年に開発された人工知能を使った新しい画像再構成法であり，画像ノイズおよびアーチファクトが減っているのみならず，軟部組織も比較的均一に描出されています．このように新しい画像再構成法を用いた場合は，線量を下げて撮影したCT画像でも診断に十分な画質を得ることが可能です．

また，撮影においては，公開されている**診断参考レベル（DRL）**と自施設の撮影条件を年1回程度比較し，自施設の線量がDRLより高ければ，線量を下げることができないかを検討する必要があります．ただし，前述したように，線量を下げすぎると診断に必要な画質を維持できなくなる可能性もありますので，担当の放射線診断医とも相談し，撮影線量については慎重に検討する必要があります．2020年に策定されたCTのDRLを Chart 104 に示します[4]．

皮膚障害のしきい線量と発症時期

影響	しきい線量(Gy)	発症時期
一時的紅斑	2	2～24時間
主な紅斑反応	6	約1.5週
一時的な脱毛	3	約3週
永続的な脱毛	7	約3週
乾燥落屑	14	約4～6週
湿性落屑	18	約4週
続発性潰瘍形成	24	6週超
晩発性紅斑	15	8～10週
虚血性皮膚壊死	18	10週超
皮膚萎縮	10	52週超
毛細血管拡張症	10	52週超
皮膚壊死（晩期）	>15	52週超

ICRP publ. 118を元に作成

X線透視における患者防護の要点

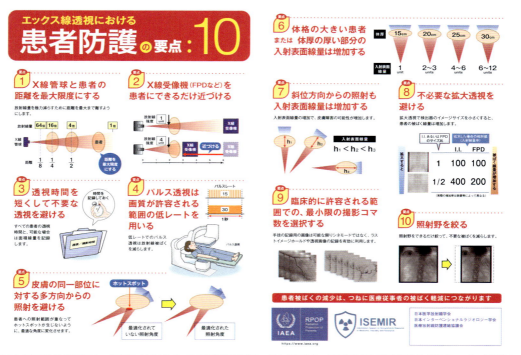

IAEAの許可を得て翻訳時に一部改訂．IAEA作成，日本医学放射線学会・日本IVR学会・医療放射線防護連絡協議会 翻訳「エックス線透視における患者防護の要点10」（文献6より転載）

5 IVRにおける被ばく防護

IVRについては，X線透視を使って検査あるいは治療を行うことが多いため，長時間あるいは大量の放射線被ばくを受けた場合は，患者さん，術者（医療従事者）の双方に健康に障害を与える可能性があります．また，消化管透視や内視鏡的逆行性胆管膵管造影などのX線透視検査においても，長時間の検査などを実施した場合は，患者・術者に被ばくによる障害を生じる可能性があります．ここでは，IVRおよびX線透視検査の両者を含めて，患者さんおよび術者に分けて被ばくリスクと被ばく防護について述べます．

1）患者さんにおける被ばくリスク Chart 105

IVRにおける患者さんの被ばくリスクとしては，確率的影響としての放射線誘発がんと，組織反応（確定的影響）としての皮膚障害があります．がんの誘発については，IVRの対象となる多くの患者さんは高齢のため，放射線誘発発がんが発生するほどの余命がないことが多いです．ただし，小児などの若年の患者さんは余命が長いため，がんの誘発にも留意する必要があります．IVRにおける被ばく線量は，患者側あるいは術者側の要因で大きく変動します．組織反応である皮膚障害は，皮膚線量がしきい線量を超えた場合は発生する可能性が高いので，IVRにおける患者さんの被ばく対策は皮膚障害が中心となります．皮膚障害は，IVRによる被ばく後，数日から数カ月後に発症します． Chart 105 に示すように，皮膚障害は被ばく量により重症度が異なります[5]．

2）患者さんにおける放射線防護 Chart 106 Chart 107

IVRに従事する術者は，IVR中はX線透視中に Chart 106 に記載されている事項をよく理解したうえで，現場で実践する必要があります[6]．これらの項目については多くの施設で実施可能な事項ばかりですので，術者は診療放射線技師と協力してこれらの事項を厳守しなければなりません．

累積した皮膚線量が一定の値（しきい線量）を超えた場合は皮膚障害が発生する可能性が高いので，主治医はIVRを実施する前に，患者さんに対して，IVR（検査）の必要性，実施方法，合併症，被ばくによる皮膚障害，皮膚障害が発生した場合の治療などについて十分説明する必要があります．2020年に「IVR等に伴う放射線皮膚障害とその防護対策検討会」が作成した**IVRに伴う放射線皮膚障害の防止に関するガイドライン**[7]では，皮膚線量が初回症例では3Gy，頻回症例では1Gyを超えた場合は，適切な対応が必要となると記載されています．皮膚線量がしきい線量を超えた場合は， Chart 107 Aに記載しているような対応を行う必要があります．

IVRの障害防止

A 皮膚被ばく線量と患者対応基準

レベル0	1Gy 未満	特別な対応は不要.
レベル1	1Gy–3Gy 未満	被ばく線量と部位を診療録に記載する.
レベル2	3Gy–5Gy 未満	一過性の脱毛, 発赤の可能性の説明する.
レベル3	5Gy 以上	脱毛, 発赤, びらんなどの可能性を説明する.

B IVRの診断参考レベル（DRL）

● 頭部／頸部領域の DRL 値

		$K_{a,r}$ [mGy]	P_{KA} [Gy·cm^2]
診断血管撮影（術前）	嚢状動脈瘤	590	89
	脳動静脈奇形	770	160
	脳硬膜動静脈瘻	1100	190
	頭部頸動脈狭窄/閉塞	560	120
	急性脳動脈狭窄/閉塞	480	83
	頭蓋内腫瘍	720	140
診断血管撮影（術後）	嚢状動脈瘤	510	57
	脳動静脈奇形	470	77
	脳硬膜動静脈瘻	820	150
	頭部頸動脈狭窄/閉塞	390	72
	急性脳動脈狭窄/閉塞	500	83
	頭蓋内腫瘍	(1000)*	(77)*
血管内治療IVR	嚢状動脈瘤	3100	210
	脳動静脈奇形	4100	410
	脳硬膜動静脈瘻	4700	430
	頭部頸動脈狭窄/閉塞	820	150
	急性脳動脈狭窄/閉塞	1400	230
	頭蓋内腫瘍	2500	320

● 心臓領域の DRL 値

	$K_{a,r}$ [mGy]	P_{KA} [Gy·cm^2]
診断カテーテル検査	700	59
非 CTO PCI	1800	130
CTO PCI	3900	280
非 PVI RFCA	560	57
PVI RFCA	645	89

▶ 小児心臓領域の DRL 値（年齢幅による区分）

		$K_{a,r}$ [mGy]	P_{KA} [Gy·cm^2]
診断カテーテル検査	< 1 歳	100	7
	1 〜 < 5 歳	130	12
	5 〜 < 10 歳	190	14
	10 〜 < 15 歳	350	47
IVR	< 1 歳	150	8
	1 〜 < 5 歳	210	16
	5 〜 < 10 歳	210	16
	10 〜 < 15 歳	500	46

$K_{a,r}$：装置に表示される患者照射基準点線量（mGy）
P_{KA}：装置に表示される面積空気カーマ積算値（Gy·cm^2）
頸部頸動脈狭窄/閉塞は待機的症例

● 胸腹部領域 IVR の DRL 値

	$K_{a,r}$ [mGy]	P_{KA} [Gy·cm^2]
TACE	1400	270
TEVAR	830	200
EVAR	1000	210

PCI: Percutaneous Coronary Intervention
CTO: Chronic Total Occlusion
RFCA: Radiofrequency Catheter Ablation
PVI: Pulmonary Vein Isolation
TACE: Transcatheter Arterial ChemoEmbolization
TEVAR: Thoracic Endovascular Aortic Repair
EVAR: Endovascular Aortic Repair

*：診断血管撮影（術後）の頭蓋内腫瘍はデータ数僅少につき参考値

X線透視における従事者防護の10の要点

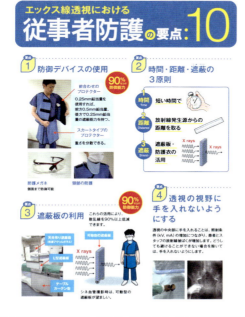
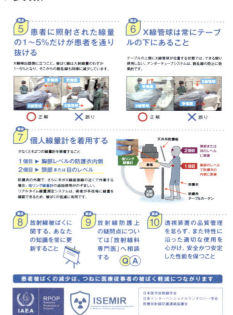

IAEAの許可を得て翻訳時に一部改訂．IAEA作成，日本医学放射線学会・日本IVR学会・医療放射線防護連絡協議会 翻訳「エックス線透視における従事者防護の要点10」（文献8より転載）

実際に，IVR後に皮膚障害が発生した場合は，まず当該施設の医療放射線安全管理者および依頼医に報告することが必要です．そのうえで，皮膚障害が本当に放射線被ばくに起因したものかを検討する必要があります．皮膚障害が放射線被ばくによるものと判断した場合は，さらに適切な診療であったかを検討し改善・再発防止策を立案することが必要です．

IVRについても，DRLが決められています（Chart 107 B）．各施設では，DRLを基に年1度程度は自施設の線量を確認し，DRL値よりも線量が高い場合は，技術的に線量低減が可能か検討する必要があります．

3）IVR術者における被ばくリスク

術者においては，患者さんと同様の放射線誘発がんと皮膚障害に加え，放射線による白内障（放射線白内障）のリスクに気をつけなければなりません．白内障の発生は，最大累積吸収線量が関係しますので，術者個人ごとに被ばくのモニターが必要です．白内障は水晶体の一部ににごりが生じるものであり，放射線白内障は水晶体の後側表面を中心に発生します．放射線白内障の被ばく量のしきい値は0-0.8 Gy程度と考えられており，放射線被ばく後，高線量であれば1-2年，低線量であれば数年で発生します．

4）IVR術者における放射線防護 Chart 108

IVRの術者は，患者さんにおける被ばく防護と同様に，Chart 108 に示されているような防護策を講じる必要があります[8]．特に，放射線感受性の高い若い術者は，体幹部のプロテクターのみならず甲状腺防護のために頸部の防護具も装着することが推奨されます．水晶体防護には，天吊り防護板を使用することが最も重要です．天吊り防護板は，術者の頭頸部と患者さんおよび寝台の照射域の間に入れます．防護メガネも水晶体被ばくの軽減に有用ですが，適切に装着しなければ放射線防護の効果が乏しいため留意が必要です．また，速やかに手技を行うことは放射線被ばくの時間を短縮することにつながりますので，術者は，事前にCTなどを参考に撮影方向や撮影回数などを検討しておくことが求められます．

ICRPが2011年4月に発表した「組織反応に関する声明」に従い．日本では令和3年より「電離放射線障害防止規則」（「電離則」）が改正され，事業者は，放射線業務従事者の眼の水晶体に受ける等価線量が，5年間につき100 mSvおよび1年間につき50 mSvを超えないようにしなければならなくなりました．

患者さんの被ばく量

検査	RI標識薬剤	1MBqあたりの実効線量（mSV/MBq）	代表的な一検査あたりの投与量（MBq）	一検査あたりの実効線量（mSv）
脳	^{99m}Tc-ECD	0.008	600	4.6
甲状腺シンチグラフィ	^{123}I(NaI)	0.220	3.7	0.8
甲状腺シンチグラフィ	^{99m}TcO$_4^-$	0.013	185	2.4
負荷/安静心筋シンチグラフィ	^{99m}Tc-MIBI	0.009	1110	9.7
肺血流	^{99m}Tc-MAA	0.011	185	2.0
腎臓	^{99m}Tc-MAG3	0.007	300	2.1
骨	^{99m}Tc-MDP	0.005	740	3.6
腫瘍	^{18}F-FDG	0.019	200	3.8

健康な成人を想定した数値．投与量は施設により異なる．
また，^{123}I(NaI)についてはヨウ素摂取量，甲状腺機能により大きく変動する．
負荷/安静心筋シンチグラフィは，負荷時と安静時で実効線量が異なるため，負荷と安静時の投与量を1:3と仮定した

国内心臓核医学検査の被ばくの分布

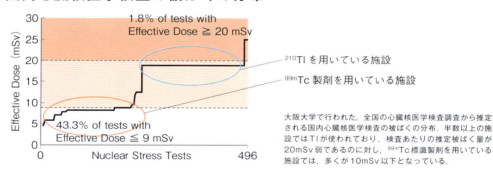

^{210}Tl を用いている施設
^{99m}Tc 製剤を用いている施設

大阪大学で行われた，全国の心臓核医学検査調査から推定される国内心臓核医学検査の被ばくの分布．半数以上の施設ではTlが使われており，検査あたりの推定被ばく量が20mSv弱であるのに対し，^{99m}Tc標識製剤を用いている施設では，多くが10mSv以下となっている．

生物学的半減期と被ばくの減少

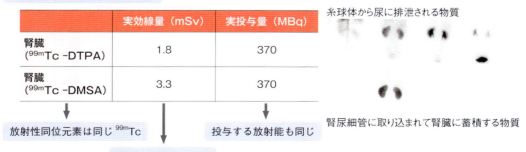

上段は Otuka R. et al. J Nucl Cardiol, 24:1850-1855, 2017,
下段は Mettler FA Jr et al. Radiology, 248.254-263, 2008 を元に作成

6 核医学における被ばく防護

1) 患者さんの被ばく量 Chart 109

　核医学では，さまざまな目的でさまざまな放射性同位元素で標識されたさまざまな放射性医薬品が用いられるため，被ばく量についても多岐にわたります．ただし，ほぼすべての検査において，被ばく量は1検査あたり20 mSvを超えることはありません．

2) 患者さんの被ばく低減法 – 半減期の利用法 Chart 110

　外部被ばくを減らすための三原則として，時間・距離・遮蔽がありますが，内部被ばくである核医学検査では，距離・遮蔽は利用できません．ただし，時間については，半減期を用いてある程度の対応が可能です．

　半減期には物理学的半減期と生物学的半減期があります．物理学的半減期の利用法として，半減期の短い放射性同位元素を利用するという方法をとることができます．最も顕著な例が虚血性心疾患（狭心症・心筋梗塞など）で行われる心筋血流シンチグラフィです．従来^{201}Tl（タリウム201；半減期約3日）が使われていましたが，^{99m}Tc（テクネチウム99m；半減期約6時間）で標識された心筋血流シンチグラフィ用製剤が開発されています．こちらを使うことで，概ね被ばく量が半分に抑えられます[9]．

　また，生物学的半減期を利用することもできます．例えば腎臓の検査として^{99m}Tc DTPAと^{99m}Tc DMSAという放射性医薬品が使われますが，DTPAは腎臓から尿に排泄されるため，排尿によって体外に排泄され生物学的半減期が短いです．DMSAは腎の尿細管に取り込まれてそこで保持されるため，DTPAより生物学的半減期が長く，同じ^{99m}Tcで標識された放射性医薬品ですが，DTPAによる被ばく量はDMSAの半分程度となります[10]．

⇒1章-1 Chart 08
3章-2 Chart 137 参照

小児への核医学検査の投与量

		体重 [kg]								
		4	6	8	10	12	14	16	18	20
甲状腺	^{123}I (NaI)	3.0	3.0	3.0	3.0	3.0	3.4	3.8	4.4	5.0
	^{99m}Tc-Pertechnetate	10.0	10.0	12.0	15.2	17.6	20.0	22.4	24.8	27.2
脳血流	^{123}I-IMP	40.0	40.0	40.0	40.0	40.8	46.4	52.0	57.6	63.2
	^{99m}Tc-ECD	150.0	150.0	150.0	150.0	162.7	184.9	207.2	229.5	251.7
腫瘍	^{18}F-FDG	26.0	30.8	38.5	48.8	56.5	64.3	72.0	79.7	87.5
	^{67}Ga	24.0	24.0	24.0	24.0	25.1	28.6	32.0	35.4	38.9
腎	^{99m}Tc-DMSA	22.4	29.4	34.2	38.8	43.6	47.0	50.6	54.2	57.6
	^{99m}Tc-DTPA	38.1	50.0	58.1	66.0	74.1	79.9	86.0	92.1	97.9
骨	^{99m}Tc-MDP/HMDP	40.0	59.9	74.9	94.9	109.9	125.0	140.0	155.1	170.1
心筋血流（一回目）	^{99m}Tc-MIBI/TF	80.0	80.0	80.0	80.0	87.9	100.0	112.0	124.0	136.1
（二回目）	^{99m}Tc-MIBI/TF	160.0	160.0	179.8	227.6	263.8	299.9	336.0	372.1	408.2

▶ 小児における核医学では体重に合わせて投与量を成人より減らすが，これ以上減らすと検査ができなくなるという量もある．世界的に統一された基準はなく，国ごとにその国の検査の実情に合わせてガイドラインが作成されている．

▶ 上表は日本における代表的な検査とその体重ごとの投与量をガイドライン[11]に基づき計算したもの．同じ臓器の検査であっても，^{99m}Tcを用いた場合，投与量が多くなっているが，これは^{99m}Tcの半減期が短く，同じ投与量でも被ばくが少なくできるため．

妊婦とPET検査

患者	投与されたFDG量 (MBq)	投与後1時間で排尿した場合の推定胎児線量 (mGy)	投与後3.5時間で排尿した場合の推定胎児線量 (mGy)	投与後1時間で排尿したことによる線量減少率
1	296	5.12	7.28	30
2	385	2.79	5.04	45
3	350	2.7	4.76	43
4	296	1.36	2.01	32
5	348	1.43	2.19	35
6	296	1.84	2.44	25

▶ PET/MRIにおける検討では，6名の妊婦に行われたPET検査において，胎児の被ばく量が保守的に計算した場合（排尿を3.5時間我慢した想定）でも10mGy以下，臨床的に一般に行われる撮影直前（投与後1時間）で排尿した場合，ほとんどが5mGy以下であり，胎児への確定的影響は生じないと考えられている．

下段はZanotti-Fregonara P, et al. J Nucl Med, 56: 1218-1222, 2015を元に作成

3）小児・妊婦について Chart 111

　被ばくの確率的影響は小児ほど大きいことが知られています．このため，小児においては，投与する放射性医薬品の量を成人より減らすことが望ましいとされます．米国核医学会，欧州核医学会，日本核医学会はそれぞれガイドラインを設けて，検査毎に投与量を定めています[11]．一般的には体重あたりの投与量として定義されます．

　また，妊婦においては原則として被ばくを伴う検査は避けるという方針がとられますが，偶発的に核医学検査が行われてしまうケースもあります．ただし，核医学検査による胎児の被ばく線量は低いものであり，偶発的に妊婦に検査を行ってしまった場合でも，中絶を行う必要はありません．過去にFDG PETを偶発的に妊婦に行ってしまったケースの報告があります．FDGは膀胱に排泄されるため，生殖器の被ばくが比較的高くなる検査ですが，6例のケースでいずれも正常分娩となっています[12) 13)]．

　いずれにせよ，核医学（に限らずすべての放射線を用いる検査）では正当化の原則が最優先になります．あまりに利用する放射能・放射線の量を減らしすぎて，診断に役立たない検査となってしまったら，無駄な被ばく，すなわち正当化の原則の違反行為となります．常にバランスが重要であることを考える必要があります．

4）核医学における職業被ばく：診断

　核医学における職業被ばくは外部被ばくと内部被ばくに分かれます．内部被ばくについては，とにかく放射性同位元素が身体のなかに入らないことが重要ですので，対策として，放射性同位元素が利用できる区画を限定する，放射性同位元素が利用される区画では飲食を行わない，というルールが法的に設けられています．

　一方，外部被ばくについては，時間・距離・遮蔽の原則がありますが，遮蔽については，核医学で利用する放射性同位元素の放出する放射線は高エネルギーのものがあり，遮蔽困難である場合があります．PETで用いられる陽電子核種の放出する消滅放射線は511 keVという高いエネルギーのため，X線透視や血管造影で用いられる鉛エプロンではほとんど遮蔽できません．治療で用いられる^{131}I（ヨウ素131）も高エネルギーγ線を放出します．遮蔽するためには分厚い鉛の遮蔽体を用いる必要があり，個人で着用することは非現実的なため，個人の対応としては，接触時間を短くする，患者さんからの距離を取る，という対応になります．

　ただし，診断で利用される放射性同位元素の量は，非常に少ないため，被ばく量としても非常に少なく抑えられているのが現実です．

Chart 112

■ 取り扱いの正しい服装

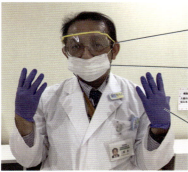

プロテクターを付ける
（眼鏡をしていても）
＞△：
　もう少し低い場所がいいです

マスクを付ける
＞△：
　ちゃんと鼻まで隠しましょう

手袋を付ける
＞△：
①ちゃんと手首まで隠しましょう
②α線核種の時は二重手袋の方
　がいいです

■ 汚染への配慮

  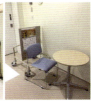 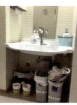 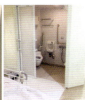

表面汚染測定の結果

測定場所	測定回数	汚染量（Bq cm^{-2}）患者退出後約1週間後の測定（平均±SD）	患者退出後約3週間後の測定（平均±SD）	有意差
便器	7	53.04 ± 43.29	24.70 ± 24.41	なし
トイレ内設置の洗面台	7	3.71 ± 3.41	3.71 ± 3.41	なし
ベッドの頭側	7	3.71 ± 3.41	13.39 ± 22.30	なし
ベッドの中央部	7	8.71 ± 9.65	4.27 ± 4.61	なし
枕	7	41.40 ± 65.70	29.03 ± 65.51	なし
洗面台	7	101.97 ± 42.60	51.95 ± 43.96	なし
ゴミ箱	7	22.64 ± 47.61	8.69 ± 19.27	なし

Karo C. et al. Health Phys, 117: 419-442, 2019 を元に作成

5) 核医学における職業被ばく：治療 Chart 112

　治療においてはβ線・α線放出核種が用いられるため，これ自体からの外部被ばくはあまり考慮の必要がありません．ただし，不慮の被ばく（飛沫の飛散，針刺し事故）はあり得るため，例えば投与時には防護メガネ，二重の手袋を着用するなどの手段で，汚染事故を避ける必要があります．特にα線核種は角膜などに付着すると害が強いため，防護シールドの着用は必須です．

　治療における放射性同位元素では，その他衣服・寝具などの汚染にも配慮を払う必要があります．特に ^{131}I は尿・便の他，唾液，汗などにも放出されるため，管理が重要です．長崎大学における研究[14] では，予想されていたベッドやトイレの放射性物質の汚染に加え，洗面台の汚染がきわめて高いことがわかりました．これは ^{131}I が唾液に排泄され，歯磨きなどで唾液中に排泄された ^{131}I が洗面台に付着・浸透したためではないかと思われます．

■ 文献

1）UNSCEAR 2020/2021 Report, Volume Ⅰ

2）"Health Risks from Exposure to Low Levels of Ionizing Radiation: BEIR VII Phase 2"（National Research Council），The National academies Press, 2006

3）Hendee WR. Radiology, 264: 312–321, 2012

4）日本の診断参考レベル（2020年版）

5）ICRP, 2012 ICRP Statement on Tissue Reactions/Early and Late Effects of Radiation in Normal Tissues and Organs. ICRP Publication 118, Ann ICRP41（1/2）

6）日本医学放射線学会：エックス線透視における患者防護の要点10　https://www.radiology.jp/content/files/20151104%EF%BC%BF1.pdf

7）IVRに伴う放射線皮膚障害の防止に関するガイドライン　https://www.jsir.or.jp/wp-content/uploads/2015/03/ivr_hifusyogai_GL.pdf

8）日本医学放射線学会：エックス線透視における従事者防護の要点10 https://www.radiology.jp/content/files/20170111.pdf

9）Otuka R. et al. J Nucl Cardiol, 24:1850–1855, 2017

10）Mettler FA Jr et al. Radiology, 248.254–263, 2008

11）日本核医学会：小児核医学検査適正施行のコンセンサスガイドライン2020　https://jsnm.org/wp_jsnm/wp-content/uploads/2019/03/小児核医学検査適正施行のコンセンサスガイドライン2020.pdf

12）Zanotti-Fregonara P, et al. J Nucl Med, 56: 1218-1222, 2015

13）Takalkar AM, et al. J Nucl Med, 52: 1035–1040, 2011

14）Karo C et al. Health Phys, 117: 419–42, 2019

■ Further Readings

● 『画像検査を使いこなす〜放射線科医からの贈り物』（山田恵 / 監），日本医師会発行 / 診断と治療社発売，2024
⇒代表的な疾患の画像検査の選択と鑑別診断のポイントがまとまっており，効率的な検査の組み立てから知識のアップデートにまで幅広く役立ちます．

● 『やさしくわかる放射線治療学 改訂第2版』（公益社団法人日本放射線腫瘍学会 / 監），Gakken，2024
⇒日本放射線腫瘍学会の監修のもと，医療関係者向けに放射線治療をイラストでわかりやすく解説している教本です．

● 日本放射線腫瘍学会　https://www.jastro.or.jp/
⇒日本放射線腫瘍学会のホームページです．

● 『新核医学テキスト』（絹谷清剛，若林大志 / 編著），中外医学社，2023
● 『わかりやすい核医学 第2版』（玉木長良，平田健司，真鍋治 / 編），文光堂，2022
⇒それぞれ，日本を代表する核医学医が編纂・共著した，臨床核医学に関する基礎・理論・診断・治療を広く網羅する教科書です．

● 『核医学安全基礎読本1改訂 患者（医療）安全＆医療放射線安全』（渡邉直行 / 著），医療科学社，2020

『核医学安全基礎読本2 核医学安全のための科学知識と技術スキル』（渡邉直行 / 著），医療科学社，2019

『核医学安全基礎読本3 内用療法』（渡邉直行 / 著），医療科学社，2019

『核医学安全基礎読本4 放射免疫測定法』（渡邉直行 / 著），医療科学社，2020
⇒4冊のシリーズで，核医学全般をカバーする内容ですが，医療安全側からの観点が強いです（特に第1-2巻）．なお，第4巻は InVitro 検査を扱っており，本書では全く触れていない内容になります．

● UNSCEAR 2020/2021 Report:Volume I
https://www.unscear.org/unscear/publications/2020_2021_1.html
⇒この文献は，医療放射線における放射線防護について現時点で最も正確な情報を提供していると思われ，この分野を勉強しようしている方々にお勧めします．

● ICRP勧告 日本語版シリーズ　https://www.jrias.or.jp/books/cat1/101-14.html，ないしhttps://www.icrp.org/page.asp?id=5
⇒医療のみでなくすべての放射線被ばくに関する基礎的な資料であるICRP勧告の一部は日本語訳されて無料で配布されていますので，アクセスの仕方は知っておいた方がいいと思います．

● ICRP, 2015. Radiation Dose to Patients fromRadiopharmaceuticals: A Compendium of Current Information Related to Frequently Used Substances. ICRP Publication 128. Ann. ICRP 44(2S).
⇒放射性医薬品による被ばく計算の最も信頼すべき情報源となります．放射性医薬品による被ばくの推定，投与量の決定などは基本的にこの文献のデータを元に考えていくことになります

なお，「核医学症例検討会第60回記念症例集」「核医学会症例検討会第100回記念症例集」は古い書籍で現在入手困難ですが，核医学における難しい症例，ピットフォールなどが大量に収載されています．施設によっては，所蔵されていたり，上級医が所持していたりしますので，困ったときに参照するのに非常に良い本です．

第2章 医療と放射線

章末問題

問題1 次の放射線学的検査・治療のうち、患者さんの被ばくのみならず、検査や治療を実施する医療者の被ばくにも留意しなければならないものを2つ選び、その理由を述べてください。

①胸部X線撮影

②マンモグラフィー

③内視鏡的逆行性胆管膵管造影

④コンピュータ断層撮影（CT）

⑤脳動脈瘤に対するコイル塞栓術

問題2 ^{123}I（ヨウ素123）はγ線放出核種であり、^{131}I（ヨウ素131）はβ線放出核種（ただし、γ線も放出する）である。甲状腺機能の体外測定や甲状腺疾患の画像診断にはどちらも利用は「可能」であるが、臨床ではほとんどの場合、その片方が利用される「べき」とされている。どちらを利用するべきか、理由とともに答えてください。

問題3 核医学治療では、大量の放射性同位元素が投与されるため、投与後の患者さんには特定の病室に入っていただく必要があるが、一部その必要がないケースも存在する。以下のものから、病室に入る必要がないケースを選んでください（複数回答）。

①^{131}Iを用いた甲状腺がん転移治療

②^{131}Iを用いた甲状腺がん術後アブレーション治療

③^{131}Iを用いたバセドウ病治療

④^{177}Lu DOTATATEを用いた神経内分泌腫瘍治療

⑤^{223}Raを用いた去勢抵抗性前立腺がん骨転移治療

⇨ 次ページの**解答A**で答えを確認してください。

解答 A

問題1

③⑤

解説：胸部X線撮影・マンモグラフィ・CTでは，検査を担当する診療放射線技師は，検査における患者さんのセッティングが終わると，鉛ガラスなどで遮蔽されている操作室に移動してX線の照射ボタンを押します．したがって，特別な場合を除いて診療放射線技師が被ばくをすることはありません．これに対して，内視鏡的逆行性胆管膵管造影や脳動脈瘤に対するコイル塞栓術では，医師などが患者の傍らでX線透視をしながら検査や治療を行うのが一般的です．この場合，患者さんに照射されたX線が散乱して医師などの医療者も被ばくを受ける可能性があります．したがって，③や⑤では，患者さんのみならず医療者の放射線防護も重要となります．

問題2

^{131}Iはβ線放出核種であるため，内部被ばくが大きくなる．また，半減期が8日と長いため，^{123}Iに比べると大きな被ばくとなる．このため，^{123}Iと^{131}Iのどちらかが選択可能な場合，診断用には^{123}Iを選択しなければならない．

問題3

②③⑤

解説：^{131}Iは高エネルギーγ線を放出するため，特定の病室に入る必要があることが多いが，例外として，②甲状腺がん術後アブレーション治療，③バセドウ病の治療，がある．②はこの条件の患者さんでは体内に保持される^{131}Iの量が少なく，周囲への被ばく影響が低いことが科学的に証明されたため，特別に許されている．③は投与量が特別な病室に入らなければならない基準値である500MBq以下で治療効果が得られることが多く，ほとんどの場合入室は必要ない．^{223}Raはγ線を放出するがきわめてわずかであり，周囲への影響が小さいため，外来治療が許されている．^{177}Lu DOTATATEについては，特別措置病室の制度が設けられ，一般病棟を一時的に管理区域として利用することが認められているが，これは「特別な病室が必要でない」わけではなく，逆に「通常の病棟を特別な病棟として管理する」考え方である．なお，この規制値（退出基準）は国ごとに異なるため，上記の回答は日本にしか当てはまらない．

問題4 医療被ばくでは患者さんに対する被ばくの線量限度は設けられていないが，何らかの基準は必要であるため，診断参考レベル（DRL）が提唱され，これを参考として被ばく量を管理することが求められている．あなたの病院の胸部CT検査（胸部1相）の今年一年の統計を取ったところ，CTDIvolの値の年間平均値が15 mGyとなっており，2020年版DRLの値13 mGyを超えていた．このとき取るべき行動で正しいのはどれか，理由とともに答えてください．

①胸部CT検査（胸部1相）の全検査で被ばく線量を1／3に減らすことで，線量を低減する．

②年間検査の詳細な統計を取り，被ばくの多くなるケースを抽出して，それらの検査の線量を低減する

③次に予定されるDRL改訂を待って，線量の再比較を行う．

次のシナリオを読んだあと，設問に答えてください．

【シナリオ】
60歳代の男性の患者さんで，3カ月前に結腸がんと診断されて上行結腸の切除が行われています．手術後の定期検査の血液検査で，CEA※が15 ng/mLと高値であることが判明しました．主治医が精密検査のための腹部CTを患者さんに勧めたところ，患者さんより「手術の直前にもCT検査を行ったので，前回検査からまだ3カ月ちょっとしか経っていません．CT検査はX線被ばくが多いと聞いていますが，こんなに頻繁にCT検査をしても大丈夫でしょうか」という質問がありました．

※CEA:血液検査における代表的な腫瘍マーカーであり，大腸，肺などの癌で陽性となります．正常値は0.1〜5.0 ng/mLです．10 ng/mL以上の値のときに悪性腫瘍の可能性が高いとされます．

問題5 あなたが主治医だった場合，CT検査の正当性について患者さんにどのように説明するか考えてください．

⇨ 次ページの**解答B**で答えを確認してください．

解答 B

問題4

① ×

② ×

③ ×

解説：DRL は規制値ではなく，管理のためのツールである．この点が職業被ばく，公衆被ばくの「線量限度」とは意味合いが異なる．したがって，すべての検査がその値を超えていてはいけないというものではない．この値を超えているようであれば，あなたの施設は被ばくが多めになっている可能性が高いので，改善しましょう，という目安と考えなければならない．

　①の場合，全例の被ばく量が低減されるので一見正しく見えるが，均一に線量を1/3に落としてしまうと，一部の検査では，画質の低下が著しく，診断に適さない画像となる可能性がきわめて高い．この場合，診断に役立たない【無駄な被ばく】になるため，「正当化の原則」の違反となる．線量の高い検査や線量を落としても画質が低下しない検査を見極めて個別的な対応を取るのが正しい．DRL の改訂は適宜行われるが，改善は継続的に行われるべきであり，次の改訂を待つというのは正しい態度ではない．

問題5（解答例）

結腸がんでは，手術で結腸のがんを取りきれた場合でも，その後しばらくして再発が起きることがあります．結腸がんの再発には，がんがあった部位の近傍に発生する「局所再発」や，肝臓や肺などの大腸以外の臓器に再発する「遠隔転移」などがあります．結腸がんでは局所の再発は1％以下ですが，肝臓や肺への転移はそれぞれ7％，4％で比較的高頻度です．この患者さんでは，結腸がんで局所の手術をしたあとに腫瘍マーカーが上昇していますので，再発，特に肝臓や肺への転移が起きているのではないかと疑われます．結腸がんでは，遠隔転移を切除できた場合は患者さんの予後が改善することが知られており，遠隔転移や局所再発に対してはまずは手術を行うことが検討されます．また病変の切除が難しい場合も薬物療法等が考慮されます．したがって，この患者さんにおいては，胸部および腹部のCT検査を行い転移や局所再発の有無を確認して早期に治療を行うことが予後改善につながる可能性が高いと考えられます．一方，CT検査による被ばくによる発がんの可能性はごくわずかと考えられ，さらにCT検査による発がんが生じるにしてもCT検査による被ばくの10-20年後と考えられます．以上より，この患者さんにおいては，CT検査を行うベネフィットがリスクを上回ると考えられ，CT検査を行うことは正当化されると判断されます．

次のシナリオを読んだあと各問について考えてみてください.

【シナリオ】
あなたの祖父（Aさん：75歳）は，右肺に1.5cmの早期肺がんを指摘され不安な状態です. あなたは医療系大学に進学し祖父から治療について相談を受けました. Aさんは，毎日畑仕事をするぐらい元気であり，大きな合併症はありません. 毎日晩酌するのが，唯一の楽しみです.

問題6 病気の進行状態を正確に判断するため，PET-CT（FDG）検査を勧められました. 転移の有無について正確な情報が得られますが，20mSvの医療被ばくを受けます，と説明され不安になっています. あなたは，検査を積極的に受けるように勧めますか？ この不安に対して，どのようなアドバイスをおこないますか？ 述べてください.

問題7 主治医である呼吸器外科医より，PET検査では遠隔転移が認められず肺病変も小さいため定位放射線治療を勧められました. 来週，放射線治療科へ紹介されることになりましたが，Aさんは，"胸部写真・CT・造影CT・頭部MRI・PET-CT検査などを行い，医療被ばく線量が高いところに放射線治療を行うと放射線で寿命が縮んでしまうのではないか"と心配しているようです. この不安に対してどのようにアドバイスしますか？

問題8 放射線治療科を受診し治療内容を受け，来月に治療を受けることになりました. 放射線治療科の主治医との関係性は良好で少し落ち着いたようです. 今後の生活について，あなたにアドバイスを求められました. 以下に極端なアドバイスの選択肢を挙げましたので，それぞれについて考えてください.

①がんになったのは，食生活が悪いので，徹底的に変える

②がんになったのは，仕事のためなので，畑仕事は一切やめる

③不安は信仰心の不足で生じるので，宗教団体に寄付金を進める

④がんになったのは，毎日の晩酌のせいなので，やめさせる

⑤治療を受けた左肺から体外に放射線が放出されるため，自宅にこもって他人とは接触しない

第3章

リスクのモノサシ

＊考えてみよう＊

1． 放射線防護の三原則とは？

2． 内部被ばく，外部被ばくをそれぞれ低減する方策とは？

3． 放射線防護のための基準値は？

4． 国際的な動向はどうなっているか？

5． 放射線の単位の違いとは？

6． 測定器の種類と測れるものとは？

7． 被ばく線量と健康リスクの関係は？

第3章 リスクのモノサシ

1 放射線防護の体系と基準

■ 放射線防護の目的

国際放射線防護委員会（ICRP）によれば，放射線防護の目的は，放射線による被ばくを管理し制御することにより，確定的影響（組織反応）を防止し，確率的影響のリスクを合理的に達成できる程度に減少させることである．

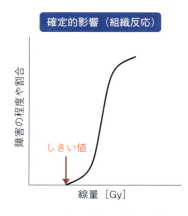
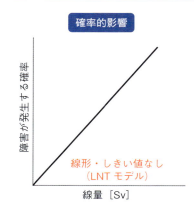

■ 放射線防護の基本原則

原則	意味
正当化	放射線被ばくの状況を変化させるようなあらゆる決定は，害より便益が大きくなるべき
防護の最適化	被ばくの生じる可能性，被ばくする人の数および彼らの個人線量の大きさは，すべての経済的および社会的要因を考慮に入れながら，合理的に達成できる限り低く保つべき
線量限度の適用	患者の医療被ばく以外の計画被ばく状況における規制された線量からのいかなる個人の総線量も，適切な限度値を超えないようにするべき

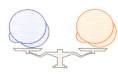

▶防護の最適化に係る原則は，"As Low As Reasonably Achievable"（被ばくを合理的に達成可能な限り低く）の頭文字を取って「ALARA」の原則とも呼ばれる．

1 放射線防護の目的と基本原則

1）放射線防護の目的 Chart 113

国際放射線防護委員会（ICRP）によれば，放射線防護の目的は，放射線による被ばくを管理し制御することにより，確定的影響（組織反応）を防止し，確率的影響のリスクを合理的に達成できる程度に減少させることです[1) 2)].

ここで，確定的影響（組織反応）とは，しきい線量があり，それより低ければ生じない障害（皮膚の損傷，不妊など）を意味します[※1]．一方，確率的影響は，しきい線量が認められない障害（発がんと遺伝性影響）を意味し，わずかな被ばくでも線量に比例した健康リスクがあるとされています．

ICRP[※2]は，最新の基本勧告（2007年勧告）[2)]において，人の健康に加えて環境を防護するという目的を新たに加えました．そして，被ばくに関連する可能性のある人の望ましい活動を過度に制限することなく，放射線被ばくの有害な影響に対する人と環境の適切なレベルでの防護に貢献することを目指すとしています．

2）放射線防護の基本原則 Chart 114

放射線防護の基本原則は，正当化・防護の最適化・線量限度の適用の3つです．

正当化の原則とは，放射線被ばくの状況を変化させるいかなる決定も，害より便益が大きくなるべきであるというもので[※3]，放射線を使う行為は，正味の便益がプラスになる場合のみ認められるという考え方です．正当化の原則は，放射線事故が起きたときの対応も含め，被ばくの変化をもたらす活動すべてに適用されます．

防護の最適化の原則は，被ばくする可能性，被ばくする人の数，およびその人たちの個人線量の大きさは，経済的および社会的な要因を考慮して合理的に達成できる限り低く保たれるべきであるというもので，「As Low As Reasonably Achievable（合理的に達成できる限り低く）」の頭文字をとって「ALARA（アララ）の原則」とも呼ばれます．

線量限度の適用の原則は，患者さんの医療被ばくを除く計画被ばく状況においては，規制された線源からのいかなる個人への総線量も適切な限度を超えるべきでないというもので，被ばくを伴う計画的な行為においては，管理の対象となるあらゆる放射線源からの被ばく線量の合計がある基準（すなわち線量限度）の値を超えないようにするという考え方です．

International Commission on Radiological Protection

※1 放射線の人体影響
⇒1章-4「放射線の人体影響（疫学）」参照

※2
本章で特にことわらない場合，「ICRP」は2007年勧告を意味する

※3
「害よりも便益が大きくなければならない」の英語原文は "should do more good than harm"

⇒2章-3 Chart 98 参照

第3章 リスクのモノサシ

放射線被ばくの評価に用いられる量

量	単位	意義
吸収線量	Gy	物理量（J kg^{-1}）として定義される
等価線量	Sv	放射線防護の目的で用いられ，「防護量」と呼ばれる
実効線量	Sv	
周辺線量当量	Sv	放射線管理の目的で用いられ，「実用量」と呼ばれる
個人線量当量	Sv	
生物学的等価線量	Gy-Eq GyEq GyE	放射線の生物学的影響評価の目的で用いられ，生物学的効果比（RBE）を重みづけに用いる

実効線量の計算方法

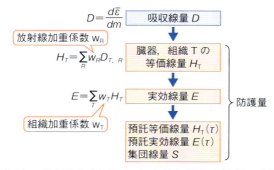

▶等価線量H_Tは，成人男女のファントムそれぞれの臓器・組織について計算され，実効線量を計算する際に平均化される．

2 放射線防護に用いられる量

1) 放射線被ばくの評価に用いられる量 Chart 115

放射線防護の目的で用いられる量には，実用量，防護量，生物学的等価線量などがあります．

確定的影響の評価には一般に吸収線量または生物学的等価線量が用いられます．吸収線量は，物理量（単位：$J\ kg^{-1}$）として定義できます．

確率的影響の評価には，体内の臓器／組織の平均吸収線量を放射線の種類に応じて重みづけした**等価線量**と，等価線量に各臓器／組織の放射線感受性などに基づく重みを乗じて積算した**実効線量**が用いられます．この2つは**防護量**と呼ばれ，体内の組織や臓器の線量に拠るため直接測ることはできません．

そこで，放射線管理の目的で，放射線測定器※4を用いて測定できる量として，「周辺線量当量」と「個人線量当量」が考案されました．これらは**実用量**と呼ばれ，防護量と同じ単位［Sv］を持ちます．

動物や細胞なども含め，生物学的な影響評価に用いられる量として，**生物学的等価線量**があります．これは，吸収線量を**生物学的効果比**（RBE）※5で重みづけしたもので，単位として［Gy-Eq］［GyEq］［GyE］などが用いられています．

2) 実効線量の計算方法 Chart 116

確率的影響のリスクに対応する量である実効線量Eは，人体内の組織・臓器の線量から計算されます．

まず各組織・臓器の平均吸収線量を推定評価し，平均吸収線量を放射線の種類に応じた重みづけによって等価線量に変換し，これを各組織／臓器の放射線感受性等で重みづけして全身で足し合わせることで実効線量を算定します．

組織／臓器の平均吸収線量から等価線量を求めるときの重みづけに使われる係数は**放射線加重係数**w_R，等価線量から実効線量を求める際の重みづけに使われる係数は**組織加重係数**w_Tと呼ばれ，これらの係数値はICRPによって提示されています．

さらに，線量を時間で積分した**預託線量**や，実効線量を集団について合算した**集団線量**［man・Sv］が使われることもあります．ただし，ICRPによれば，確率的影響に対する線形の線量効果関係（LNTモデル※6）に基づいて，大集団に対する微量の被ばくがもたらすがん死亡数を計算したりするのは誤ったアプローチであるとされています．

※4 **放射線測定器**
⇒3章-2 Chart 134 ～ Chart 136 参照

※5 **生物学的効果比（RBE）**
⇒1章-3 Chart 25 参照

※6 **直線閾値なし（LNT）モデル**
⇒1章-3 Chart 29
　2章-3 Chart 101
　3章-1 Chart 113 参照

第3章 リスクのモノサシ

実効線量の使用における留意点

- 実効線量 E は，標準人や標準集団に対する代表的な数値を用いて計算する．
- 実効線量は，主として将来行う被ばくを伴う作業などを計画する段階において，確率的影響を規制する基準値（線量限度や拘束値）を満たしていることを示すときに用いるべきである．
- 実効線量は過去の個人の被ばくに関するリスクの評価，また疫学研究には用いるべきでない．
- 実効線量を確定的影響（組織反応）の評価に用いるのは不適切である．

ICRPは，放射線の確率的影響のリスクが個人（年齢や性別等）で大きく異なることを踏まえたうえで，不必要に差別的になり得る性別および年齢別の放射線防護規準の要件を排除するとしている

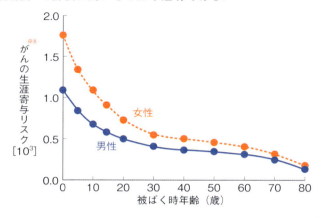

放射線被ばくの名目リスク

名目リスク：標準的な集団における，性および被ばく時の年齢を平均化した，単位実効線量当りの確率的影響のリスク推定値．

低線量率放射線被ばくによる確率的影響に関する損害を調整して得られた名目リスク係数（$10^{-2}Sv^{-1}$）

被ばく集団	がん 1990勧告	がん 2007勧告	遺伝性影響 1990勧告	遺伝性影響 2007勧告	合計 1990勧告	合計 2007勧告
全集団	6.0	5.5	1.3	0.2	7.3	5.7
成人	4.8	4.1	0.8	0.1	5.6	4.2

▶ 実効線量100 mSv（0.1 Sv）の被ばくによる発がんリスクの上昇は約0.5％である．ただし，個人の発がんリスクは年齢や遺伝的要因などによって異なる．

3 実効線量と名目リスク

1）実効線量の使用における留意点 Chart 117

　実効線量は，標準人や標準集団（代表的な年齢・性の分布を持つグループ）に対して代表的な数値を用いて計算された線量で，個人の健康影響に関するリスクを示すものではありません．一方，確率的影響のリスクは年齢や性別で大きく変わることが知られています[7]．この点について，ICRPは，現在の放射線防護の体系においては，そうした個人のリスクに基づく対応は不必要に差別的になりうるため避けているとしています．

　こうした性質を持つ実効線量は，主として，将来行う被ばくを伴う作業などを計画する段階において，確率的影響を規制する基準値（線量限度や拘束値）を満たしていることを示すときに用いるべき量になります．よって，特定された個人や集団に対して，実効線量を過去の放射線被ばくのリスク評価や疫学研究に用いるべきではありません．

　また，確定的影響（組織反応）の評価に実効線量を使用するべきではなく，吸収線量や生物学的等価線量を用いるのが適切です．

2）放射線被ばくの名目リスク Chart 118

　実効線量は個人の被ばくのリスクを示すものではありませんが，代表的な年齢や性の分布を持つ集団にかかわる確率的影響のリスクを実効線量から推定することは可能です．そうした，性および被ばくときの年齢を平均化した確率的影響のリスクを名目リスク，単位実効線量あたりの名目リスクの推定値を名目リスク係数 [Sv⁻¹] と呼んでいます．

　ICRPは，2007年勧告において，低線量率放射線被ばくによる確率的影響に関して，子どもを含む全集団に対する発がんの名目リスク係数は0.055，成人に対しては0.041，遺伝性影響の名目リスク係数はそれぞれ0.002および0.001であると述べています．この数値に基づけば，標準的な集団に対する100 mSv（0.1 Sv）の被ばくがもたらす発がんリスクの増加は約0.5％（0.4-0.6％）になります．

　ただし，放射線発がんのリスクは年齢，性，遺伝的要因などによって変化するため，特定された個人や集団のリスクは名目リスクと異なってくることに注意が必要です．

※7
年齢や性の違いが放射線の放射線の人体影響にもたらす変化
⇒1章-4「放射線の人体影響（疫学）」参照

※8
0.1 Gyの1回被ばくによって10万人あたりに増えるがんの件数

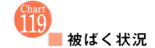
被ばく状況

原則	意味
計画被ばく	● 被ばくが生じる前に防護対策を計画でき，被ばくの大きさと範囲を合理的に予測できる状況 ● 線源の意図的な導入と運用に伴う被ばく ● 基準値として線量限度及び線量拘束値（線量限度より低く設定された制限基準値）が適用される
緊急時被ばく	● 急を要する，かつ，長期的な防護対策も要求されるかもしれない不測の状況 ● 好ましくない結果を回避・低減するための行動（事故対応，放射線モニタリング，避難等）に伴う被ばく ● 基準値として参考レベルが適用される
現存被ばく	● 管理について意思決定がなされる時点で既に被ばくが存在している状況 ● 自然放射線レベルの高い居住地域などにおける被ばく ● 基準値として参考レベルが適用される

▶ 計画被ばく状況は，さらに「起こることが確実な被ばく（通常被ばく）」と「潜在被ばく」の2つの状況に区分できる．

被ばくのタイプ

原則	意味
職業被ばく	● 放射線や放射性物質を扱う仕事での被ばく（医療従事者の被ばくも含む） ● ICRPは，計画被ばく状況における職業人に対する線量限度として，実効線量で100 mSv/5年かつ50 mSv/年，眼の水晶体の等価線量で100 mSv/5年かつ50 mSv/年，皮膚又は手足の等価線量で500 mSv/年，胚・胎児（妊娠の申告後出産までの期間）について1 mSvを勧告している
医療被ばく	● 患者として診断や治療で受ける被ばく ● ICRPは，医療被ばくについては線量限度や参考レベルは適用するべきでないとし，放射線診断について診断参考レベルDRLを用いることを勧告している
公衆被ばく	● 上記（職業・医療被ばく）以外の被ばく ● ICRPは，公衆に対する線量限度として，実効線量で1 mSv/年，眼の水晶体の等価線量で15 mSv/年，皮膚の等価線量で50 mSv/年を勧告している

▶ ICRPは線量拘束値についても勧告しており，例えば，放射性廃棄物処分にかかわる公衆被ばくに関して0.3 mSv/年を超えない値が適切としている．

4 放射線被ばくにかかわる区分

1）被ばく状況 Chart 119

被ばく状況は，計画被ばく・緊急時被ばく・現存被ばくの3つに区分されます．

計画被ばくとは，線源の意図的な導入と運用を伴う状況で，基準値として線量限度と線量拘束値が適用されます．計画被ばく状況は，さらに「起こることが確実な被ばく（通常被ばく）」と「潜在被ばく」[9]の2つの状況に区分することができます．

planned exposure

※9
ICRPは，線源に関連する潜在被ばくに対して，リスク拘束値の使用を勧告している．

緊急時被ばくとは，放射線事故や核テロなどの緊急事態において，好ましくない結果を回避・低減するため喫緊の対応を必要とする状況で，基準値として**参考レベル**が適用されます[10]．

emergency exposure

現存被ばくとは，緊急事態後の長期被ばくが伴う復旧過程を含む，管理について意思決定するときに既に存在する被ばく状況で，基準値として参考レベルが適用されます．

existing exposure

※10
これは緊急時被ばく状況における「参考レベル（reference level）」を意味し，2章で登場した医療（診断）分野で用いられる特殊な参考レベルである「DRL（diagnostic reference level）」とは異なる概念であることに注意．

2）被ばくのタイプ Chart 120

被ばくのタイプは，被ばくする人の立場に応じて，職業被ばく・医療被ばく・公衆被ばくの3つに区分されます．

職業被ばくとは，放射線や放射性物質を扱う仕事での被ばくを意味し，計画被ばく状況における職業人に対する線量限度として，実効線量で100 mSv/5年かつ50 mSv/年，眼の水晶体の等価線量で100 mSv/5年かつ50 mSv/年（2011年の声明[3]に沿って変更），皮膚の等価線量で500 mSv/年等が勧告されています．なお，医療従事者が診療業務で受ける被ばくも職業被ばくになります．

occupational exposure

医療被ばくとは，患者さんとして診断や治療で受ける被ばくを意味し，線量限度や参考レベルは適用されません．放射線診断については，診断参考レベルDRLの使用が推奨されています．

medical exposure

公衆被ばくとは，前述以外のすべての被ばくを意味し，一般公衆に対する線量限度として，実効線量で1 mSv/年，眼の水晶体の等価線量で15 mSv/年，皮膚の等価線量で50 mSv/年が勧告されています．

public exposure

ICRPは，線量拘束値についての勧告もしています．例えば，放射性廃棄物処分に係る公衆被ばくについては0.3 mSv/年を超えない値が適切としています．

日本における線量限度

線量	職業人	一般公衆
実効線量	100 mSv/5年 50 mSv/年	1 mSv/年
女子	5 mSv/3月	-
妊娠中の女子	内部被ばくについて 1 mSv（妊娠期間中）	-
等価線量： 眼の水晶体*	100 mSv/5年 50 mSv/年	-
皮膚	500 mSv/年	-
妊娠中の女子の腹部表面	2 mSv（妊娠期間中）	-

▶令和3（2021）年4月1日施行；それまでは職業人における眼の水晶体の線量限度は150 mSv/年であった．

参考レベルの考え方

緊急時被ばく状況や現存被ばく状況では，線量限度は適用せず，現状に応じた参考レベル（緊急時被ばく状況においては20～100 mSv/年，現存被ばく状況においては1～20 mSv/年）を定め，それ以下に被ばくを抑えるように防護活動を実施する．

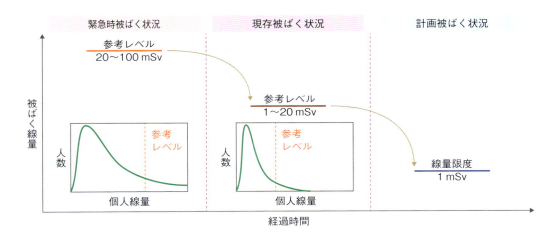

5 放射線防護のための基準値

1）日本における線量限度 Chart 121

　日本においては，ICRPの勧告に準じて，職業人と一般公衆それぞれに対する線量限度が法令で規定されています[11].

　職業人に対しては，計画被ばく状況におけるすべての規制された線源からの被ばくについて，100 mSv/5年および50 mSv/年が実効線量限度として定められています．また，女性の職業人については，妊娠の可能性を考慮して3カ月に5 mSv，妊娠中の期間の内部被ばくについて1 mSvという実効線量限度，および妊娠中の腹部表面の被ばくについて2 mSvという等価線量限度が別に定められています．このうち，妊娠女性の内部被ばくにかかわる実効線量限度（1 mSv）はICRPの1990年勧告[1]に基づく基準で，5 mSv/3カ月という実効線量限度と腹部表面の被ばくにかかわる等価線量限度（2 mSv）は日本で独自に設けられた基準です．

　一般公衆に対しては，1年間において1 mSvという線量限度が定められています．ICRPが公衆被ばくについて勧告している眼の水晶体（15 mSv/年）と皮膚（50 mSv/年）の等価線量限度はとり入れられていません．

2）参考レベルの考え方 Chart 122

　原子力事故や核テロなどのような非常事態，すなわち緊急時被ばく状況においては，平常時における防護（発がんリスクの増加を抑えること）に拘泥せず，重大な身体的障害を防ぐための対策を優先して実施することが求められます．

　そこで，緊急時被ばく状況では，計画被ばく状況の線量限度（計画被ばく状況における全ての規制された線源からの被ばくに対する限度）は適用せず，線量限度を超える基準値を参考レベルとして定め，これを超えないように防護の最適化を図りながら必要な作業を行うこととしています．参考レベルの目安は，一般公衆については20～100 mSv/年，職業人については，汚染拡大防止や人命の救助等のきわめて重要な緊急作業に従事する場合には，緊急作業期間中の実効線量の上限を500～1000 mSvの範囲に設けることも想定されています．

　日本においては，緊急作業従事者の制限値として，実効線量で100 mSv，眼の水晶体の等価線量で300 mSv，皮膚の等価線量で1 Svが示されています．

　緊急事態が収束し復旧の時期（現存被ばく状況）になれば，緊急時被ばく状況における参考レベルよりも低い参考レベル（公衆については1～20 mSv/年）を設定して防護の最適化を行いつつ，さらに線量限度（1 mSv/年）へ基準値を下げていく努力を続けることになります．

※11
眼の水晶体の線量限度が変更された背景については2章-3 Chart 108 参照

第3章 リスクのモノサシ

Chart 123 ■ 外部被ばくを低減するための方策

時間を短くする **遮蔽を増す** **距離をとる**

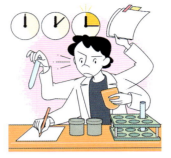 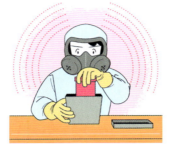 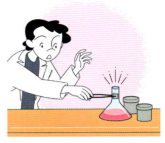

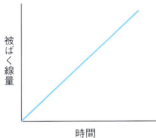 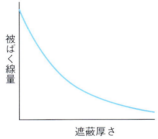 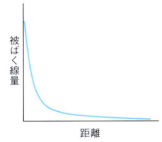

Chart 124 ■ 内部被ばくを低減するための方策

吸入を防ぐ **経口摂取を防ぐ** **経皮摂取を防ぐ**

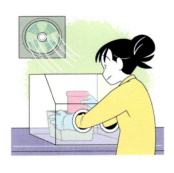 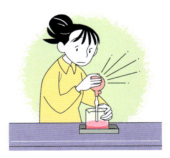 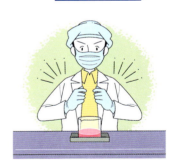

■ Advanced

体内に取り込んでしまった放射性核種の体外へ排出させる方法として,
- 多量の水を飲んで尿への移行を早める（トリチウムなど）
- 非放射性の同じ元素（安定元素）を摂取して親和性のある組織に集積するのを防ぐ（^{131}I など）
- 特定の核種を取込むキレート剤を摂取して体外への排出を促す（^{137}Cs など）

の方法がある.

6 被ばくを低減するための方策

1）外部被ばくを低減するための方策 Chart 123

　外部被ばくに対しては，距離・時間・遮蔽の3つの要素を調整することで，被ばく線量を小さくすることができます．

a）時間について

　同じ場所で作業する場合，被ばく線量は時間に比例して増えます．したがって，できるだけ短い時間で作業をすることで，被ばくを抑えることができます．あらかじめコールドラン[※12]を行うことも作業時間を短縮させるうえで効果的です．

b）遮蔽について

　一般に放射線の強さは遮へいの厚み対して指数関数的に減少します．したがって，作業が困難にならない程度に遮蔽しながら作業をすることで，被ばくを低減できます．ただし，利用する放射線や放射性核種によって効果的な遮蔽の仕方は異なることに留意する必要があります．

c）距離について

　線源が点状の場合には，線量率は線源からの距離の二乗に反比例します．したがって，できるだけ線源から離れて作業をすることで，被ばくを小さくできます．放射性物質を扱う際にトングや鉗子を用いることも，手指などの被ばくを低減するうえで有効です．

2）内部被ばくを低減するための方策 Chart 124

　内部被ばくは，3つの経路（吸入・経口摂取・経皮摂取）からの取り込みを防ぐことで，被ばく線量を抑えることができます．

　吸入に対しては，揮発性の放射性物質を扱う際にフードやグローブボックス[※13]などを使用したり，空調で空気を常時吸引換気することで，取り込みを小さくできます．必要に応じてマスクなどの呼吸用保護具を着用することも有効です．

　経口摂取に対しては，液状の放射性物質を扱う際にピペッタを用いたり，放射性物質を汲う場所で飲食や喫煙をしないことで，取り込みを小さくできます．

　経皮侵入に対しては，白衣や手袋などの保護具を正しく着用するとともに，手や衣服および使用した物品などの汚染検査をしっかり行うことで，取り込みを防ぐことができます．

　その他，すべての経路にかかわることとして，放射性物質で汚染された区域を明瞭に区画して，同区域からの人やものの出入りを厳密に管理することで汚染の拡大を防いだり，汚染のある区域内で怪我をした人を迅速に非汚染区域へ退避させるなどの対策が有効です．

第3章 リスクのモノサシ

※12
放射性物質を使わない練習

※13 **グローブボックス**
グローブを介して内部に手だけを入れて作業できるように設計されたボックス．外部環境と遮断された密閉空間で実験作業ができる．

放射線防護にかかわる主な国際組織

組織名	略称	活動の目的
国際原子力機関	IAEA	原子力技術の平和的利用の促進，原子力の軍事転用の監視・防止
世界保健機関	WHO	すべての人が到達可能な最高の健康水準に到ること
国際労働機関	ILO	労働者の労働条件と生活水準の改善
原子放射線の影響に関する国連科学委員会	UNSCEAR	放射線防護に関する科学的知見の収集とその評価（政策の議論や提言などは行わない）
経済協力開発機構／原子力機関	OECD/NEA	国際協力を通して安全で経済的かつ環境に調和した原子力エネルギーの発展に貢献すること
国際放射線防護委員会	ICRP	科学的根拠に基づき，放射線防護の枠組みや基準などについて勧告すること
国際放射線単位測定委員会	ICRU	放射線およびその物質との相互作用に関する物理量や単位の定義などについて勧告すること

放射線防護にかかわる国際組織の相互関係

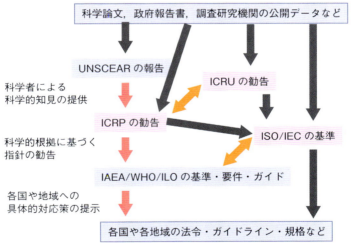

青色のボックスは国連関係，紫色のボックスは非政府組織

7　放射線防護にかかわる国際組織

1）放射線防護にかかわる主な国際組織　Chart 125

　放射線防護にかかわる主な国際組織には，国連関係では，国際原子力機関（IAEA），世界保健機関（WHO），国際労働機関（ILO），原子放射線の影響に関する国連科学委員会（通称「国連科学委員会」）（UNSCEAR）などがあります[※14]．このうち，UNSCEARは，放射線防護に関する科学的知見の収集と評価を目的とした，科学者のみで構成される委員会で，通常の国連機関と異なり政策にかかわる議論や提言などは行わないという特徴があります．

　国連関係以外では，経済協力開発機構/原子力機関（OECD/NEA），国際放射線防護委員会（ICRP），国際放射線単位測定委員会（ICRU），国際標準化機構（ISO），国際電気標準会議（IEC）などがあります．このうち，放射線防護分野で広く知られているICRPは，公的な機関ではなく，英国の非営利団体（NPO）として登録されている専門家のグループです．

　前述の組織以外にも，米国の原子力規制委員会（NRC）や放射線防護審議会（NCRP），欧州原子力共同体（EURATOM），ドイツの放射線防護委員会（SSK）など，他の国や他の地域の規制当局や審議会も，国際社会における放射線防護にかかわる規制行政の進展に寄与しています．

2）放射線防護にかかわる国際組織の相互関係　Chart 126

　前述の放射線防護にかかわるさまざまな組織の活動目的は，各国や各地域で放射線防護・安全にかかわる行政に役立つ法令やガイドラインを作成し機能させることと言えます．その際，各国や各地域が独自にそれぞれのやり方で基準や規格などをつくると，各国・地域の事情や経験によって大きく異なるものになってしまう恐れがあります．

　そこで，UNSCEARなどが集約・評価し国連報告書として提供した科学的根拠に基づいてICRPやICRUが基礎となる考え方を勧告し，それを踏まえてIAEAやWHOなどが放射線防護にかかわる要件や基準を作成して国連加盟国に提示し，それらに沿って各国・地域が法令やガイドラインなどを整備するという関係が構築されています．また，ISOやIECが策定した国際標準規格は，各国の放射線管理などにかかわる規格（日本では日本産業規格（JIS）など）にとり入れられることによって，放射線防護の実践に寄与しています．

International Atomic Energy Agency

World Health Organization

International Labour Organization

[※14]
現在，国連の科学委員会はUNSCEARのみであり，「国連科学委員会」と言えばUNSCEARを意味する．United Nations Scientific Committee on the Effects of Atomic Radiation

Organisation for Economic Co-operation and Development/Nuclear Energy Agency

International Commission on Radiation Units and Measurements

International Organization for Standardization

International Electrotechnical Commission

Nuclear Regulatory Commission

National Council on Radiation Protection and Measurements

European Atomic Energy Community

Strahlenschutzkommission

文献

1）ICRP, 1991. 1990 Recommendations of the International Commission on Radiological Protection. ICRP Publication 60. Ann. ICRP 21(1-3).

2）ICRP, 2007. The 2007 Recommendations of the International Commission on Radiological Protection. ICRP Publication 103. Ann. ICRP 37(2-4).

3）ICRP, 2012 ICRP Statement on Tissue Reactions / Early and Late Effects of Radiation in Normal Tissues and Organs. ICRP Publication 118. Ann. ICRP 41(1/2).

第3章 リスクのモノサシ

2 測定値の意味するところ

■ 放射線の測定から健康リスク推定への流れ

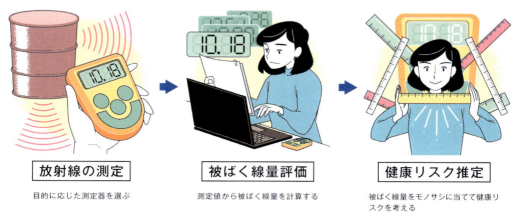

放射線の測定 → 被ばく線量評価 → 健康リスク推定

目的に応じた測定器を選ぶ　　測定値から被ばく線量を計算する　　被ばく線量をモノサシに当てて健康リスクを考える

■ 放射線の単位

種類	単位	意味	測定
エネルギー	eV（電子ボルト）	放射線の持つエネルギー量	できます
吸収線量	Gy（グレイ）	放射線が物質に与えるエネルギー量	できます
等価線量	Sv（シーベルト）	組織・臓器における放射線の影響	できません
実効線量		全身の放射線影響	できません
周辺線量当量		環境の実効線量管理のための単位	できます
個人線量当量		個人の実効線量管理のための単位	できます
放射能	Bq（ベクレル）	放射性物質の量	できます

1 放射線の単位

1）放射線の単位にはいろいろある Chart 127

　放射線を難解と思ってしまう理由の一つに，その単位の複雑さがあるのではないでしょうか．放射線は五感に感じないので，この程度の長さ，この程度の暑さ，この程度の明るさ，といった体感的な定量化ができません．そのため，感じないものを感じてくれる機器，すなわち測定器の示す数値が唯一の尺度となります．ところがこの尺度が，何を意味するかによって複数あるのです．複数の尺度，すなわち単位，が場面に応じて使い分けられることになります．おまけに実は測定できない単位も存在します．なんとも厄介なことですが，このように放射線は長さや温度や明るさのように一つの単位で済まされることができないのです．

　本章では，このような種々の単位について紹介したあと，目的に応じた放射線測定器と得られた値の意味について説明をします．次に，測定値から被ばく線量に変換方法する方法を，いくかの例を使いながら紹介していきます．そして最後に健康リスクを考えるために被ばく線量を当てるモノサシの数々，たとえば生物学的なモノサシや法的なモノサシなど，に話を進めます．

第3章　リスクのモノサシ

Column

東京電力福島第一原子力発電所事故では被ばく線量推定のためにどのような測定器が使われたか

　2011年の東京電力福島第一原子力発電所事故後の県民健康調査の基本調査（アンケート）では，地震による損壊を免れたモニタリングポストと，シンチレーションサーベイメータによる走行サーベイや固定サーベイにより，各地の空気吸収線量や周辺線量当量を測定し，核種ごとに実効線量に換算したうえで各個人の滞在時間を乗じて積算して外部被ばくによる実効線量が推定されました[1]．また，事故後の生活環境での被ばくを推定するために，市町村や学校単位での個人被ばく線量計の短期装着も行われました[2]．一方，内部被ばくの組織的な測定は行われず，放射線医学総合研究所（当時）[3]と弘前大によるNaIサーベイ（スペクトロメータ）を用いた甲状腺モニタリング[4]と，長崎大によるホールボディカウンタ検査[5]が実施されました．体表汚染は避難所を中心にGMサーベイを用いて行われ，2011年3月末までに114,488人が検査を受け，そのうちスクリーニングレベルを超えたのは102人と報告されています[6]．

放射線のエネルギーと吸収線量

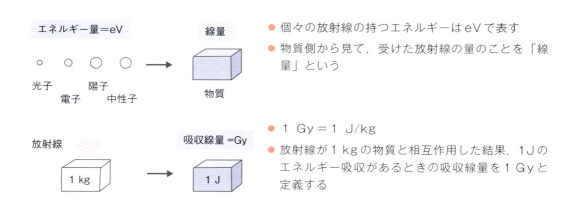

- 個々の放射線の持つエネルギーはeVで表す
- 物質側から見て，受けた放射線の量のことを「線量」という

- 1 Gy＝1 J/kg
- 放射線が1kgの物質と相互作用した結果，1Jのエネルギー吸収があるときの吸収線量を1Gyと定義する

等価線量と実効線量の考え方

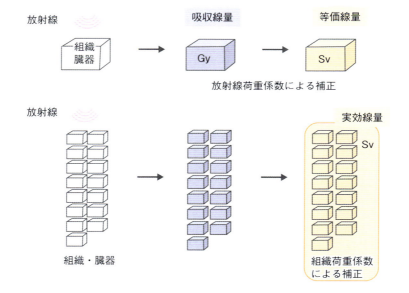

2) eV – 放射線のエネルギー Chart 128

　放射線は「空間を流れるエネルギー」なので，エネルギー量が絶対的かつ基本的な単位となります．その単位が電子ボルト［eV］です．1 eVは1個の電子が1ボルトの電圧で加速されるときのエネルギー量[1]と定義され，粒子線の場合には電子や陽子，中性子，電磁波の場合には光子（量子単位）が持つエネルギーが，このeVを使って示されます．X線では，eVを使ってX線の質が表現され，光子エネルギーが約2 keV以下のものは軟X線，20 keV以上のものは硬X線といわれます．また，放射性核種から放出される放射線のエネルギーは，それぞれの核種に固有のものなので，エネルギーがわかれば逆引きして核種も推定できます．例えば0.662 MeVのγ線が検出されたとすると，そこには^{137}Cs（セシウム137）があるぞ，ということが推定できます．つまり，eVは放射線や放射性核種のキャラクターを示しているとも言えます．ただ，ごく普通に放射線を扱う際にあまりこのeVを使うことはありません．なぜならば，この量のエネルギーを持っている放射線がどれだけ放射線が物質に照射されたのか，ということがより重要になるからです．この「どれだけ」を放射線量，通常は略して**線量**といいます．

※1
1eV = 1.602 × 10^{-19}J
⇒1章-1 Chart 10 参照

3) Gy – 吸収線量

　物質は入射してきた放射線と相互作用を起こし，放射線からエネルギーを吸収します．このエネルギーを**吸収線量**といい，単位はグレイ［Gy］です．1 Gyは1kgの物質が1 Jのエネルギーを吸収するときの放射線量と定義されます．この吸収線量が，実際に測定できる放射線の線量，すなわち物理量の基本単位となります[2]．

4) Sv – 放射線による人体影響の大小を語る量 Chart 129   Chart 130

　吸収線量を用いてすべての人体影響の程度を語ることができればよいのですが，残念ながら放射線の種類や，被ばくする組織・臓器によって影響の出てきかたは違ってくるのです．そのため，人体影響の程度，特に放射線防護上重要となる確率的影響のリスクを正確に表現するためには，そのような違いを補正した別の単位を考える必要があります．そのために編み出された線量単位がシーベルト［Sv］で，概念的には吸収線量に放射線加重係数，さらに組織加重係数を乗じて積算することにより得られます．

　放射線加重係数は放射線の種類によって決まります．陽子，中性子，α粒子（ヘリウムの原子核）など，重い粒子の方が加重係数は大きくなり，同じ1 Gyの吸収線量であっても，α粒子やもっと重い原子核は，γ線やβ線の20倍の影響があることになります．これは生体を構成する分子との相互作用の大きさに

※2
厳密には物質が異なれば吸収率も異なるため，環境放射線を測定する場合は**空気吸収線量**，放射線の医療利用の場合は，**組織，臓器吸収線量**と表現する．

第3章 リスクのモノサシ

放射線加重係数と組織加重係数

放射線の種類	放射線加重係数
光子（γ線，X線）	1
電子（β線）	1
陽子	2
中性子	約2.5～21
α粒子，核分裂片，重い原子核	20

光子と電子では吸収線量と等価線量は等しくなる．中性子の場合はエネルギーにより係数が変動する．

組織・臓器	組織加重係数**
赤色骨髄，結腸，肺，胃，乳房，残りの臓器*	0.12
生殖器	0.08
膀胱，食道，肝臓，甲状腺	0.04
骨表面，脳，唾液腺，皮膚	0.01

*副腎，胸郭外領域，胆嚢，心臓，腎臓，リンパ節，筋肉，口腔粘膜，膵臓，前立腺，小腸，脾臓，胸腺，子宮．
**すべての組織・臓器の係数の総和は1になる．ICRP2007年勧告

GyとSvの使い分け

	Gy	Sv
意味	物質（組織・臓器）が放射線から吸収したエネルギー	人体影響のうち確率的影響のリスクの程度
測定	できる	できない
適用する人体影響	確定的影響	確率的影響
適用する線量範囲	すべて	100mSv以下

よるものです．このように，被ばくした組織・臓器において放射線加重係数により吸収線量を補正した線量を**等価線量**（equivalent dose）といいます．

次に，放射線を受ける組織の放射線感受性の違いを補正します．そのための補正係数が，**組織加重係数**です．全身を15の組織・臓器に分割し，それぞれに対しての等価線量に組織加重係数を乗じて積算したものの総和は，理論上，全身に対する影響を示すものとなります．これを**実効線量**（effective dose）といいます．

5）GyとSvの使い分け Chart 131

Gyは組織・臓器などが吸収したエネルギーで測定可能です．確定的影響は，この吸収線量が一定の値を超えると生じます．それに対して，Svは確率的影響リスクの程度を示す線量の単位で，測定することはできず放射線防護のために考え出された概念的な値です．同じ健康影響であっても，確定的影響を語るときはGyを，確率的影響を語るときはSvを用います．放射線防護上は，影響の有無が不確実な100 mGyよりも低い線量における確率的影響の制御が重要になるので，放射線加重係数と組織加重係数は，主として100 mSv以下の低線量域に対して適用されるものです[※3]．

医療放射線における患者さんの被ばく線量の場合には，その線量域が数十mGyから数十Gyまできわめて幅広く，しかも放射線加重係数が1であるX線またはγ線を主として用いるため，通常はGyが用いられます．医療被ばくがSvで語られるのは，自然放射線による被ばくなど他の線源との比較をわかりやすく表現する場合のみとなります．放射線防護上の諸計測値，例えば放射線業務従事者の被ばく線量，さらに事故時における一般住民の被ばく線量評価などでは確率的影響のリスクを示す必要があるので，Svが用いられます．

第3章 リスクのモノサシ

※3 直線閾値なし（LNT）モデル
⇒1章-3 Chart 29，1章-5コラム「100 mSv以下の低線量放射線被ばくによる健康影響」（p.68）参照

Chart 132 物理量・実用量・防護量

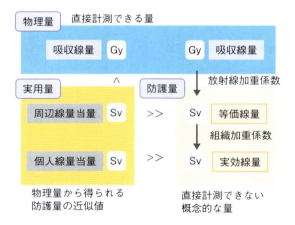

実用量の分類

目的	空間線量	個人線量
実効線量の管理	周辺線量当量 H*(10) 1cm線量当量	個人線量当量 $H_p(10)$ 1cm線量当量
水晶体被ばく線量の管理	方向性線量当量 H'(3) 3mm線量当量	個人線量当量 $H_p(3)$ 3mm線量当量
皮膚の被ばく線量の管理	方向性線量当量 H'(0.07) 70μm線量当量	個人線量当量 $H_p(0.07)$ 70μm線量当量

Chart 133 放射能の単位

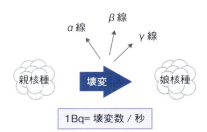

▶放射性同位元素では，原子核（親核種）が放射線を出して別の原子核（娘核種）に変化する．単位時間あたりの変化数が多ければ多いほど，放出される放射線も多くなる．すなわち放射能も高くなる．

6）物理量，実用量，防護量 Chart 132

　実効線量と等価線量は概念的な値なので，実測はできません．しかし，放射線防護をこれらの概念を用いて行うのであれば，それに近似し実測可能な線量をその場で測定する必要があるでしょう．この実測可能な防護量の近似値のことを，**実用量**といいます．それに対して，等価線量や実効線量を，**防護量**といいます．測定値の単位がSvやSv/hで示される測定器[4]は，すべてこの実用量を示すように設定されています．そして，同じSvを単位にしても，測定している値は「周辺線量当量」，「個人線量当量」といわれます．防護量，実用量ともにSvで表されるので普通は同じものかと思ってしまいますが，実はこのように概念と実測という違いがあるのです．

　この物理量，防護量と実用量の関係はどのようになっているでしょうか．放射線防護の世界では線量は保守的に，言い換えれば高めに，計算します．したがって，放射線測定器の示す実用量は物理量よりも同等もしくはそれ以上高く，また防護量よりも十分高くなるように設定されています．物理量も，防護量も，少なくとも実効線量がこれを超えることはない線量，と解釈することができるわけです．なお，放射線安全管理の世界では，実用量は空間線量〔環境の線量，H^*およびH'〕と個人線量〔個人の被ばく線量，H_p〕に分けられ，それぞれその管理目的に応じて1 cm線量当量，3 mm線量当量，70 μm線量当量の3つに区分されていきます．

> **※4 測定器**
> ⇒ Chart 134 ～ Chart 136 参照

7）Bq − 放射能の単位 Chart 133

　放射線は放射性核種から放出されるものも，放射線発生装置によりつくられるものも，すべて放射線です．それに対して，放射能は放射性核種の「放射線を放出する能力」を表すもので，単純には放射性同位元素の量を示すと考えていいでしょう．単位はベクレル〔Bq〕です．化学物質の量は重量や容積やモルで示されますが，放射性核種の場合はBqを使ってその量が表現されます．放射性核種は壊変ごとに放射線を出し，別の原子核に変化していくので，壊変数を使えば放射線を放出する能力の大小がわかります．Bqとは，1秒間あたりの壊変数と定義されます．

　この単位を使って人間の体内の自然放射能をあらわすと，^{40}K（カリウム40）が男性では約4,000 Bq，女性では約3,000 Bq存在します．食品中の^{137}Cs（セシウム137）の濃度基準値は100 Bq/kgです．試薬として放射性核種を購入する場合には，1.85 MBq（185万Bq），3.7 MBq（370万Bq）程度，医薬品として投与する場合にはGBq（10億Bq）のオーダーになります[5]．

> **※5**
> 1.85 MBqや3.7 MBqといった値は，過去に使われていた古典的単位であるキュリー（Ci）の名残りで，1Ci ＝ 3.7 × 10^{10} Bqであったことに由来します．1.85 MBqは0.05 mCi，3.7 MBqは0.1 mCiという歯切れのよい数字だったのです．

吸収線量と周辺線量当量の測定器

γ線　　　　　　　　　　　　　　　　　　　中性子線

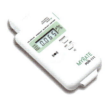 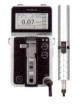 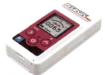 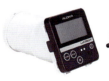

| ポケットサーベイメータ
（Cs(Tl)検出器） | シンチレーションサーベイメータ
（NaIシンチレータ） | 携帯型環境ガンマ線測定器
（半導体検出器,
Cs(Tl)検出器） | 電離箱式サーベイメータ | 中性子サーベイメータ
（^{3}He比例計数管） |

低線量率　　　　　　　　　　　　　　　　　高線量率

携帯型環境ガンマ線測定器は富士電機社カタログ，
それ以外の4測定器はアロカ社HPよりそれぞれ許諾を得て転載

個人線量当量の測定器

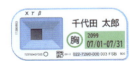 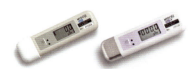 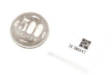

ガラスバッジ　　　　　ポケット線量計　　　　　Dシャトル

千代田テクノル社HPより転載

2 放射線を測ってみよう

1）吸収線量（Gy）と周辺線量当量（Sv，H*（10）） Chart 134

　環境中に飛んでいる放射線の測定は比較的簡単です．測定器のスイッチを入れれば，放射線があるのかないのか，高いのか低いのか，といったことを教えてくれます．これは，私たちが長い間（2020-2023年）戦ってきた新型コロナウィルスのように，周辺に存在していることを直接測ることのできないリスクと放射線との大きな違いです．

　ポータブルの放射線測定器のことを総称して**サーベイメータ**といいます．数ある放射線の種類のなかでも，空間中を長い飛距離飛ぶことができるのは，電磁波であるγ線とX線，そして中性子線です．空間の線量を測定するのサーベイメータに，このどれかを測定していることになります．また，γ線とX線を測定できるものは，線量率の高さによって適切なものを選ぶ必要があります．放射線安全管理の現場では，このような環境中の放射線量の測定のことを**場の測定**といい，シンチレーションサーベイメータがデフォルトとして使用されますが，放射線発生装置の線量測定や緊急放射線事故など線量率の高い場合には電離箱式サーベイメータの出番となります※6．

　これらのサーベイメータでは，実用量である周辺線量当量率（Sv/h）で示すものが多いですが，スイッチで空気吸収線量率（Gy/h）に切り替えることができるものもあります．放射線管理区域内，管理区域境界，放射線事業所境界などの「場の測定」の線量限度は，この周辺線量当量で定められています．

2）個人線量当量（Sv） Chart 135

　個人線量当量は，線量計を体に装着することによって測定します．常に測定状態にあるタイプ（個人被ばく測定サービス‐ガラスバッジ，ルミネスバッジなど）と，スイッチや電池が入っている時間だけ測定しているタイプ（ポケット線量計，Dシャトルなど）の2種類がありますが，いずれも結果は積算線量（Sv/月やSv/装着時間）となります．測定対象はX線，γ線とβ線※7が主で，それに加えて中性子線を測定できるものもあります．

　放射線業務従事者の被ばく管理のための個人被ばく線量計の装着位置は，放射線同位元素等の規制に関する法律（放射性同位元素等規制法）などの国内法令により，男性または妊娠する可能性がないと診断された女性にあっては胸部，その他の女性にあっては腹部，と定められています※8．いずれも体幹部となりますが，例えば頸部や指先など，最も多く放射線にさらされるおそれのある部位が体幹部以外にある場合には，その部位にも装着する必要があります．

※6
シンチレーションサーベイメータはバックグラウンド（0.1μSv程度）から10μSv程度までがおおむねの守備範囲，それを越えれば電離箱サーベイメータ，という使い分けになる．

※7
β線の場合は最大エネルギーが0.13MeV以上の核種が測定対象となるので，^{32}P（リン32；1.711MeV）や^{90}Y（イットリウム90；2.28MeV）などの高エネルギーβ線核種はもとより，^{14}C（炭素14；0.156MeV）や^{35}S（硫黄35；0.167MeV）なども測定できるが，^{3}H（トリチウム；0.019MeV）は測定できない．

※8　男女の装着部位の違い
この男女の装着部位の違いは，国内法においてのみ定められているもので，ICRPの国際ルールにはない．海外の映画で女医が胸に被ばく線量計を装着しているのはそのためである．

表面汚染の測定器

β線

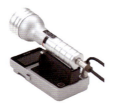
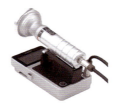

α線

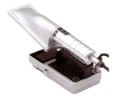

GMサーベイメータ　　β線用ラギットシンチレーションサーベイメータ（プラスチックシンチレータ）　　α線用シンチレーションサーベイメータ（ZnS(Ag)シンチレータ）

アロカ社HPより許諾を得て転載

体内放射能の測定法

測定法	代表例	長所	短所
直接測定	●ホールボディカウンター ●甲状腺モニタ（NaIシンチレーションサーベイ）	●短時間で測定できる（2分〜20分）	●γ線放出核種しか測定できない ●試料の前処理や測定分析に時間がかかる ●推定値であり実測値ではない
間接測定	●バイオアッセイ（尿，便，唾液など）	●ほぼすべての放射性核種が測定できる	
放射能環境からの計算による推定	●空気中放射能濃度（吸入摂取） ●食品中放射能濃度（経口摂取）	●比較的簡単な計算で求めることができる	

3）表面汚染（Bq） Chart 136

　表面汚染の測定にも，ポータブル測定器として各種サーベイメータが使われます．サーベイメータを汚染の疑われるところの近傍まで近づけて測定するので，飛程の短いβ線や，α線であっても測定することができます．GMサーベイメータは日常の放射線安全管理業務や放射線事故時の緊急被ばくスクリーニングにおける体表汚染の測定などに汎用されるもので，β線とエネルギーの低いX線を感度高く検出することができます．近年ではそれに加えて耐久性の高いプラスチックシンチレータを用いたサーベイメータも増えつつあります．α線の測定も同様で，測定器をα線源に密着させるほど近づけてやれば測定可能です．

　ただ，このような測定器では，放射能の絶対的単位であるBqではなく，それぞれの測定器が1分間に放射線を検出した数が示されます．これを**計数率**（cpm）と呼びます．この計数率は，表面汚染密度のみならずそれぞれの機器（機器効率など）や核種（線源効率）に依存するので，cpmはあくまで相対的な値となりますが，日常の放射線安全管理や緊急被ばくスクリーニングにおける汚染の有無の判断には簡便で有用な指標となります．例えば，原子力災害対策指針では，体表のスクリーニングレベルとして13,000 cpm（事故1カ月以内はバックグラウンドの高さを考慮して40,000 cpm）と定められています．なお，cpmからBqへの換算方法は日本工業規格（JIS）に収載されています[※9]．

Count Per Minute

4）体内放射能（Bq） Chart 137

　体内放射能は，体内の放射性核種から放出されるγ線をホールボディカウンタなどで体外から直接測定する方法と，尿や唾液などの生体試料中に含まれる放射能を測定し体内の放射能を算出する方法（バイオアッセイ）の2つがあります．前者は直接測定するので信頼性は高く短時間でγ線を検出することができますが，α線やβ線の検出はできません．一方，後者ではほぼすべての放射性核種を検出することができますが，試料の前処理や測定にたいへん時間がかかります．また，いずれの方法によっても，体内の放射能は放射性物質の体内取り込みからの時間に比例して代謝され排泄されていくので[※10]，内部被ばく線量を算定するためには，核種ごとに決められている体内残留率や体外排泄率を用いて，測定時の放射能から摂取時の放射能を逆算します[7]．したがって正確な体内放射能を知るためには，摂取後短時間の間に測定を行う必要があります．どちらの方法もとれないときは，呼吸や摂食によって体内にとり込まれた放射能を推定するしか方法はありません．

※9 JIS Z4504放射性表面汚染の測定方法
表面汚染密度 [Bq/cm²]＝（計数値 [cps]－バックグラウンド [cps]）/（機器効率×窓面積×線源効率×60）

　cps：1秒間あたりの計数値＝cpm/60
　機器効率：核種により異なる．^{60}Coのβ線（0.318 MeV）の場合30％程度．
　窓面積：検出器の入射窓面積．20 cm²のものが多い．
　線源効率：核種により異なる．β線の最大エネルギーが0.15 MeV～0.4 MeVでは0.25.

※10
特定の組織や器官に取り込まれた放射性物質が代謝により排出されることによって半分になるまでの時間を生物学的半減期（T_b）という．体内では物理学的半減期（T_p；1章-1 Chart 08 参照）と生物学的半減期の両方により放射能は減衰していく．これを実効半減期（T_e）といい

$$\frac{1}{T_e}=\frac{1}{T_p}+\frac{1}{T_b}$$

の関係が成り立つ．

■ 確定的影響のしきい値

障害	臓器・組織	潜伏期	しきい値（Gy）
一時的不妊	精巣	3〜9週	約0.1
永久不妊	精巣	3週	約6
永久不妊	卵巣	1週以内	約3
造血能低下	骨髄	3〜7日	約0.5
皮膚発赤	皮膚（広範囲）	1〜4週	3〜6以下
皮膚熱傷	皮膚（広範囲）	2〜3週	5〜10
一時的脱毛	皮膚	2〜3週	約4
白内障（視力低下）	眼	20年以上	約0.5

ICRP2007年勧告

■ 確定的影響の推定（10,000cpmの頭皮表面汚染による脱毛の可能性）

- 10,000 cpm
- ^{131}I, ^{134}Cs, ^{137}Csが2：1：1

↓

① 皮膚吸収線量率を参照する
② 計数値と密度から計算する
③ 3核種の合算値としきい値を比べる

皮膚表面汚染密度1Bq/cm²あたりの皮膚吸収線量率 [nGy/h]

核種	皮膚の深さ [mm]		
	0.07（表皮）	0.4（真皮）	3（皮下組織）
^{14}C	290		
^{24}Na	1692	910	32.8
^{32}P	1726	990	89.5
^{35}S	310		
^{60}Co	935	26	
^{90}Sr	1377	335	
^{90}Y	1756	1049	200
^{131}I	1319	303	
^{134}Cs	1000	262	
^{137}Cs	1432	384	

アイソトープ手帳第12版より

核種	計数値(cpm)	放射能密度(Bq/cm²)	皮膚吸収線量率			
			(nGy/h)/(Bq/cm²)	nGy/h		mGy/day
^{131}I	10,000	20	1.319	26.4	50.7	1.22
^{134}Cs		10	1.000	10.0		
^{137}Cs		10	1.432	14.3		

3 被ばく線量を算出し健康リスクを推定する

1）確定的影響 Chart 138

　ここからは，得られた測定値を被ばく線量に変換し，その意味するところを解釈して健康リスクを考えるための，いろいろなモノサシについて考えてみます．

　被ばくをしました，その線量もある程度わかりました．まず考えなければならないのは，それによる重篤な影響があるのかないのか，ということです．そこで，最初に当てるモノサシは，**確定的影響のしきい値**になります．**しきい値**は，一般的な公衆の約1％に症状の現れはじめる線量と定義され，以後は線量に依存して発現頻度は増加し，最終的には100％に達します．臓器・組織と障害によってしきい値は大きく異なりますが，ここでは一時的脱毛に着目して考えてみましょう．

　原子力発電所事故によって原子炉内の放射性核種が雲状に周辺地域に拡散し，降雨によって降下したとします[※11]．地表物の表面はそれによって汚染することとなりますが，屋外にいたあなたの頭皮が雨に濡れ，頭部の表面汚染を測定すると，10,000 cpmという結果が出ました．主な核種は^{131}I（ヨウ素131），^{134}Cs（セシウム134），^{137}Cs（セシウム137）で，その比率は大まかに2：1：1のようです．この汚染で脱毛の可能性はあるのでしょうか．

　皮膚の吸収線量は，放射性核種の種類によって異なり，それぞれの皮膚表面汚染密度1 Bq/cm^{2}あたりの皮膚吸収線量率が示されています．汚染密度がわかり，放射性核種の種類がわかっていれば，この値を使うことにより皮膚の吸収線量を知ることができます．ここでは，^{131}I，^{134}Cs，^{137}Csで，それぞれ1.319，1.000，1.432〔(nGy/h)/(Bq/cm^2)〕という係数が与えられており，これらを用いて計算すると，1日あたり3核種合算で1.22 mGyという値が得られます．さて，モノサシとして当てる一時的脱毛のしきい値は約4 Gyなので，この線量にははるかに及ばず，脱毛の心配はない，ということになります．

[※11] 雲状に拡散することを放射性プルーム，降下するものを放射性降下物（放射性フォールアウト）という．

実効線量率定数 [$\mu Sv \cdot m^2 \cdot MBq^{-1} \cdot h^{-1}$]

核種	γ線エネルギー MeV	放出率	実効線量定数
^{22}Na	1.275	99.9%	0.284
^{54}Mn	0.835	100%	0.111
^{59}Fe	1.099 1.292	56.5% 43.3%	0.147
^{60}Co	1.173 1.333	100 % 100 %	0.305
^{85}Sr	0.514	96.0%	0.0697
^{110m}Ag	0.658 0.885 0.937 1.384	94.0% 72.2% 24.1% 24.1%	0.354

核種	γ線エネルギー MeV	放出率	実効線量定数
^{137}Cs	0.662	85.1%	0.0779
^{192}Ir	0.296 0.308 0.317 0.468	28.7% 30.0% 82.7% 47.8%	0.117
^{241}Am	0.0595	35.9%	0.00395

被ばく線量限度

対象	線量	限度	測定方法	どのようにして防護するか
公衆被ばく	実効線量	1 mSv/年	測定しない	放射線を使用する側（原子力施設，医療施設，研究施設など）からの放射線漏れ，放射能漏れを防ぐ
職業被ばく（妊娠可能な女子）	実効線量	100 mSv/5年 ただし 50m Sv/年 （5 mSv/3カ月）	個人被ばく線量計	施設管理，線源管理，被ばく管理，健康管理
眼の水晶体	等価線量	100 mSv/5年 ただし 50 m Sv/年	個人被ばく線量計	
皮膚	等価線量	500 mSv/年	個人被ばく線量計	
医療被ばく		限度なし	測定しない	限度はないが，過剰な医療被ばくは避ける方向にある
自然放射線被ばく		除外	測定しない	避けようがない

確率的影響の推定① （50 MBq の ^{137}Cs 線源近くで1年間作業した場合）

- 50 MBq
- ^{137}Cs

① 実効線量率定数を参照する
② 測定値と定数から計算する
③ 実効線量としきい値を比べる（確定的影響の評価）
④ 実効線量と被ばく線量限度を比べる

核種	放射能（MBq）	実効線量率定数	実効線量 1時間あたり	1日（8時間）あたり	1ヶ月あたり	1年間あたり
^{137}Cs	50	0.0779	3.895	31.16	934.8	11217

→ 11.2 mSv/年

2）確率的影響（外部被ばく） Chart 139

　体外の放射性核種から受ける γ 線を外部被ばくの実効線量に変換するときに使われるのが，**実効線量率定数**です[※12]．核種と量，そして線源からの距離がわかれば，全身の被ばく線量を計算することができます．なお，この場合，点線源，すなわち線源が1カ所に集まっていることが前提となります．この線源から全方位に放出された放射線に全身が被ばくするというシナリオで実効線量が導き出されます．そもそも外部被ばくは線量計を使えば個人線量当量が測定できますが，緊急事故時のように個人被ばく線量計を装着していない一般公衆に被ばくの恐れがある場合や，あらかじめ被ばく線量を推定したうえで放射線作業に臨む場合など，この手法が有効となります．

　例を考えてみましょう．これから ^{137}Cs（セシウム137）で汚染された地域の除染業務を，これから1年間行うことになりました．特に汚染の高いホットスポットからは50 MBq の ^{137}Cs が検出されており，この線源から1 m 程度離れた位置で1日8時間，作業するとします．^{137}Cs の実効線量率定数0.0779 ［（μ Sv・m^2）/［MBq・h］］を用いて計算すると，11.2 mSv の外部被ばくによる年間実効線量が推定されます．

　この値はいかなる確定的影響のしきい値も超えることはありませんので，確定的影響は生じないと考えていいでしょう．では確率的影響はどうでしょうか．リスクはゼロではないと考えますが，100 mSv 以下での発がんリスクは検出されておらず[7]，今回は100 mSv のさらに1/10程度にとどまっています．つまり生物学的なモノサシに当てれば，確率的影響のリスクは十分小さいと考えてよいでしょう．一方，この例では被ばくを伴う業務に就くことになりますので，法で定められた放射線業務従事者の**被ばく線量限度**が法的なモノサシとなります．実効線量限度は100 mSv/5年，ただしいかなる1年も50 mSv を超えないこと，です．したがって法的にも，この被ばく線量であれば限度値以下で許容範囲にあるということになります．

[※12]
この定数を使うと実測ではなく算術的に実効線量が求められるので，得られる値は実用量ではなく防護量になります．

第3章
リスクのモノサシ

預託線量率係数 [Sv/Bq]

経口摂取

核種	求める預託線量	3ヶ月	1歳	5歳	10歳	15歳	成人
^{131}I	甲状腺等価線量	$3.7×10^{-6}$	$3.6×10^{-6}$	$2.1×10^{-6}$	$1.0×10^{-6}$	$6.8×10^{-7}$	$4.3×10^{-7}$
	実効線量	$1.8×10^{-7}$	$1.8×10^{-7}$	$1.0×10^{-7}$	$5.2×10^{-8}$	$5.4×10^{-8}$	$2.2×10^{-8}$
^{134}Cs	甲状腺等価線量	$2.6×10^{-8}$	$1.6×10^{-8}$	$1.3×10^{-8}$	$1.4×10^{-8}$	$1.9×10^{-8}$	$1.9×10^{-8}$
	実効線量	$2.6×10^{-8}$	$1.6×10^{-8}$	$1.3×10^{-8}$	$1.4×10^{-8}$	$1.9×10^{-8}$	$1.9×10^{-8}$
^{137}Cs	甲状腺等価線量	$1.9×10^{-8}$	$1.1×10^{-8}$	$9.0×10^{-9}$	$9.8×10^{-9}$	$1.3×10^{-8}$	$1.3×10^{-8}$
	実効線量	$2.1×10^{-8}$	$1.2×10^{-8}$	$9.7×10^{-9}$	$1.0×10^{-8}$	$1.3×10^{-8}$	$1.3×10^{-8}$

吸入摂取

核種	求める預託線量	3ヶ月	1歳	5歳	10歳	15歳	成人
^{131}I	甲状腺等価線量	$1.4×10^{-6}$	$1.4×10^{-6}$	$7.3×10^{-7}$	$3.7×10^{-7}$	$2.2×10^{-7}$	$1.5×10^{-7}$
	実効線量	$7.2×10^{-8}$	$7.2×10^{-8}$	$3.7×10^{-8}$	$1.9×10^{-8}$	$1.1×10^{-8}$	$7.4×10^{-9}$
^{134}Cs	甲状腺等価線量	$1.0×10^{-8}$	$6.3×10^{-9}$	$4.7×10^{-9}$	$5.1×10^{-9}$	$6.1×10^{-9}$	$6.3×10^{-9}$
	実効線量	$1.1×10^{-8}$	$7.3×10^{-9}$	$5.2×10^{-9}$	$5.3×10^{-9}$	$6.3×10^{-9}$	$6.6×10^{-9}$
^{137}Cs	甲状腺等価線量	$7.5×10^{-9}$	$4.4×10^{-9}$	$3.2×10^{-9}$	$3.5×10^{-9}$	$4.2×10^{-9}$	$4.4×10^{-9}$
	実効線量	$8.8×10^{-9}$	$5.4×10^{-9}$	$3.6×10^{-9}$	$3.7×10^{-9}$	$4.4×10^{-9}$	$4.6×10^{-9}$

出典：ICRP publ. 67, ICRP publ. 71

確率的影響の推定② （摂取1週間後に^{134}Csと^{137}Csが各200 kBq検出された場合）

- 200 kBqずつ
- ^{134}Cs, ^{137}Cs

① 預託線量率係数を参照する
② 測定値と定数から計算する
③ 合算した実効線量としきい値を比べる（確定的影響の評価）
④ 実効線量と被ばく線量限度を比べる

核種	体内放射能 (kBq)	摂取1週間後の体内残留率	摂取した放射能(kBq)	預託線量率係数 [Sv/Bq]	預託実効線量 [mSv/Bq]	合算
^{134}Cs	200	0.863	232	$1.9×10^{-8}$	4.4	7.4
^{137}Cs	200	0.869	230	$1.3×10^{-8}$	3.0	

3）確率的影響（内部被ばく） Chart 140

　放射性物質を体内に摂取した場合の内部被ばく線量を直接測定することはできません．体内の放射性物質の量に基づき，計算によってのみ被ばく線量を得ることができます．内部被ばくは体内に放射性物質が残存する限り続きますので，その総和となる被ばく線量を知る必要があります．この線量のことを**預託線量**といい，線量の積算期間は大人では放射性物質の体内取り込み後50年，子どもでは70歳になるまでの期間と設定されています．この預託線量を算出するために用いられる換算係数が，**預託線量率係数**です．預託線量率係数は核種，年齢，摂取形態（経口摂取または吸入摂取）によって，組織・臓器ごとの線量（預託等価線量）および全身の線量（預託実効線量）が得られるよう，きめ細かく設定されています[※13]．体内の放射能に，この預託線量率係数を掛けることにより，預託線量を求めることができます．

　前項と同じく確率的影響のモノサシについて考えてみますが，今度は内部被ばくの場合です．どうやら1週間前食べた野菜が事故により放射能汚染していたらしく，ホールボディカウンタ検査を受けたところ，体内から^{134}Cs（セシウム134）と^{137}Cs（セシウム137）がいずれも200 kBq検出されました．測定時の体内残留率[※14]から1週間前の摂取放射能を逆算し，ここに預託実効線量係数（経口摂取，成人）を掛けると，^{134}Csと^{137}Csの合算で7.4 mSvという値が得られました．Svを用いる限り内部被ばくも外部被ばくも同様に扱いますので，当てるモノサシも同じです．したがって，確定的影響は生じず，確率的影響も生物的に考えるとそのリスクは前項と同様に十分に小さいと言えるでしょう．一方，法的には一般公衆の年間の実効線量限度は1 mSvと定められており，それを担保するように放射線施設の基準や食品中の放射能濃度基準が定められています．今回はそれを超えますので，事故によって普段は浴びることのない不要な被ばくをしてしまったということになります．人によっては心理的な影響があるかもしれません．

※13
小児は成人よりも^{131}Iの集積する甲状腺の放射線感受性が高いため，甲状腺等価線量係数も約10倍高く設定されています．一方，Csは全身に分布するので，代謝・排泄の遅い成人の方が実効線量係数は少し高くなる傾向にあります．

※14
日本人の核種ごとの経時的な体内残留率や預託実効線量の計算には，量子科学技術研究開発機構・放射線医学研究所が開発したMONDAL3が無償で公開されている．
https://www.qst.go.jp/site/nirs/radiation-measurement-and-dose-assessment.html

---

第3章 リスクのモノサシ

Chart 141

■ 線量のオーダーと相場感

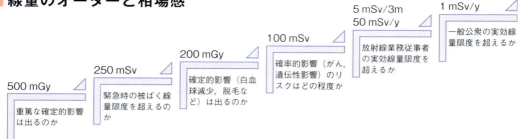

■ リスクアセスメントからリスクコミュニケーションへ

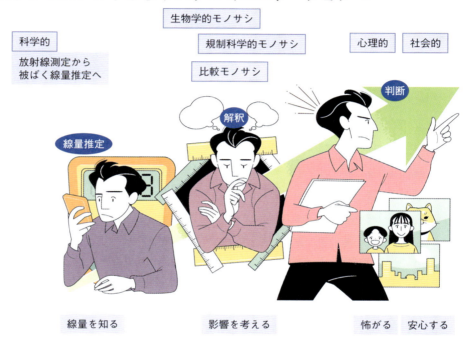

Column

放射線障害の防止のためにどのような法律が定められているのか

本節で説明した法的なモノサシは，次のような複数の法規則で定められています．
- 放射性同位元素等規制法（（略）RI等規制法．原子力規制委員会）
- 電離放射線障害防止規則（（略）電離則．厚生労働省，労働安全衛生法）
- 医療法施行規則（厚生労働省，医療法）

順に国民の安全，労働者の安全，医療の安全を目的としたものですが，いずれにおいても放射線の利用による被ばく線量限度は斉一化され，ICRP2007年勧告の数値を基本に，妊娠可能な女子の線量限度（5 mSv/3カ月）を独自に加えたものとなっています．

4 自分のモノサシを持とう Chart 141

　本節では，放射線の単位，測定方法と得られた値の意味，そして測定値から被ばく線量への変換と健康リスクを考えるモノサシ，の順で説明してきました．モノサシにはいろいろありますが，まとめてみると，まず生物的なモノサシとして，比較的高線量の被ばくで，確定的に影響の有無が言える影響の場合には，しきい値を使います．もっと低線量になり，100 mSv 未満によるがん発生のように確率的にしかリスクを表現できない場合には，規制科学的なモノサシを使うことになるでしょう．Chart 141 上には生物的なモノサシと規制科学的なモノサシを一つのスケールで表しています．この線量範囲のなかで，被ばく線量がどのあたりに入ってくるのか，という理解は，線量の相場感をつかむうえで重要です．

　生物的なモノサシ以外には，本書でこれまで紹介されてきたような，自然放射線との比較，診療放射線との比較，体内放射能との比較を行うこともできるでしょう．これは科学的ではありますが，比較した結果をどう判断するかには，心理的要素が大きいと思われます．心理的要素，つまり心理的なモノサシとして，好き嫌い，信頼性，未知性，自己制御性，能動性/受動性などがあります．

　そのような複数のモノサシがあるなかで，自分のモノサシを持つことは理想的です．放射線医療や放射線事故などで被ばくが見込まれるとき，自分ならどこまでの線量なら安心できるか．そしてそれが子どもたちや親兄弟や愛する人にとってならどうか，というときに，自分のモノサシがあれば納得のいく意思決定ができるのではないでしょうか．また，その際には，自分だけで考えるのではなく，他のモノサシや考え方を参考にすることもできるでしょう．科学で測定，線量推定から解釈まではできるとして，その後の判断には，リスクコミュニケーションも大きな要素となります．4章では，リスクの伝え方についても学びましょう．

■ 文献

1）環境省：放射線による健康影響等に関する統一的な基礎資料（平成29年度版），第10章健康管理 https://www.env.go.jp/chemi/rhm/h29kisoshiryo/attach/h29kiso-slide10-02.pdf
2）福島市：福島市ガラスバッジ測定結果まとめ https://www.city.fukushima.fukushima.jp/hoken-hk/bosai/bosaikiki/shinsai/hoshano/hosha/hkenkou-kanri190205.html
3）栗原治：福島第一原発事故における周辺住民の初期内部被ばく線量推計：現状と課題 https://www.pref.fukushima.lg.jp/uploaded/attachment/50320.pdf
4）Tokonami S, et al：Sci Rep, 2：507, 2012
5）Matsuda N, et al：Radiat Res, 179：663-668, 2013
6）福島県：緊急被ばくスクリーニングの活動状況について https://www.pref.fukushima.lg.jp/site/portal/ps-iryou-screeningkatsudou.html
7）量子科学技術研究開発機構：内部被ばく線量算定支援グラフデータベース https://www.nirs.qst.go.jp/db/anzendb/RPD/gpmdj.php

■ Further Readings

● 『放射線概論 第14版～第1種放射線取扱主任者試験受験用テキスト』（柴田徳思／編），通商産業研究社，2023
⇒放射線を扱う上で必要な最新の情報が豊富に掲載されている．放射線を取り扱う人にとっての虎の巻となる参考書です．本書執筆時点では第14版ですが，2～3年毎に版が更新されています．

● 『10版　放射線取扱の基礎～第1種放射線取扱主任者試験の要点』（日本アイソトープ協会／著），日本アイソトープ協会発行／丸善出版発売，2024
⇒測定器の基礎と測定単位，線量計算など放射線の管理に必要なスキルがまとめられています．放射線取扱主任者試験受験のテキストとしても最適です．

● ICRP, 2010. Conversion Coefficients for Radiological Protection Quantities for External Radiation Exposures. ICRP Publication 116, Ann. ICRP 40(2-5).
（日本語訳）ICRP Publication 116『外部被ばくに対する放射線防護量のための換算係数』，日本アイソトープ協会発行／丸善出版発売，2015
⇒外部被ばく線量計算に用いる換算係数のデータブック．

● ICRP CD1『Database of Dose Coefficients: Workers and Members of the Public』，ICRP, 1995　https://www.icrp.org/page.asp?id=402
⇒無償CDとしてICRPより配布されている被ばく線量計算に用いる換算係数のデータブック．

● 『環境リスク心理学』（中谷内一也／著），ナカニシヤ出版，2003
● 『リスクのモノサシ～安全・安心生活はありうるか』（中谷内一也／著），NHK出版，2006
⇒放射線のみならずさまざまなリスクの受け止め方を社会心理学的に解き明かす好著です．

第3章 リスクのモノサシ

章末問題

問題1 あなたは各種放射線測定器を自由に使える職場で働いています．全身X線CT検査を受けてきた友人が，あなたの職場に遊びにきました．放射線測定器で友人を測ってみたいと思います．どの測定器が反応するでしょうか．理由とともに答えてください．（複数回答可）

①GMサーベイメータ

②NaIシンチレーションサーベイメータ

③ホールボディカウンタ

④どれも反応しない

問題2 今度は核医学検査を受けてきた友人がやってきました．放射線測定器で友人を測ってみたいと思います．どの測定器が反応するでしょうか．理由とともに答えてください．（複数回答可）

①GMサーベイメータ

②NaIシンチレーションサーベイメータ

③ホールボディカウンタ

④どれも反応しない

問題3 原子力災害の際の甲状腺内部被ばく線量の簡易測定に流用することのできる測定器は，次のうちどれでしょうか．理由とともに答えてください．（複数回答可）

①GMサーベイメータ

②NaIシンチレーションサーベイメータ

③電離箱サーベイメータ

④どれも流用できない

⇨次ページの解答Aで答えを確認してください．

解答 A

問題1

③

> **解説**：あなたの友人は低線量のX線による外部被ばくをしたことになりますが，それによって体内に放射性物質が入ったわけでも，体内で放射性物質ができたわけでもありません．ただ，すべての人の体内には自然放射線源として^{40}Kが含まれており，この^{40}Kから発生するγ線に対して，ホールボディカウンタが反応します．

問題2

①②③

> **解説**：核医学検査後には，友人の体内に放射性物質（放射性医薬品）が存在し，^{40}Kによる自然放射線よりもかなり高いレベルの放射線が発生しています．検査後の経過時間にもよりますが，高レベルの放射線に対してはホールボディカウンタのみならず，GMサーベイメータとNaIシンチレーションサーベイメータも反応します．

問題3

②

> **解説**：原子力災害や放射線事故で呼吸や経口摂取による放射性ヨウ素（主として^{131}I）の体内取り込みのおそれがある場合，ヨウ素が蓄積する甲状腺における内部被ばくのリスクが生じます．この場合，サーベイメータを甲状腺部位の皮膚表面に密着させることにより，^{131}Iから放出されるγ線を検出することができます．これを簡易測定と言います．選択肢のうち，γ線を検出することができるのはNaIシンチレーションサーベイメータと電離箱サーベイメータですが，簡易測定で被ばくありと判断する基準である0.2μSv/hのような低線量率域を正確に測定できるのはNa シンチレーションサーベイメータになります．

基本がわかる放射線医学講義

問題4 次の文章の空欄①〜⑫に入る言葉を下の選択肢から選んでください.

放射線防護の目的は,（ ① ）の発生を防止し,（ ② ）の発生を減らすことである. 放射線防護の実践においては, **❶**行為の（ ③ ）, **❷**防護の（ ④ ）, および**❸**個人の線量限度の3つを考慮する必要がある. ここで, 行為の（ ③ ）とは, 放射線被ばくを伴うどのような行為も, それによってもたらされる（ ⑤ ）よりも（ ⑥ ）が大きくなければ採用してはならないという原則である. 防護の（ ④ ）とは, 個人線量の大きさ, 人数および被ばくする機会を, 経済的社会的要因を考慮して,（ ⑦ ）に達成できる限り低くするという原則である. これは,「被ばくを（ ⑦ ）に達成可能な限り低く」を意味する英文の頭文字を取って,「（ ⑧ ）の原則」とも呼ばれる.

被ばく線量を低く抑えるための具体的な方法として, 外部被ばくに対しては, 作業の（ ⑨ ）を短くする,（ ⑩ ）を厚くする, 距離を長くとるなどの対応がある. 内部被ばくに対しては,（ ⑪ ）・（ ⑫ ）摂取・経皮摂取の3つの経路からの取込みを防ぐ必要がある.

〈解答群〉

寿命損失	確率的影響	遺伝性影響	確定的影響／組織反応	身体的影響	デトリメント	
合理化	最適化	合目的化	受容化	最大化	正当化	損失
利得	害	利益	障害	便益	現実的	合理的
論理的	ALARA	ARALA	ALALA	効率	遮蔽	時間
コスト	制限	経鼻	経口	消化	吸収	吸入
呼吸	循環					

⇨ 次ページの 解答B で答えを確認してください.

第**3**章 リスクのモノサシ

解答 B

問題 4

①確定的影響／組織反応　②確率的影響　③正当化
④最適化　⑤害　⑥便益　⑦合理的　⑧ALARA
⑨時間　⑩遮蔽　⑪吸入　⑫経口

第4章

放射線のリスクと向き合う

＊考えてみよう＊

1．放射線災害医療とは？

2．放射線災害医療での診療やケアとは？

3．放射線災害医療に関連する制度や法律とは？

4．リスクをどのように考えるか

5．不安を理解しリスクコミュニケーションを実践する，とは？

6．クライシス・コミュニケーションでは大切なことは？

第4章 放射線のリスクと向き合う

1 放射線災害医療

■ 放射線災害医療を担う医療チームとしての備え

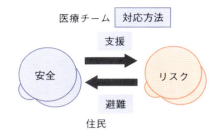

放射線災害医療を担う医療チームは，放射線被ばくのリスク回避や低減のための対応方法をあらかじめ知っておく必要がある．

■ 国際原子力・放射線事象評価尺度（INES）

	レベル		参考事例（INESの公式評価でないものも含まれる）		
事故	7	深刻な事故	チョルノービリ（旧チェルノブイリ）原子力発電所事故（旧ソ連：1986年） 東京電力福島第一原子力発電所事故（日本：2011年）		
	6	大事故	ウラル核惨事〔キシュテム事故〕（旧ソ連：1957年）		
	5	広範囲な影響を伴う事故	スリーマイルアイランド発電所事故（米国：1979年） ゴイアニア事故（ブラジル：1987年）		
	4	局所的な影響を伴う事故	JCO臨界事故（日本：1999年）		
異常な事象	3	重大な異常事象	旧動燃東海事業所アスファルト固化処理施設火災爆発事故（日本：1997年）		
	2	異常事象	美浜発電所2号機蒸気発生器伝熱管損傷事象（日本：1991年） 大洗研究開発センター燃料研究棟における汚染（日本：2017年暫定）		
	1	逸脱	「もんじゅ」ナトリウム漏れ事故（日本：1995年） 関西電力美浜発電所3号機2次系配管破損事故（日本：2004年）		
尺度未満	0	尺度未満	〈安全上重要ではない事象〉	0＋	安全に影響を与えうる事象
				0－	安全に影響を与えない事象
		評価対象外	〈安全に関係しない事象〉		

1 放射線事故と原子力災害のちがい Chart 142

放射線事故は，放射線の利用中に予期せぬ被ばくや放射性物質の拡散，原子力関連の施設での臨界事故[※1]などを指します．一方，原子力災害とは，「原子力緊急事態（原子力事業者の原子炉の運転等により放射性物質又は放射線が異常な水準で原子力事業所外へ放出された事態）により国民の生命，身体又は財産に生ずる被害」として法律[※2]で定義されています．これらの出来事はひとたび発生すれば，人々の健康，生活，そして経済に大きな影響を与える可能性があります．

放射線災害医療とは，原子力災害を含む放射線事故発生時の医療を指します．放射線災害医療を担う医療チームは，被ばくのリスクに立ち向かう危機対応者となるため，被ばくのリスクの回避や低減のための対応方法をあらかじめ知っておくことが重要となります．被ばくのリスクについては，3章で説明されているため，本章では主に原子力災害を含む放射線事故などの被ばくを伴う事象発生時の医療について，一般医療との違いや過去の事故対応などの実践事例をもとに述べていきます．

※1 臨界
核分裂の連鎖的な反応が一定のバランスで起こり続いている状態．核燃料が核分裂すると，新しい中性子がいくつか発生し，これらの中性子が次の核分裂を引き起こす．これが核分裂の連鎖反応で，この反応が自発的に持続している状態を臨界と呼ぶ．ちなみに，原子力発電所では，原子炉を臨界状態に保つ（維持する）ことで電力を発生させている．

※2
原子力災害対策特別措置法

---

2 放射線事故・原子力災害の歴史 Chart 143

原子力災害を含む放射線事故が発生した場合，国際原子力機関（IAEA）と経済協力開発機構/原子力機関（OECD/NEA）が策定した**国際原子力事象評価尺度**（INES）が使用され，影響度が「レベル0」から「レベル7」までの8段階で評価されます．「レベル1」から「レベル3」までが**異常事象**であり，「レベル4」から「レベル7」が**重大な事故事象**に大別されます．歴史的には，1986年のチョルノービリ（旧チェルノブイリ）原子力発電所事故（レベル7）や2011年の東京電力福島第一原子力発電所事故（レベル7）など，深刻な事故がありました．次いで，1957年のウラル核惨事（キシュテム事故，レベル6），1979年のスリーマイル島原子力発電所事故（レベル5），および原子力発電所以外の事故であるゴイアニア被ばく事故（レベル5）などが挙げられます．国内では，1999年の東海村JCO臨界事故（レベル4）や2017年の日本原子力研究開発機構大洗研究開発センター被ばく事故（レベル2，暫定評価）などがありました．

International Nuclear Event Scale

第4章 放射線のリスクと向き合う

Column

チョルノービリ（旧チェルノブイリ）原子力発電所事故

1986年4月26日に旧ソ連のチョルノービリ原子力発電所4号機で起こった深刻な事故です．この事故は，外部電源が失われたときに備えて，他のエネルギーを利用した電力を供給するための試験中に起こりました．この試験中に原子炉が不安定になり，制御棒が挿入された際に，急激な過出力が発生したことが原因とされています．事故により原子炉と建屋が壊れ，黒鉛による火災が発生し，その際に大量の放射性物質が環境中に飛散しました．その後，放射線を遮断するために原子炉部分をコンクリートで覆う作業が行われましたが，事故対応や復旧作業によって，消防隊員など計31人が被ばくにより亡くなり，原子力発電所周辺の住民約13万5千人が避難・移住を余儀なくされました．

Column

東京電力福島第一原子力発電所事故

2011年3月11日午後2時46分に発生した三陸沖の海底を震源とするマグニチュード9.0の地震とその後の津波の影響により，福島第一原子力発電所1〜4号機で起こった深刻な事故です．原子力発電所では地震が起きると自動的に停止するしくみがあり，この地震でも運転中であった1〜3号機は緊急停止するとともに，非常用ディーゼル発電機が起動し，原子炉の冷却がはじまりました．しかし，地震から約50分後，大きな津波の直撃を受けて，屋外設備が破損するとともに，建屋の内部も浸水し，電源が使えなくなりました．その結果，原子炉への注水や状態監視などの安全上重要な機能が損失された，1〜3号機の冷却がうまくいかなくなりました．運転中であった1〜3号機はそれぞれ，原子炉停止後に圧力容器への注水ができず，燃料棒や原子炉建屋の損傷などで，放射性物質が放出されるという連鎖的な経過をたどりました．4号機は地震発生時，定期検査中で運転を停止しており，原子炉の燃料はすべて使用済燃料プールにとり出されていましたが，3月15日早朝に原子炉建屋で水素爆発が発生しました．この原因は，3号機で発生した水素が排気管を通じて4号機に流れ込んだことが原因と考えられています．

Column

東海村 JCO 臨界事故

1999年9月30日午前10時35分頃に茨城県東海村にある核燃料加工施設JCO東海事業所の転換試験棟で起こった国内初の臨界事故です．事故は，作業員3人が，酸化ウラン粉末をステンレス製のバケツに入れ，硝酸と純水で溶かしてできた硝酸ウラニル溶液を均質化するために沈殿槽に注ぎ込んでいる最中に起きました．この作業で，沈殿槽に注ぐべきウラン量が通常の約2.4 kg以下であるべきところ，それ以上のウランが一気に注入され，臨界状態に達してしまったことが原因とされます．事故につながっ

た作業手順は，国の許可を受けたものと全く異なるもので，バケツから沈殿槽に移す作業は作業員3人が発案し，初めて行ったものでした．事故の結果，核分裂による放射性物質が発生しましたが，大部分は溶液中にとどまり，環境への放射線の影響は微量なキセノンやヨウ素で，健康に悪影響を及ぼすほどのレベルではありませんでした．しかしながら，懸命な治療の甲斐もむなしく作業員3人のうち事故直後に受けた高線量被ばくによって2人が死亡する事例となりました．

Column

大洗研究開発センター燃料研究棟における汚染事故

2017年6月6日午前11時15分頃に日本原子力研究開発機構大洗開発センターの燃料研究棟で起きたプルトニウムによる汚染事故です．この事故は，プルトニウムを含む核燃料物質が入った貯蔵容器の点検中に起こりました．このとき，作業にあたっていた5名全員がα線表面汚染検査計で汚染されていることが確認されま

した．さらに，作業員5名のうち4名に皮膚汚染，うち3名から鼻腔内の汚染が確認されたため，シャワーによる除染と体内にとり込まれたプルトニウムなどの体外排泄を促進させる目的でキレート剤（Ca-DTPA3）が投与されました．

一般救急医療と放射線災害医療の対象と目的

〈一般救急医療〉

【対象】創傷，熱傷，骨折，打撲などの合併損傷や急性心筋梗塞などの救急疾病を伴う患者さん

【目的】命の視点から医療を提供すること

〈放射線災害医療〉

【対象】放射線事故・原子力災害により放射性物質による汚染や被ばくがある，もしくはその可能性がある患者さん，加えて，創傷，熱傷，骨折，打撲などの合併損傷や急性心筋梗塞などの救急疾病を伴う場合もある

【目的】命の視点から医療を提供すること

緊急防護措置とOILの関係

	基準の種類	基準の概要	初期設定値[※1]	防護措置の概要
緊急防護措置	OIL1	地表面からの放射線，再浮遊した放射性物質の吸入，不注意な経口摂取による被ばく影響を防止するため，住民等を数時間内に避難や屋内退避等させるための基準	500μSv/h (地上1mで計測した場合の空間放射線量率[※2])	数時間内を目途に区域を特定し，避難等を実施．（移動が困難な者の一時屋内退避を含む）
	OIL4	不注意な経口摂取，皮膚汚染からの外部被ばくを防止するため，除染を講ずるための基準	β線：40,000cpm[※3] (皮膚から数cmでの検出器の計数率) β線：13,000cpm[※4] 【1か月後の値】 (皮膚から数cmでの検出器の計数率)	避難又は一時移転の基準に基づいて避難等した避難者等に避難退域時検査を実施して，基準を超える際は迅速に簡易除染等を実施

※1 「初期設定値」とは緊急事態当初に用いるOILの値であり，地上沈着した放射性核種組成が明確になった時点で必要な場合にはOILの初期設定値は改定される．
※2 本値は地上1mで計測した場合の空間放射線量率である．実際の適用に当たっては，空間放射線量率計測機器の設置場所における線量率と地上1mでの線量率との差異を考慮して，判断基準の値を補正する必要がある．OIL1については緊急時モニタリングにより得られた空間放射線量率（1時間値）がOIL1の基準値を超えた場合に，防護措置の実施が必要であると判断する．
※3 我が国において広く用いられているβ線の入射窓面積が20cm^{2}の検出器を利用した場合の計数率であり，表面汚染密度は約120Bq/cm^{2}相当となる．他の計測器を使用して測定する場合には，この表面汚染密度から入射窓面積や検出効率を勘案した計数率を求める必要がある．
※4 ※3と同様，表面汚染密度は約40Bq/cm^{2}相当となり，計測器の仕様が異なる場合には，計数率の換算が必要である．

原子力災害対策指針（原子力規制委員会）より

3 放射線災害医療の診療と心のケア

1）放射線災害医療の対象と目的 Chart 144

　放射線災害医療の目的は，放射線事故・原子力災害により放射性物質による汚染や被ばくがある，もしくはその可能性がある人，加えて，創傷，熱傷，骨折，打撲などの合併損傷や急性心筋梗塞などの救急疾病を伴う場合もある人に対して，命の視点から医療を提供することです．すなわち対象に若干の違いはあるものの，目的に関しては一般救急診療と違いはありません．

2）放射線災害医療における診療 Chart 145 Chart 146

　放射線災害医療の患者さんは，放射性物質による汚染や被ばくを伴うことから，特別な対応が求められます．具体的には，初期診療では，放射性物質による汚染や被ばくの有無や程度により対応が異なるため，外部被ばく，内部被ばく，体表面汚染に関する放射線管理や被ばく線量評価に加え，汚染拡大防止が必要となります．また，体表面汚染については，緊急防護措置の判断となるOIL※3の基準（OIL4が該当）に基づいた対応が求められます．緊急防護措置の基本的な考え方は，重篤な確定的影響を回避するとともに，確率的影響のリスクを合理的に達成可能な限り低く保つことですが，患者さんの全身状態およびバイタルサインが不安定であれば，蘇生や治療を実施し，全身状態の安定化を優先させます．そして，全身状態の安定化が確認された後には，汚染検査の結果に基づく対応が必要となります．汚染検査実施後の対応については，以下の3パターンが想定されます．

a）放射性物質の汚染がなく，高線量でない（1,000 mGy 未満）被ばくがある場合

　放射性物質の身体への付着がないことから汚染拡大防止の対応は不要となり，一般的な診療を実施できます．つまりは，X線撮影やCT検査を受けた患者さんと同様の対応がとれます．

b）放射性物質の汚染がなく，高線量（1,000 mGy 以上）の被ばくがある場合

　放射性物質の身体への付着がないことから汚染拡大防止の対応は不要ではありますが，被ばくによる急性症状（急性放射線症候群：ARS※4）やその後のリスクへの対応が求められます．国内では東海村JCO臨界事故後に急性放射線症候群への対応を経験しています．

c）放射性物質の汚染がある（被ばくを伴う）場合

　放射性物質の身体への付着があることから除染や汚染拡大防止の対応が求められます．除染については，放射性物質の付着箇所にもよりますが，脱衣→拭

※3 OIL

OIL（運用上の介入レベル）とは，放射性物質の放出後に，防護措置の実施を判断する基準として空間放射線量率や環境試料中の放射性物質の濃度などの原則計測可能な値で設定されたもの．防護措置を実施する際に，緊急時モニタリングの結果をOILに照らして，防護措置の実施範囲を定めることとなる．Operational Intervention Level

※4 ARS

⇒1章-3 Chart 31 参照

放射線災害医療の対象者への対応

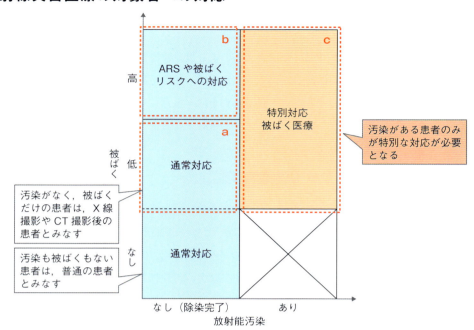

汚染・被ばく患者からの二次被ばく

① 患者さんの体に付着した放射性物質からの外部被ばく
② 患者さんの体に付着した放射性物質が自らに付着することからの外部被ばく
③ 患者さんの体に付着した放射性物質を吸入することからの内部被ばく

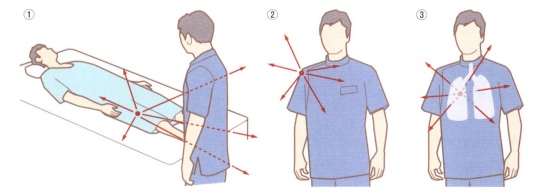

う→洗うの順での実施が推奨されています．また，汚染拡大防止は，施設，資機材，そして自身の防護措置と線量管理が必要となります．具体的には，施設や資機材に放射性物質が直接付着しないようにシートやテープで覆う（養生という），自身の被ばく線量を管理するために個人線量計を装着する，放射性物質が自身に直接付着しないように防護服を着用する，放射性物質を吸入などによって体内にとり込まないようにマスクを着用するなどの防護措置が必要となります．さらには，対象者の被ばく量を推計するために線量評価用の生体試料の採取が必要となります．

3) 医療従事者の二次被ばくへの対応 Chart 147

放射線災害医療の患者さんからの二次被ばくへの対応を考えるうえで重要なのは，曝露する経路（被ばく経路）であり，その経路を把握することで，対応が明確となります．

被ばく経路とその対応については以下の通りです．

①患者さんの体表面汚染からの外部被ばく：放射線の外部被ばく防護の三原則[※5]である距離・時間・遮蔽を実施します．

②自分に放射性物質が付着することからの外部被ばく：放射性物質の付着に対する防護（防護服着用），放射性物質が付着した場合は，防護服を脱衣し，拭う，洗い流すの順で行います．

③患者さんや自身に付着した放射性物質を吸入することによる内部被ばく：吸入に対する防護（マスクやフェイスシールドの着用），吸入した場合は，飲水などにより体外への排出を促進します．

なお，医療従事者の二次被ばくは，現場で実際に被ばくした患者さんよりもかなり低いことが推測されますが，対応を行うことで，さらなる低減が図れます．

これまで述べたように，放射線災害医療の診療には，患者さんの全身状態の安定化に加えて，被ばく状況に基づく対応や汚染拡大防止，自身の二次被ばくへの対応など一般診療とは違った対応が求められます．また，放射線災害医療の実施にあたっては，医師，看護師，診療放射線技師，ロジスティック担当者などの専門性を活かしたチーム医療が求められます[※6]．通常の診療同様に，医師と看護師が協働で状態の安定化や創傷処置を図ることになりますが，それに加え，汚染検査や汚染拡大防止のような放射線管理に関することは，診療放射線技師が担うこととなります．また，放射線災害医療では院内の他部署や他の関連機関との連携がとられるため，その情報収集や連絡調整の役割も重要となります．

※5 外部被ばくを低減するための方策
⇒3章-1 Chart 123 参照

※6 放射線災害医療における各医療職種の主な役割
医師：医療チームの統括として，診療方針の決定や指示，診療や除染を行う
看護師：統括や医師の指示のもと，診療の補助や看護記録，試料情報の記録を行う
診療放射線技師：対象者，スタッフおよび試料などの汚染検査とその記録，処置室内の放射線管理を行う
ロジスティック担当：診療前から診療後の記録，連絡調整を行う

148 ■ 被災者，または患者さんのメンタルヘルス

〈メンタルヘルスの問題の要因〉
- 放射性物質による汚染や被ばく状況
- 被ばくによる健康影響
- 心的トラウマ（被災体験それ自体による衝撃）
- 被災者（被曝者）として注目される

〈医療従事者の心構え〉
- メンタルヘルスの問題は，放射線被ばくの線量依存ではない
- わかりやすい症状を示すとは限らず，耐えていることも多い
- 原子力災害は特殊な災害，すなわち特殊な環境下である
- 急性期のみの問題ではなく，長期的な問題となる

149 ■ 医療従事者のメンタルヘルス

〈メンタルヘルスの問題の要因〉
- 放射性物質や放射線の知識不足，被ばくによる健康影響
- 惨事ストレス（惨状の体験，被災者との関わり，二次災害の危険性，過重労働など）
- 使命感により自身のストレスを自覚しにくい
- 満足な活動ができなかったことへの不全感
- 被災者の攻撃（不満の捌け口）の対象となる

〈医療従事者のセルフケア〉
- 十分な睡眠，十分な食事，気分転換活動の工夫
- 自身の不調に気づくためのセルフチェック
- チーム内で共有できる（対話できる）環境づくり

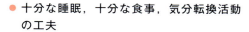

Column

放射線の「被ばく」と「放射能汚染」のちがい

放射性物質からは大小に限らず放射線が出ており，この放射線に曝露されることを「被ばく」といいます．また，胸部X線撮影など，放射線を利用する医療機器からはスイッチを押すことで放射線が発生するしくみとなっており，検査を受ける際には被ばくを伴います．一方で，放射線物質が人，土壌および作物などに付着・吸収されることを「放射能汚染」といいます．ここで重要なのが，放射能汚染があると被ばくも伴うが，被ばくしたからといって放射能汚染を伴うわけではない，ということです．つまりは，胸部X線撮影では，被ばくはしていますが，放射能汚染はしていないことになります．放射能汚染を病院で耳にする血液汚染に置きかえると，腕からの静脈血採血の際に，注射針の先端に血液がついても汚染とはなりませんが，その血液が服やシーツに落ちると汚染となります．すなわち，放射性物資があってはいけない場所（付くべきでないところ）に付いてしまうことを放射能汚染といいます．

4）放射線災害医療における心のケア

　放射線災害は自然災害とは異なる性質をもち，加害者が存在します．そのため患者さんの心理として，割り切れなさと罪の償いを求める気持ちが強く残ることがあります．また，患者さんは原子力災害の特殊性である放射線被ばくという自らの五感では感じることのできない状況や長期および健康影響への不確かさのため困惑することとなります．国や自治体，専門家からの情報においても，情報不足や過剰な情報のなかで錯綜や疑念が生じたりして，情報そのものへの信頼性が揺らぎ，人々の不安はさらに増すこととなります．このような特殊な状況下において，患者さんへの心のケアが早期から求められます．また，医療従事者においても，自身のメンタルヘルスの問題を十分考慮したうえで対応を行うことが重要となります．

a）患者さんへの心のケア　Chart 148

　放射性物質による汚染や被ばく状況，被ばくによる健康影響，心的トラウマ（被災体験それ自体による衝撃）に加え，被災者（被ばく者）として注目されることにも配慮しなければなりません．また，メンタルヘルスの問題は，放射線被ばくの線量依存ではないことは当然のことで，必ずしも他人にわかりやすい症状を示すとは限らず，内心で耐えていることも多いため，その気分の変化や現実不安をできるだけ鎮めるための安静，安眠の確保もケアとして求められます．次に，患者さんへの検査結果などの情報提供について，初期の放射線量の推定値は迅速に入手できる可能性はありますが，最終的な結果が得られるまでに一定の時間が必要となるのため，安易な回答は避けるべきです．また，メンタルヘルスの問題は急性期のみの問題ではなく，長期的な問題となることも考慮し，必要時カウンセラーや専門機関との連携が望まれます．

b）医療従事者への心のケア　Chart 149

　医療従事者のメンタヘルスについては，患者さん同様に，必ずしも放射性物質や放射線の知識があるわけではなく，被ばくによる自身の健康影響にも不安を抱える可能性もあります．また，惨状を見聞きする体験や被災者とのかかわりなどにより惨事ストレスの影響を受けることもあります．さらには，使命感により自身のストレスを自覚しにくいという弊害や満足な活動ができなかったことへの不全感，被災者の攻撃の矛先となり，不満の捌け口になるなど，ストレスを受ける要因は多々あります．そういったストレス環境下で，医療従事者は活動が求められるため，自身のストレスに対するセルフマネジメントが重要となります．具体的には，十分な睡眠や食事をとり，気分転換を行うことが重要であり，他にも，自身の不調に気づいたり，チーム内で共有したりすることでメンタルヘルスの不調を防ぐことが必要となります．

Column

原子力災害医療の実際①

2011年3月16日午前,福島県オフサイトセンターへ福島第一原子力発電所からの患者受け入れ要請の連絡が入りました.その連絡を受け,医師と看護師(筆者)が自衛隊ヘリコプターで患者搬送を行うこととなりました.前日(15日)まで爆発していた原発に接近することや出発時に詳細な情報がなかったことから現場は緊張に包まれていました.防護衣を装着し,放射線測定器と救命バックを持ちヘリポートへ向かいました.ヘリコプター会合点で高濃度の放射性ヨウ素に曝露される危険性も予想され,また出動後の大爆発に備え,ヘリコプター搭乗前にヨウ化カリウム丸(50mg)を2錠服用しました.ヘリのなかでは,現場の放射線量の測定が必要であることや防護の三原則を確認し,医師と現場に着いてからの行動確認や点滴の準備などを行いました.会合点は福島第一原子力発電所から南に11km(当時は20km圏内退避)地点の大熊町のグラウンドと割と近い距離であったものの,測定した空間線量率は安全なレベルでした.患者さんのもとへ向かい,問診・診察・汚染検査・ルート確保を行い,福島県立医科大学附属病院に搬送しました.患者さんのバイタルサインは安定しており,汚染が高い部位も保護されていました.搬送後には診療チームに引き継がれ,患者さんには除染を含む一連の診療が実施されました.私自身はというと,搬送後の自身の個人線量計の値は10.0μSvと表示されており,被ばく量が少ないことがわかり安堵しました.その後,診療を終えた患者さんの思いを傾聴し,震災当初の心境や受傷後でも働き続けた思いなどの苦悩を聞くこととなりました.搬送当初は緊張からか表情が強ばっていた患者さんも説明や思いの表出後には安堵からか笑顔もみられるようになっていましたが,最後まで福島第一原子力発電所内で作業を続けている仲間を気遣っている言葉は印象的でした.

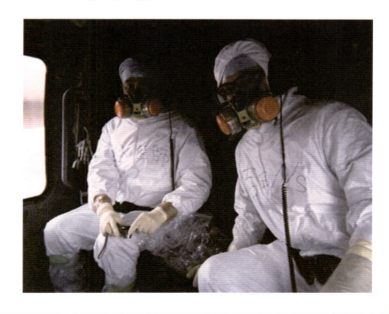

Column

原子力災害医療の実際②

2011年10月28日,筆者は同年7月に福島第一原子力発電所内に整備された救急医療室に入りました.その救急医療室では,全国の医療従事者(医師,看護師,診療放射線技師など)がチームを組み,交替で勤務をすることになっていました.翌日(29日)は,医師2名,看護師(筆者)1名,診療放射線技師1名の体制でした.救急医療室の電話がなり,一同に緊張が走りました.電話の内容は,「傷病者発生,両下肢骨折疑いの傷病者発生.10分後に搬送」と,現場の事故により傷病者が発生したとのことでした(その後詳細な情報は届かずに,傷病者が運ばれてくることになる).原子力発電所構内の事故であるため,汚染や被ばくは想定されます.われわれは自身の被ばく防護のため防護服の着用および個人線量計を装着した後,受け入れ経路や手順の確認を行いました.傷病者到着後,本来なら待機室(処置室の前室)で汚染検査を行う予定でしたが,患者さんの容態が悪いことに加え,除染が必要となる可能性もあることから,そのまま待機室での診療に切り替えました.想定していた受け入れ手順とは違う混乱の中,救急医療室でできる処置(バイタルサイン測定,酸素投与,点滴確保など)を実施し,医療機関への搬送を準備しました.受け入れ医療機関と搬送方法の準備が整い,救急医療室からドクターヘリの会合点までは医師が同乗し,搬送を終えました.救急医療室で電話を受けてから搬入まで,そして搬入してから搬出までの時間は本当にあっという間に過ぎていきました(実際の時間は約60分).搬出後には,「この発電所構内に医療者が常駐する救護室が整備されていなければ,この患者さんはどうなっていたのだろう」と振り返ったことを思い出す.

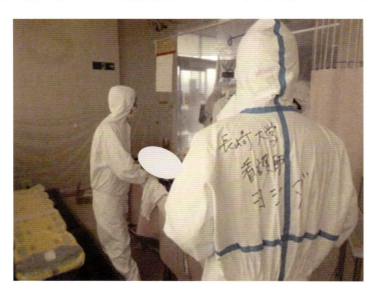

Chart 150
■ 拠点となる医療機関

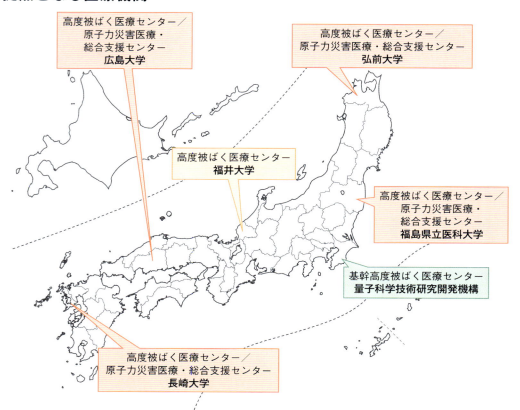

■ 原子力災害医療ネットワーク

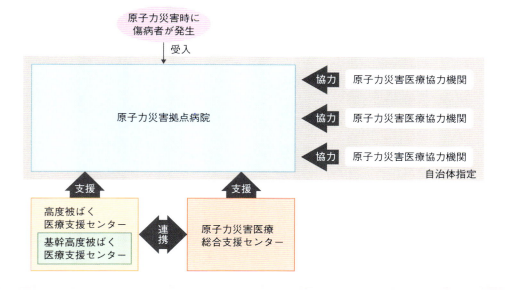

4 原子力災害医療ネットワーク Chart 150

　原子力災害医療にかかわる体制について，「原子力災害拠点病院等の施設要件」を定めるとともに，体制整備や避難退域時における検査および除染などの具体化を図るなど所要の対応を行うため2015年8月に原子力災害対策指針を改正し，原子力災害拠点病院や原子力協力機関の整備がすすめられています．

1）高度被ばく医療支援センターの役割

　原子力災害拠点病院（後述）では対応が困難な長期的かつ専門的治療を要する被ばくを伴う傷病者ならびに，除染が困難であり，二次汚染などを起こす可能性が高い被ばくを伴う傷病者の診療などを行うとともに，原子力災害拠点病院などに対し，必要な診療支援，助言などが可能な専門家の派遣，高度専門的な教育研修の実施などによる支援を行います．弘前大学，福島県立医科大学，福井大学，広島大学，長崎大学の5施設が指定され，量子科学技術研究開発機構が基幹高度被ばく医療支援センター[7]に指定されています．

2）原子力災害医療・総合支援センターの役割

　原子力災害医療派遣チーム[8]（以下派遣チーム）を編成するのみならず，原子力災害時には派遣チームが被災地域で効果的に活動できるよう派遣チームの派遣調整を行うとともに，活動中の派遣チームに対する情報提供などの支援を行うほか，平時から地域および全国の原子力災害拠点病院などとの連携および協力体制を強化するためのネットワークを構築し，情報交換などを行います．

3）原子力災害拠点病院の役割

　原子力災害時に被災地域の原子力災害医療の中心となって機能し，放射性物質による汚染や被ばくを伴う傷病者などを受け入れ，適切な診療などを行います．また，災害医療の知識，技能のほか，被ばく医療に係る専門的知見を有する医師，看護師，診療放射線技師などから構成する派遣チームを編成します．派遣チームの出動先は，原子力災害時に被災した立地道府県内の原子力災害拠点病院を基本とし，当該施設内において救急医療などを行います．

4）原子力災害医療協力機関の役割

　汚染または被ばくしている者に対する検査，除染，救護所などにおける健康管理などを行います．原子力災害時に立地道府県や原子力災害拠点病院が行う原子力災害対策に協力できる医療機関，職能団体などを原子力災害医療協力機関とし，医療機関のみならず研究所，附属病院を有しない大学，職能団体，民間企業など広く想定されています．

第4章 放射線のリスクと向き合う

※7
高度被ばく医療支援センターの施設要件を満たしたうえで，平時では地域の中核となる医療従事者などへの高度専門的な教育研修を行うとともに，高度被ばく医療支援センターおよび原子力災害医療・総合支援センターに所属する医療従事者，専門技術者などを対象とする高度専門的な教育研修などを行う．

※8
派遣チームは，原子力災害医療・総合支援センター，原子力災害拠点病院または原子力災害医療協力機関に所属し，原子力災害が発生またはそのおそれがある被災道府県において救急医療などを行うことのできる専門的な研修，訓練を受けた医療チーム．医師，看護師および放射線防護関係者の4名以上で構成され，災害医療の知識，技能に加えて，原子力災害，放射線防護の知識を有し，特に，放射線防護関係者は，放射線測定に関する技術を有していることが求められる．

原子力災害対策指針が定めるものの一例

PAZ（予防的防護措置を準備する区域）
▶放射性物質が放出される前の段階から予防的に避難等を開始する区域であり，原子力発電所からおおむね半径5km．大量の被ばくを避ける（確定的影響の回避）との考え方に基づき，原子力発電所が予め定めた放射性物質の放出に至る可能性のある状態に該当する場合，放射性物質の大量放出前に避難することが原則．

UPZ（緊急防護措置を準備する区域）
▶屋内退避などの防護措置を行う区域であり，原子力発電所からおおむね半径30km．

5 放射線災害医療に関連する法律と国際機関　Chart 151

1）放射線災害医療に関連する法律

日本ではこれまでの放射線災害を教訓として法律の改訂，指針の策定などを行っています．法的な側面では，目的や活動指針が明確に規定されているため，災害時の医療を提供する際には，災害に関する法律の知識を持っていることが非常に重要となります．

a）原子力災害対策特別措置法（2000年に制定）

1999年9月の東海村JCO臨界事故の教訓から，翌年の6月に施行されました．この法律は，原子力災害の特殊性を考慮した災害発生時の特別の措置を定め原子力災害から国民の生命，身体および財産を保護することを目的とします．また，原子力規制委員会に対し，原子力事業者や関連団体との原子力災害予防対策，緊急事態応急対策および原子力災害事後対策の円滑な実施を確保するための指針（以下，原子力災害対策指針）の作成を規定しています．

b）原子力災害対策指針（2012年に制定）

国民の生命および身体の安全を確保することが最も重要であるという観点から，緊急事態における原子力施設周辺の住民などに対する放射線の重篤な確定的影響と確率的影響のリスクを低減することを目的とし，原子力災害事前対策から中長期対策までの経過に沿った基本的考え方や防護措置，**緊急時活動レベル（EAL）**，**運用上の介入レベル（OIL）**などが記されています．また，当指針は，「住民の視点に立った防災計画を策定すること」「災害が長期にわたる場合も考慮して，継続的に情報を提供する体系を構築すること」「国際原子力機関（IAEA）の安全基準などの最新の国際的知見を積極的に取り入れるなど，計画の立案に使用する判断基準などが常に最適なものになるよう見直しを行うこと」

Emergency Action Level

の基本的な考え方を踏まえ，専門的・技術的事項などについて定められています．

　例えばIAEAの国際基準を参考に，原子力発電所で事故が発生し緊急事態となった場合に原子力災害に特有の対策を実施しておく範囲として，PAZとUPZの2つの区域を定め，それぞれの区域における対策が計画されています．なお，被ばくによる健康影響と対策実施のデメリットなどの両者を鑑みて対策の実施が望ましいかの判断を行いますが，その際には，被ばく量を合理的に可能な範囲で最小限に抑えることが求められます．

Precautionary Action Zone
Urgent Protective action planning Zone

2）放射線災害医療に関連する国際機関

　日本で放射線災害が発生した場合，国内の関係機関だけではなく，国際機関の協力を得ることとなります．原子力災害に関連する国際機関を一部紹介します．

a）国際原子力機関（IAEA）

　原子力分野での協力を進める世界の中心的機関です．核兵器の拡散を防ぎ，すべての国，特に開発途上国が原子力科学と技術を平和目的に，安全に，安心して利用できるように，拡散防止の義務を順守しているかを検証する機関です．本部はオーストリアのウィーンに設けられています．

International Atomic Energy Agency

b）国際放射線防護委員会（ICRP）

　専門家の立場から人および環境の放射線防護に関する勧告を行う非営利の国際学術組織です．「原子放射線の影響に関する国連科学委員会」の報告などを参考にし，科学的知見に加え放射線防護上の価値判断を下した勧告ならびに技術報告を出しており，これらは各国の法令策定や防護の実務に活用されています．ICRPの勧告の骨格は，原爆被ばく者の疫学調査をはじめとする広範な科学的知見を基にしており，1990年以降，確定的影響と確率的リスクの総合的な推定値は基本的には変わらないとして，これまでの防護体系がほぼ踏襲されています．本部はカナダのオタワに設けられています．

International Commission on Radiological Protection

⇒3章-1 Chart 125 参照

放射線災害医療分野の人材育成

● 原子力災害医療・総合支援センターが実施している主な研修会

研修名	研修内容	期間（例）
原子力災害医療基礎研修	原子力災害医療研修体系の全ての研修のベースとなる原子力災害医療に関する一般的な知識を習得する講義中心の内容	1日
原子力災害医療中核人材研修	被ばく・汚染のある傷病者を医療機関で対応するための高度・専門的な知識と技術を習得する講義と実習を合わせた内容	3日
原子力災害医療中核人材技能維持研修	被ばく・汚染のある傷病者を医療機関で対応するための高度・専門的な知識と技術の再習得とブラッシュアップする講義と実習を合わせた内容	1日
甲状腺簡易計測研修	甲状腺簡易測定の実施体制および必要な資機材を理解し，甲状腺簡易測定の技術を習得する講義と実習を合わせた内容	1日
原子力災害医療派遣チーム研修	原子力災害医療派遣チームの役割および活動内容を理解し，チームとして機能するための演習や実習中心の内容	2日

6 放射線災害医療分野の人材育成 Chart 152

　原子力災害医療ネットワークの構築が進み，毎年継続した研修会が実施され，各機関で放射線災害医療のエキスパートが誕生しています．また，原子力災害医療・総合支援センターを中心に，そのエキスパートらがチームとして活動できるように原子力災害医療派遣チームの整備もすすめられてます．しかしながら，大災害を想定したときには，放射線災害医療の担い手の不足が懸念されています．急性期においては，**災害派遣医療チーム（DMAT）** などの専門チームとの協働が想定されるところですが，中長期的に支援できるチームの編成も今後の課題です．

Disaster Medical Assistance Team

　多忙な日常業務の傍ら，まれな事象である原子力災害に割く時間や労力は必ずしも多くとれないのが実際のようですが，私たちの先輩たちは，災害のたびにその試練を超えてきました．二度と起こしてはならない（起きないでほしい）放射線災害ですが，国内に原子力発電所50基以上を抱え，放射線を利用している現状として，事故のリスクを想定しなければなりません．私たち，ひとりひとりが意識的に放射線災害を振り返り，教訓から何かを創造していくこと，そして放射線のリスクに向き合う姿勢を見せることが，次の世代に繋いでいく使命だと思っています．

文献

1）「大洗研究開発センター燃料研究棟における汚染について」（日本原子力研究開発機構大洗原子力工学研究所），https://www.jaea.go.jp/04/o-arai/PFRF/index.html

2）「被ばく医療診療手引き」（国立研究開発法人量子科学技術研究開発機構／編），集賛舎，2022

3）「看護のための放射線学」（近藤隆／編），医歯薬出版，2023

4）「災害看護第3版」（小原真理子・酒井明子／監），南山堂，2019

5）環境省：放射線による健康影響等に関する統一的な基礎資料 令和4年度版（上巻）

6）「原子力災害対策特別措置法」（原子力規制委員会），https://laws.e-gov.go.jp/law/412CO0000000195

7）「原子力災害対策指針（令和5年11月1日）」（原子力規制委員会），https://www.nra.go.jp/data/000459314.pdf

8）「国際原子力機関」（国際連合広報センター），https://www.unic.or.jp/info/un/unsystem/specialized_agencies/iaea/

第4章 放射線のリスクと向き合う

2 リスクコミュニケーション

Chart 153

■ リスクとは

予測しない（悪い）事象が起こる可能性

リスク＝ハザードの有害性の強さ×曝露量×脆弱性

例：
飲酒のリスク＝アルコール度数×飲酒量・回数×体質

■ リスクが高いとは

放射線で言うと…

① 有害性が高い： 中性子線＞γ線
② 曝露量が多い： 空間線量率×時間×遮蔽の有無
③ 脆弱性が高い： 遺伝的背景，喫煙習慣など

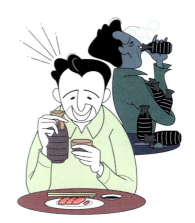

Chart 154

■ リスクに対する基本的な考え方

リスクの基本は「不確実なもの」
- 確率で示されるもの：降水確率など
- 統計で示されるもの：平均雨量など
- 数値化できないもの

数値は確率や平均値 → 個人の事実とは異なることも

リスクを語るときの前提
- リスクは相対的，主観的
- リスクはゼロにはならない

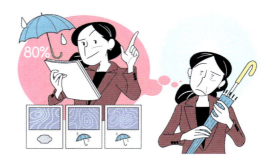

人々が自分の価値観でリスクを選べることが大切

2020 年に改訂された医師法により，放射線治療や検査の前には医療者が患者
さんにリスクや安全性を説明することが義務化されました．また，原子力災害
や放射線事故などの特殊災害時には，しばしば放射線医療の関係者がメディア
や記者会見などの矢面に立つこともあります．放射線医療にかかわる方々は，
単に知識を持つだけでなく，平時からリスク・コミュニケーション（リスコミ）
について学んでおくことが大切です．

1 リスクとは Chart 153

　リスクとは，簡単に言えば「予測ができない事象が起こる可能性」のことを
言います．リスクの大きさを決める因子は，①ハザードの有害性の強さ，②曝
露量，③個人や社会の脆弱性です．例えば飲酒のリスクの大きさは，お酒のア
ルコール度，飲酒量や回数，飲酒者がどれくらいアルコールに強いか（弱いか）
によって決まります．

　同じように考えれば，放射線被ばくのリスクの大きさを決めるのは，放射線
の性質（γ 線・中性子線など），ばく露量，個人の体質（遺伝的素因など）にな
ります．

2 リスクに対する基本的な考え方 Chart 154

　リスクが含む「予測ができない状況（不確実性）」には，確率や統計として計
算可能なものと，個人の予測や判断など計算不能なものがあります．前者は数
字で表されますが，それはあくまで確率や「平均的な数値」であって「個人の
事実」とは異なることに注意が必要です．

　リスクに対する考え方の基本は，①常に相対的，主観的である，②リスクは
決してゼロにならない，という点です．このような性質上，絶対的に正しいリ
スク選択というものは存在せず，個人の価値観に基づき選択しなければならな
いことも多いのです．

Chart 155 ■ リスクの高さは相対的

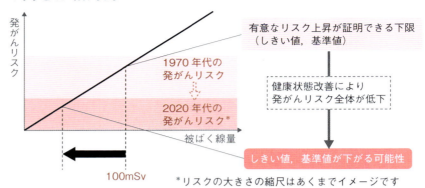

Chart 156 ■ リスクはゼロにならない

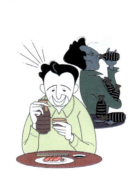 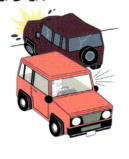 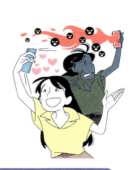 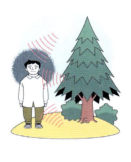

放射線もその1つ，でもそう思われにくい

■ 放射線のリスクの特徴

不気味で怖くて悪いものと思われやすい

- 目に見えないハザードである → 不気味なリスク
- 事件や事故と一緒に語られる → 怖いもの
  - ▶ 医療（疾患） → 心身の健康状態に影響される
  - ▶ 原子力（政策） → 政治への信頼度に影響される
  - ▶ 原発事故（災害） → 災害時の不安や恐怖に影響される
  - ▶ （自然放射線） ⇒ これのみでリスコミが行われることはない
- メディアの注目度が高い

  被害者 vs 加害者
  - ▶ 医療者 vs 被害者
  - ▶ 政治家 vs 被災者 → 善意の第三者[※3]により炎上しやすい

1）リスクの高さは相対的 Chart 155

　被ばく線量と発がんリスクの関係をみてみましょう．LNT仮説[1]に基づけば，被ばく線量が増加すると発がんリスクは上がります．しかし私たちは日頃からいろいろな発がんリスクにさらされているため（薄く塗ったエリア），低いリスクは統計に表れません．

　しかし生活の質の改善とともに社会全体の発がんリスクは減少し続けており（濃く塗ったエリア），以前には有意差のみられなかったリスクが明らかになる可能性があります．このようにリスクは相対的であり，時代とともにリスクの高さの判断が変わる可能性もあるのです．

2）リスクはゼロにはならない Chart 156

　私たちの暮らす世の中はリスクに溢れています．自動車の運転，喫煙，飲酒…SNSの発信や医療行為もまたリスクです．日光や食べ物に当たり前に含まれる放射線[2]は，このような日常の健康リスクの1つに過ぎません．つまり私たちは常に，ある程度であれば放射線を受容して生きているのです．しかし放射線リスクは次の理由から，「他とは違う」と思われがちです．

3）放射線リスクの特徴

　まず，放射線というハザードには色も匂いもありません．このため，車や喫煙などのリスクよりも「不気味なリスク」ととらえられがちです．また，放射線のリスクが話題になるときは，常に病気や事故などの非日常的で恐ろしい事件が関係しています．このため放射線は「怖いリスク」と思われがちです．さらに，放射線リスクは常にマスメディアや活動団体の注目度が高く，「被害者vs加害者」という視点で報道されがちです．つまり言葉の誤解や失言が容易に炎上の元となりやすいのです．

---

[1] 直線閾値なし（LNT）モデル
⇒1章-3 Chart 29
　2章-3 Chart 101
　3章-1 Chart 113 参照

[2] 身の回りの放射線
⇒1章-1 Chart 01，1章-5 Chart 45
　参照

[3]
正義感から被害者・被災者の代弁しようとする人

第4章　放射線のリスクと向き合う

Chart 157 ■ リスク・トレードオフの考え方

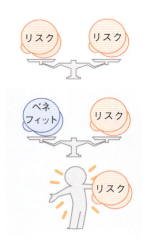
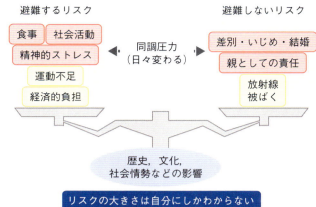

Chart 158 ■ リスク・ベネフィットの考え方

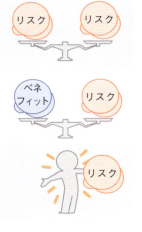
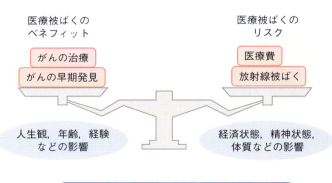

3 リスク選択時の主な判断方法

リスクという不確実なものを選択するときの判断方法には，①リスク・トレードオフ，②リスク・ベネフィット，③リスク・アクセプタンス[※4]のいずれかを3つがあります．

1) リスク・トレードオフの考え方 Chart 157

例えば原子力発電所事故の後に，その地域から避難するかしないかの判断はどのように決まるでしょうか．避難しないことは被ばくのリスクを上昇させますが，避難することにより経済的損失や生活習慣の変化などのリスク・トレードオフが起こることは簡単に見てとれます[※5]．しかし人々の生活におけるのリスクはそれほど単純ではありませんし，必ずしも定量できません．避難生活はコミュニティの崩壊や精神的ストレスなどの健康リスクを上昇させますが，一方で避難しないことで「子どもを避難させないのか」という批判を受けたり，差別やいじめ，結婚への影響などさまざまな社会的リスクが上昇したりします．これらのリスクの大きさは人によって異なるため，簡単に計測したり，比較したりできません．さらに世間の同調圧力[※6]はこの天秤に影響を与えますが，その圧力の方向や強さも日々変化します．

2) リスク・ベネフィットの考え方 Chart 158

一方で，リスクとベネフィットが天秤にかけられる場合，つまりリスクをとらなければ利益（ベネフィット）が得られないためにリスクが選択されることもあります．これは医療放射線被ばくの際によく用いられる考え方です[※7]．つまり放射線検査や治療を受けることでがんの早期発見や治療というベネフィットのために，被ばくリスクや医療費などの経済的リスクが強要される，というものです．

しかしベネフィットの大きさの判断もまた，個人によって異なります．「もう十分生きた」「これまでにたくさん放射線を浴びた」など，年齢や経験などによってベネフィットを低く感じたりリスクを高く感じたりする場合があるからです．医療者がいくらベネフィットの方が高いと判断しても，患者さんはそれを選択しないこともあります．それは決して「間違った選択」ではありません．医療者がより安全かつ命が助かる方法へ誘導することは大切ですが，そのときに「間違いを直してあげよう」と考えるべきではありません．

※4 リスク・アクセプタンス
特定のリスクを認識しているが，その影響が許容範囲内であると判断し，特別な対応策を講じずに受け入れること．

※5
実際に，福島県では避難後に生活習慣の変化により増加した健康リスクは，とどまることによる低線量被ばくのリスクを上回る可能性が報告されている[1]．

※6 同調圧力（Peer pressure，ピア・プレッシャー）
ある集団において，暗黙のうちに多数意見に合わせるような心理的・社会的圧力を指す．例えば2020年におきたコロナ禍では，法的に定められていないにもかかわらず同調圧力により公共の場でのマスク着用が自然に義務化されるようになった．

※7 ICRPの三原則
⇒2章-3 Chart 98
　3章-1 Chart 114 参照

第4章　放射線のリスクと向き合う

Chart 159 ■ リスク・アクセプタンスは関心度の影響を受ける

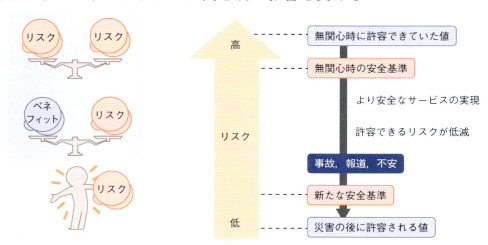

Chart 160 ■ リスクやベネフィットの評価軸

生命
- 病気，ケガ：発がんリスクなど

科学

生活
- 経済：医療費・生活費
- 家族：子育て，家族からのサポート
- コミュニティ：地域産業，風評被害

社会学

人生
- 楽しい：スカイダイビングなど
- おいしい：フグなど
- 好き嫌い：医者嫌い，など

哲学

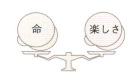

3) リスク・アクセプタンス [Chart 159]

トレードオフやベネフィットなどの比較をせずにリスクが受容されていることがあります．これは，特に世間の関心が低いときなどにみられがちです[8]．

もともと受容されていたリスクが何らかの理由で注目を集めると，突然アクセプタンスのレベルが変化することがあります．[Chart 159] のように，人々があるリスクに無関心なとき，専門家が決めた基準に多くの人が満足しています[9]．しかし時代とともに技術が発展してより安全なサービスが提供できるようになると，人々はその安全が「普通」と思い，許容できるリスクレベルが徐々に下がっていきます．このときに人々の耳目を集めるような災害や事故などが起きると，人々の許容するリスクレベルが急激に下がり，これまで受け入れていたリスクも「危険だ」「怖い」とみなされるようになります．このようなときには専門家が「これだけ低いリスクだから心配ない」という安全基準を提示しても，社会はなかなかそれを受け入れられません．むしろ基準が見直されることで恐怖が増してしまうことすらあります[10]．これはリスクが相対的であるために起きることです．

4) リスクやベネフィットの評価軸 [Chart 160]

ではなぜリスクやベネフィットは個人によって異なるのでしょうか．それは，リスクが高い・低いと判断する際の評価軸が個人によって異なるためです．

専門家はしばしば病気やけが，発がんリスクなど，命にかかわるリスク（科学）だけでリスクを選択しがちです．しかし人によっては，医療費や生活費，子育て，コミュニティの性質などの経済・社会的リスクを重視することもあります．一方，ベネフィットにおいては，楽しい，おいしい，好き嫌いなどの嗜好がリスク選択に大きく影響を与え得ます[11]．

このような科学以外の要素に対して専門家が理解を示さず，理屈や科学的根拠ばかりを述べてしまうことで，しばしば円滑なコミュニケーションを阻害することがあります．

第4章　放射線のリスクと向き合う

※8
リスク・アクセプタンスの変化を示すよい例として，紫外線がある．1980年代頃まで日光浴は「よいこと」と思われていた．しかし紫外線が皮膚がんという稀ながんと関係する，ということが知られるにつれ，むしろ日光は危険，と考える人が増え，現在の欧米では子どもたちにも日焼け止めを使用する「Sun Safety」が唱えられている．

※9　基準の設定
⇒3章-1 [Chart 121] 参照

※10
福島第一原子力発電所事故の後，世間の不安を受けて，政府は飲料水の規制値をそれまでの200 Bq/kgから10 Bq/Kgへ，食べ物の規制値をそれまでの500 Bq/kgから100 Bq/kgと，世界でも類を見ない厳しさまで強化した[2]．しかしこの改訂により，世間ではむしろ放射性セシウムへの恐怖感が高まり，リスク・アクセプタンスがより困難となった．

※11
例えばフグの卵巣に含まれるテトロドトキシンは青酸カリの500〜1000倍もの毒性を持ち，調理のミスによる死亡事故がときおり起きているが，それでも日本人はフグが大好きである．またスカイダイビングやパラグライダーも死亡事故が1000〜1万分の1と言われているが，ポピュラーな遊びとして受容されている．

コミュニケーションとは

- ラテン語の「communis（コミュニス）」が語源
- 「共通したもの，同じものを持つ」

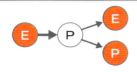

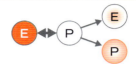

E：専門家 P：一般の人々

リスコミとは

個人，集団，機関の間における情報や意見のやりとりの**相互作用的過程**であり，

- リスクの性質についての多様なメッセージ
- **その他のリスク・メッセージ**
- リスク・マネジメントのための法律や制度に対する，関心・意見・反応を表すメッセージ

を含む．

> 科学や論理だけでなく，
> **感情・慣習・倫理**などを伝え合う過程を含む

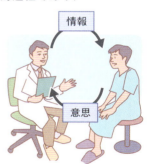

4 コミュニケーションとは (Chart 161)

コミュニケーションの語源はラテン語の「communis（共通したもの，同じものを持つ）」からきています．皆が同じものを持つ方法として，一方がもう片方に一方的に情報を与える方法（啓発・情報伝達）と，お互いの情報を交換する方法（双方向性コミュニケーション）があります．

前者の**啓発**や**情報伝達**は，どちらかと言えば一方向性のコミュニケーションです．一般の人々が知らない知識を「正解」として専門家が与え，全員が専門家と同じ知識・意見を持つようになることが目標です．例えば放射線の基本的な知識はこの方法で伝えられます．

しかし前に述べたようにリスク選択には正解がないため，専門家の意見が常に正しいとは限りません．そこで必要になるのが，**双方向コミュニケーション**です．つまり専門家もまた一般の人々の価値観や文化を学び，人々が異なる意見を持ったまま妥協ラインである合意に到達する[12]ことが重視されます．

5 リスコミとは (Chart 162)

リスコミとはその名の通りリスクについてのコミュニケーションであり，情報や意見のやりとりの「相互作用的過程」と定義されます[3]．つまり科学的な論理や知識だけでなく，不安，価値観，関心，意見，反応などの感情的，慣習的，倫理的な情報も交換されるのがリスコミです．専門家のなかにはリスコミにおいても学会のときと同じようなスタンスで説明したり論理的でないものを排除してしまう人がいますが，これは本当の意味ではリスコミとは言えません．専門家の方々が「科学」としてのリスクの専門家であるのと同様，住民や当事者の方々はその人自身の「生活」「人生」の専門家である，と認識する必要があります．

※12
双方向コミュニケーションでは，全員が「全く同じ意見」になる必要はない．放射線についても，少量の放射線被ばくでも嫌という人や，多少高くても気にしないという人がいるのは当然である．そのなかで「自分とは違うけれども社会全体の目安はこれで仕方ない」，という合意を得る過程がコミュニケーションである．

Chart 163 ■ リスコミの役割

①主に患者・住民が専門家から学ぶ
リスクに関する情報を共有する
　ハザードの性質
　リスクの量（リスク評価）
　不確実性
　　測定可能なもの（確率）
　　測定不可能なもの（予測，判断）
リスク・トレードオフを知る
　測定・交換可能なもの

②主に専門家が患者・住民から学ぶ
価値観を共有する
　歴史的背景
　文化的背景
　地域特性
　個人の価値観

リスク・トレードオフを知る
　測定・交換不可能なもの

③信頼関係を築く
患者・住民が専門家を信頼
専門家が患者・住民を信頼

④妥協ラインを話し合う
　個人の判断
　社会の基準値

Chart 164 ■ リスコミの種類

クライシス・コミュニケーション（有事対応）
リスク情報の共有
予防措置
不安やパニックへの対応

狭義のリスクコミュニケーション（信頼構築）
リスコミ技術の向上
患者・住民の背景の把握
患者・住民との信頼構築
特定のハザードへの知識の共有

広義のリスクコミュニケーション（組織文化）
企業文化の構築
発信者の信頼構築
リスクに対する基本的考え方の共有

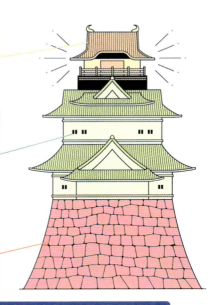

平時のコミュニケーションはクライシス・コミュニケーションの土台になる

1）リスコミのプロセス Chart 163

　リスコミには主に3つのプロセスがあります．1つ目は，専門家や有識者による知識・情報伝達というプロセスです．ここには放射線についての知識，測定方法，リスク・トレードオフの考え方などの伝達が含まれます．

　もう1つは専門家が人々から学ぶプロセスです．人々のリスク選択の在り方は歴史や地域・個人の特性ごとに異なり，専門家がこれを理解して初めてリスコミが成り立ちます．

　3つ目はお互いが信頼関係を築き，リスクの受け入れ方や妥協ラインを話し合うプロセスです．このとき，人々が専門家を信頼するだけではなく，専門家が人々を信頼することも大切です※13．

2）リスコミの種類 Chart 164

　リスコミは，その内容によって主に3種類に分かれます．1つはコミュニケーションの土台をつくる**広義のリスコミ**です．これにはリスコミのための環境を整えることや人々と組織の信頼関係構築などが含まれます[5]．2つ目はリスクについて実際に話し合う，**狭義のリスコミ**です．リスクをスムーズに話し合うためには，広義のリスコミがある程度成立していることが必要です．3つ目が災害時などに行われる**クライシス・コミュニケーション**です．クライシス・コミュニケーションが上手くいくかどうかは平時の人々との信頼構築や，人々がリスクに対する基本的な考え方を知っているかどうかなどにかかっていますから，有事に備えるためにも，日頃のコミュニケーションを通じて信頼関係を構築しておくことが重要です．

※13
専門家や行政が災害時に人々に十分な情報を提供しなかったり，意見表明の機会を与えなかったりするのは人々の有能さ（competence）を低く見積もっているためではないかという説もある[4]．

⇒ Chart 171 参照

■ リスコミで必要とされる学問

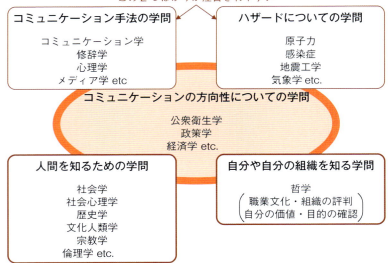

■ リスコミの実践手法の分類

- **情報伝達**

  専門家→人々への知識・情報提供

- **ブレインストーミング**

  なるべく多くの意見とアイデアを出し合う

- **ディベート**

  意見ごとのグループに分かれ，論理的に第三者を納得させる

- **ディスカッション**

  納得のいく合意を形成する

3）リスコミで必要とされる学問 Chart 165

　有効なリスコミのためには，実はとても幅広い学問が必要です．まず大切なのは傾聴や対話のマナーや，発信・広報の仕方など，コミュニケーション技術に関する学問．2つ目はハザードについての学問で，放射線では放射能，急性放射性障害，がんの知識などが挙げられます．リスコミの技術というと，この2つだけが強調されがちです．しかし技術や知識ばかりあっても，相手や自分，社会について学ばなければ，よいリスコミはできません．

　そこで心理学，社会心理学，文化人類学，倫理学などの「人間」に関する学問が必要になります．さらに，リスコミ時の信頼構築のためには自分や自分の組織を客観的に評価する必要もあり，職業文化やその職業の歴史を学ぶ必要もあるでしょう．最後に，議論の方向性を定めるためにはリスコミの目的，つまりそのリスコミが目指すのが健康なのか，経済なのか，国益なのかなどに応じた学問（公衆衛生，経済，政治）は必要不可欠です．

　人間の心理を知らなければ，正しくても納得のいかない情報ばかり発信することにもつながります．また，自分の組織が他からどのように見えているかを認識せず，「私は中立の立場だ」と主張しても，「あいつは××の回し物のくせに」と，むしろ人々の不信を高めることにもなりかねません．

4）リスコミの実践手法の分類 Chart 166

　実際にリスコミは，その実践手法によって分類することもできます．主な手法には①情報伝達，②ブレインストーミング，③ディベート，④ディスカッションがあります．これは，まず知識を共有し，その後全員が平等に意見を出し合い，意見の相違点を明らかにした後に，妥協ラインを模索する，というプロセスを意味しています．

　リスコミの際には自分たちがどのタイプのリスコミを行っているかを意識し，結論を出してはいけない場（ブレインストーミング）で早急に結論を出したり，合意が必要な場（ディスカッション）でいつまでも水掛け論を続けたりすることのないようにしましょう．

Chart 167 情報伝達

- 相手に合わせた言葉で伝える　　わかりやすい＝幼児語ではない
- 相手の知りたいことを伝える　　知識の披露の場ではない
- 攻撃的な質問からヒントを得る　勝つことではなく学ぶことが大切

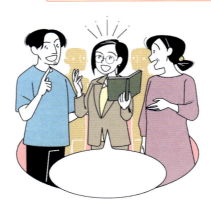

Chart 168 ブレインストーミング

- 他の意見を批判・否定しない　　「常識」「べき論」は禁句
- なるべくたくさんのアイデアを出す　他人のアイデアに上乗せする

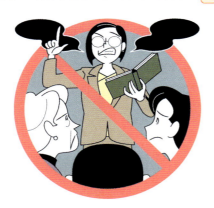 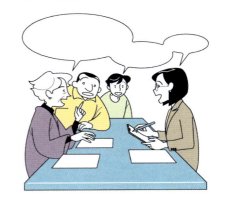

a) 情報伝達 `Chart 167`

情報伝達は伝達者がハザードについての基本的知識を提供する手法です．このとき，伝達者は相手に合わせて平易な言葉を用いる必要がありますが，幼児語のような相手を下に見る言葉は使わないことも大切です．

ポイントは，相手の知りたいことを中心に伝えることです．伝達者はつい自分が重要だと思うことから話してしまいますが，たとえ医学的に重要であってもその場で不要なことは省略することも必要です．

情報提供時には，時に攻撃的な質問を受けることもありますが，そのときこそ自分の技術を改善するチャンスです．すぐに言い負かそうとするのではなく，どう言えば不安な方に伝わるのかを学ぶ機会にしましょう．

b) ブレインストーミング（ブレスト） `Chart 168`

ブレインストーミングは知識を共有した後に，リスコミの参加者全員から意見やアイデアを出してもらう手法であり，参加者が委縮せず，なるべく幅広いアイデアを引き出すことが重要です．KJ法[※14]などブレストに特化した手法もあります．ブレストの際重要なことは，どんなに奇抜なアイデアでも決して批判・否定しないことです．「こんなことは常識だ」「○○すべきだ」などの発言は原則禁止としましょう．また個人がバラバラにつぶやくだけではなく，他の意見にアイデアを上乗せすることも大切です．

※14 KJ法
付箋などの紙に自分の思いついたアイデアを書いていき，それをグループ化していく方法．脳内で思いついたアイデアを言語化していく手法で，一人だけ声が大きい人がいて意見を出しにくいときや，断片的な情報・アイデアを効率的に整理するときに有用．

第4章 放射線のリスクと向き合う

Chart 169 ■ディベート

- 目標は相手を言い負かすことではない   第三者を納得させる
- 科学や論理に固執しすぎない   生活・人生への配慮
- じぶんこそが正義・正解と思わない   多様性への配慮

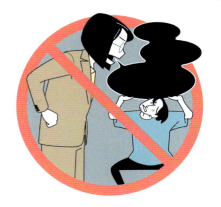 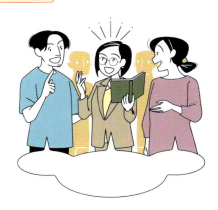

Chart 170 ■ディスカッション

- 議論の目的（課題）を明確にする   そもそも合意は必要なのか？
- 目的は妥協ラインを探すこと   勝ち負けではない

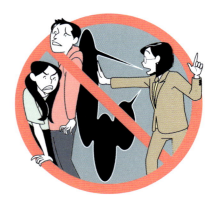 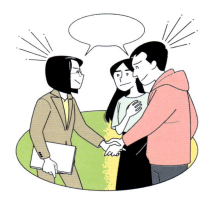

c）ディベート Chart 169

　ディベートは異なる意見のグループに分かれ，論理的に自身の意見の正当性を述べる手法です．ときおりディベートが口げんかになってしまうことがありますが，ディベートの目標は「相手を言い負かす」ことではなく，あくまでその場の議論を聞いている第三者の評価を得ることだということを忘れないようにしましょう．

　ディベートのコツは，数字や論理こだわりすぎて人の気持ちや暮らしをないがしろにしないこと，「自分こそが正義だ」と主張しすぎないことです．多様性を認めない発言は，どんなに論理的で相手を言い負かせたとしても，第三者の賛同は得られません．

d）ディスカッション Chart 170

　ディスカッションは意見を出し合いながら納得のいく合意形成を行う段階です．ディベートとは異なり，意見を戦わせるのではなく，異なる意見の人々が妥協ラインを模索することが主な目的となります．そのためにはまず，議論の方向性を明確にする必要があります．目指すものが人々の健康なのか個人の健康なのか，経済なのか国益なのかなどが定まってはじめて，参加者全員が合意する必要があるのか，互いの情報共有が目的なのか，などが明らかになります．

　もし合意が必要な場合には，その合意は「妥協ライン」であり，どちらが正しい，どちらが勝った，というものではないことを全員に理解いただく必要があります．それが「絶対最善」ではない，と知ることで，その合意によって不利益を被る方々へのサポートなど，妥協しやすい条件も同時に話し合うことができるからです．

クライシス時の心理とコミュニケーションの役割

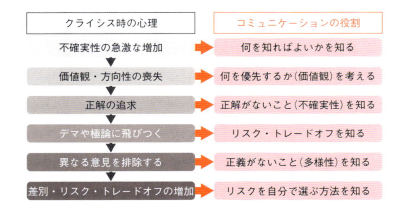

Column

専門家の「常識」が人々を追い詰める

クライシス時には，しばしば専門家同士が正解を競い合うような議論が起こります．福島第一原発事故の後には
「LNT仮説があるのだからひとかけらの放射線でも危険なのは常識だ」「そんな低線量の被ばくを規制するなんて常識外れだ」
という「常識」が衝突しました．また2020年のコロナ禍でも，
「人が動けば感染が広がるのだから，8割の行動制限をしない人は悪だ」「自粛で経済が止まれば人が亡くなるのだから，自粛の呼びかけは悪だ」
などの常識論が飛び交いました．しかしその結果，それを聞いた人々が「被ばくした私が悪いの？」「家族に会いに行った私が悪いの？」「怖がっている私が馬鹿なの？」と，心理的に追い詰められてしまう結果となりました．リスコミのときには，常識という言葉がもつ暴力性には十分な配慮が必要です．

6 クライシス・コミュニケーション `Chart 171`

クライシス・コミュニケーションとは，災害や事故などの非常事態発生時に行われるリスコミのことです．

クライシス・コミュニケーションは特に2つの点で通常のリスコミと異なります．1つは，人々の命を救うために，時に専門的知識の一方的な発信が優先されうることです．例えば放射線災害時には，放射線の基礎知識，被ばくの健康影響，放射線防護についての情報を迅速に伝達することが最優先となり，双方向性コミュニケーションを行う余裕がないこともあります．

もう1つ異なるのは，人々の心理状態です．突然の非常事態には，自分の価値観や方向性を見失った人々が「わかりやすい正解」を求めてデマや極論に飛びつき，異なる意見を排除しようとしがちです．その結果，差別が起きたり極端な行為によるリスク・トレードオフを招いたりして，社会混乱が悪化しうるのです．

このようなときこそ，リスクがゼロにならないことを知ったうえで情報提供をしたり価値観を話し合ったりするリスコミが大切になります．リスコミを通じて，人々が自分の価値観に基づいてリスクを選ぶことができれば，不要な差別やデマへの傾倒も減らすことができるでしょう．

■ 文献

1）Murakami M et al：PLoS One, 12：e0185259, 2017
2）首相官邸：福島県産の食品の安全性について．https://www.kantei.go.jp/saigai/senmonka_g31.html
3）『Improving Risk Communication』（National Research Council），pp322, National Academies Press, 1989
4）『リスクの社会心理学　人間の理解と信頼の構築に向けて』（編／中谷内一也），有斐閣，2012
5）木下冨雄．日本リスク研究学会誌，19: 3-24, 2009

■ Further Readings

- 『被ばく医療診療手引き』（国立研究開発法人量子科学技術研究開発機構）https://repo.qst.go.jp/records/83073
  ⇒被ばく医療診療に関するマニュアル本です．被ばく医療の知識や考えを深める教材として適しています．

- 『朽ちていった命〜被曝治療83日間の記録』（NHK「東海村臨界事故」取材班／著），新潮社，2006
- 『放射線災害と向き合って〜福島に生きる医療者からのメッセージ』（福島県立医科大学附属病院被ばく医療班（現　放射線災害医療センター）／編），ライフサイエンス出版，2013
  ⇒過去の放射線災害に対応した医療者の声をまとめた本です．被ばく医療への向き合い方を考える機会になると思います．

- 放射線リスク教材シリーズE-6-3）放射線リスクコミュニケーション（動画）．長崎大学・広島大学・福島県立医科大学共同事業：放射線健康リスク科学人材養成プログラム．https://www.med.nagasaki-u.ac.jp/rh-risk/elearning/
  ⇒原子力発電所事故後の福島で実際にリスコミを行ってきた研究者たちによる，実践的なリスコミの講義です．

- 『基準値のからくり〜安全はこうして数字になった』（村上道夫ほか／著），講談社，2014
  ⇒世の中の基準値が決まる社会的なプロセスにつき，実例を挙げながら詳細な解説を行っています．数値に振り回されることの危険性を学ぶことができます．

- 『自由からの逃走』（エーリヒ・フロム／著，日高六郎／訳），東京創元社，1952
  ⇒危機の際に，人々はコミュニケーションを拒否し，束縛されることを好んでしまう．第二次世界大戦時の心理を解説した本書を通じ，現代にも通じる災害時のコミュニケーションの失敗の本質を学ぶことができます．

第4章 放射線のリスクと向き合う

章末問題

各シナリオを読んだ後，各問について考えてみてください．

【シナリオ】

20XX年Y月Z日，B地域においてマグニチュード9.0の巨大地震が発生しました．この地震により，B地域にある原子力発電所の原子炉が損傷し，環境中に大量の放射性物質（RI）が放出されました．その後，事故により数名の傷病者が出たとの速報が出ました．

想定：

あなたはC地域にある原子力災害拠点病院の職員です．

事故後により負傷した傷病者の受け入れを，B地域の原子力災害拠点病院で行うこととなりました．

現場周辺の医療機関は混乱しており，あなたが勤務する病院からB地域の原子力災害拠点病院へ原子力災害医療派遣チームを出すことになりました．

問題1 上長より，あなたを含む数名のスタッフに原子力災害医療派遣チームのメンバーとしての相談がありました．あなたは派遣者として手を挙げることができますか？「Yes」か「No」で回答し，その理由を考えてください．

問題2 B地域の原子力災害拠点病院に着きました．派遣先の職員より患者さんからの二次被ばくを不安に思っている職員がいると相談を受けました．患者さんからの二次被ばくの可能性と万が一の被ばくや患者さんの受け入れに備えてどのような防護を準備するかを考えてみましょう．

問題3 B地域の原子力災害拠点病院での支援は4日間続き，あなたが勤務する病院に戻りました．派遣メンバーに対する精神面への支援としてどのようなサポートが求められると思うか考えてみましょう．

【シナリオ】

2011年3月の原子力発電所事故の後，「福島の子どもたちの間でがんが増えている」というデマが流れ，疫学調査のデータを示すだけでは住民の方々の不安は解消しませんでした．このことにつき，自分が当事者になったつもりで考えてみましょう．

問題4 人々はどのような判断基準でがんが増えた（増えていない）と考えるでしょうか．

問題5 具体的にどのようなリスコミを行うか，Chart 166 ～ Chart 170 を参考に考えてみてください．

巻末正誤問題

放射線の講義，おつかれさまでした．28の演習問題を用意しました．正誤について考えてみてください．

【放射線の基礎】

☐☐ **Q1** 単純撮影やCTなどの一般的な放射線診断にはγ線が用いられる．

☐☐ **Q2** SPECTやPETなどの核医学検査ではβ線が利用されている．

☐☐ **Q3** マンモグラフィではエネルギーの低いX線が使用される．

☐☐ **Q4** X線とγ線の本体は，いずれも電磁波である．

☐☐ **Q5** β線の本体は電子である．

☐☐ **Q6** ポジトロンとは陽子，プロトンとは陽電子のことである．

☐☐ **Q7** 診断X線撮影室では，撮影後短時間の間，放射線が残存している．

☐☐ **Q8** ^{131}I-NaIを経口投与された患者の病室では，室内中の放射能濃度が高まる可能性がある．

☐☐ **Q9** ^{125}Iによる密封小線源（シード）治療を受けた前立腺がん患者の病室では，室内中の^{125}I濃度が高まる可能性がある．

☐☐ **Q10** 核医学検査を受けた直後の患者からは，主としてγ線が放出されている．

【放射線の健康影響】

☐☐ **Q11** 放射線の生物影響は主としてDNA損傷に起因する．

☐☐ **Q12** 放射線によるDNA変異が体細胞に生じた場合ががん，生殖細胞に生じた場合が遺伝性影響となる．

☐☐ **Q13** 放射線の確率的影響とは，放射線による発がんと遺伝性影響のことである．

☐☐ **Q14** 放射線により固形癌の発生が増加することは，疫学的研究では証明されていない．

☐☐ **Q15** 放射線の遺伝性影響は，疫学的研究では証明されていない．

正誤―解説

A 1（×）　単純撮影やCTなどの一般的な放射線診断にはγ線が用いられる.
これらはX線. 覚えておくべし.

A 2（×）　SPECTやPETなどの核医学検査ではβ線が利用されている
SPECTはγ線. PETは消滅放射線. β線は体内で遮蔽されて体外検出はできません.

A 3（○）　マンモグラフィではエネルギーの低いX線が使用される.
エネルギーが高いとX線が乳房を透過してしまって病巣の影が出てこないのです.

A 4（○）　X線とγ線の本体は，いずれも電磁波である.
電磁波は透過性が高いので体を通過して写真が撮れるというカラクリ.

A 5（○）　β線の本体は電子である.
細かくいうと，β⁻線は陰電子. β⁺線は陽電子.

A 6（×）　ポジトロンとは陽子，プロトンとは陽電子のことである.
逆. ポジトロンは陽電子でPET検査のP. プロトンは陽子で粒子線治療. ちなみにエレクトロンは（陰）電子.

A 7（×）　診断X線撮影室では，撮影後短時間の間，放射線が残存している.
残存していません！ 撮影装置のシャッターが閉まれば放射線もなくなります. もし残っていればX線漏洩事故.

A 8（○）　¹³¹I-NaIを経口投与された患者の病室では，室内中の放射能濃度が高まる可能性がある.
患者の呼気等に¹³¹Iが含まれるので，室内空気中の放射能濃度が高まります. そのため換気が超重要.

A 9（×）　¹²⁵Iによる密封小線源（シード）治療を受けた前立腺がん患者の病室では，室内中の¹²⁵I濃度が高まる可能性がある.
密封線源だから¹²⁵Iは漏れないので，室内中放射能濃度は変化しない. 空間線量が上昇する可能性はあり.

A10（○）　核医学検査を受けた直後の患者からは，主としてγ線が放出されている.
Q2にあるように核医学検査はγ線など体外まで透過するものを使用.

A11（○）　放射線の生物影響は主としてDNA損傷に起因する.
他には細胞膜からのシグナル伝達やタンパクの酸化などもありますが，主たる標的はDNAです.

A12（○）　放射線によるDNA変異が体細胞に生じた場合ががん，生殖細胞に生じた場合が遺伝性影響となる.
ただし，これは放射線に限るわけではありません.

A13（○）　放射線の確率的影響とは，放射線による発がんと遺伝性影響のことである.
この2つについては，しきい値はないとしています.

A14（×）　放射線により固形癌の発生が増加することは，疫学的研究では証明されていない.
広島長崎の被ばく者疫学調査の結果から，100 mSv以上の急性外部被ばくによる固形がんの発生が証明されています.

A15（○）　放射線の遺伝性影響は，疫学的研究では証明されていない.
被ばく2世群を対象とした調査によれば，がん，多因子性疾患ともにリスクの増加は認められていません.

【放射線の健康影響　続】

□□**Q16**　放射線の人体影響の大きさは，X線，γ線，中性子線など放射線の種類によらず一定である．

□□**Q17**　白内障は放射線の急性影響の1つである．

□□**Q18**　全身CT程度の線量ではDNA損傷は生じない．

□□**Q19**　腹部CT程度の線量でも胎児の奇形発現の「しきい値」を越える．

□□**Q20**　骨髄は皮膚よりも放射線感受性が高い．

【放射線の防護，法令】

□□**Q21**　病棟撮影の際には，自らの放射線防護のために医師および看護師は可能な限り病室から退出することが好ましい．

□□**Q22**　医療業務における被ばく線量は，研究教育業務における被ばく線量よりも一般に低い．

□□**Q23**　放射線の人体影響をあらわす尺度である実効線量と等価線量は，いずれも確定的影響のしきい値ではなく確率的影響のリスクにより定義されたものである．

□□**Q24**　病院における男性放射線業務従事者の実効線量限度は100 mSv/5年（ただしいかなる1年も50 mSvを越えないこと），妊娠可能な女性の場合は，50 mSv/3月である．

□□**Q25**　X線透視程度の線量率では，患者が1時間にわたり被ばくを受けても，皮膚の等価線量限度を越えることはない．

□□**Q26**　実効線量限度程度をわずかに超えた程度の被ばく線量では，不妊あるいは胎児への影響が生じる恐れはない．

□□**Q27**　プロテクターを着用して放射線診療を行う場合は，体幹用ガラスバッジはプロテクターの内側に装着する．

□□**Q28**　一般の定期健康診断を受診していれば，放射線業務従事者としての健康診断（問診および検診）を受ける必要はない．

正誤一解説

A16（×） 放射線の人体影響の大きさは，X線，γ線，中性子線など放射線の種類によらず一定である．
　　　　異なります．放射線荷重係数の違いに見られるように，中性子線＞X線＝γ線．

A17（×） 白内障は放射線の急性影響の1つである．
　　　　白内障とがんは放射線による晩発影響です．

A18（×） 全身CT程度の線量ではDNA損傷は生じない．
　　　　DNA損傷部位に集まる修復関連分子が線量依存的に蛍光抗体で検出されるので，DNA損傷は生じているようです．

A19（×） 腹部CT程度の線量でも胎児の奇形発現の「しきい値」を越える．
　　　　胎児奇形のしきい値は100 mGy．腹部も含め，CTによる臓器線量がしきい値を超えることはありません．

A20（○） 骨髄は皮膚よりも放射線感受性が高い．
　　　　細胞増殖が活発な組織の方が放射線感受性は高い．非増殖性組織ではDNA損傷をゆっくり確実に直せます．

A21（×） 病棟撮影の際には，自らの放射線防護のために医師および看護師は可能な限り病室から退出することが好ましい．
　　　　撮影の邪魔をしないという意味では○かもしれませんが，放射線防護上は2m離れれば自然放射線レベルに下がります．

A22（×） 医療業務における被ばく線量は，研究教育業務における被ばく線量よりも一般に低い．
　　　　被ばく線量は研究教育業務ではほとんどゼロですが，医療業務では検出されることも珍しくありません．

A23（○） 放射線の人体影響をあらわす尺度である実効線量と等価線量は，いずれも確定的影響のしきい値ではなく確率的影響のリスクにより定義されたものである．
　　　　放射線の人体影響のうち，がんと遺伝性影響を指標として影響の大小を語っています．

A24（×） 病院における男性放射線業務従事者の実効線量限度は100 mSv/5年（ただしいかなる1年も50 mSvを越えないこと），妊娠可能な女性の場合は，50 mSv/3月である．
　　　　妊娠可能な女性の数値は100 mSv/5年→20 mSv/年平均→5 mSv/3ヶ月という計算．短期でチェックしようというわけです．

A25（×） X線透視程度の線量率では，患者が1時間にわたり被ばくを受けても，皮膚の等価線量限度を越えることはない．
　　　　線量率50 mGy/min．初期紅斑のしきい値2 Gy．40分の透視でしきい値に達します．

A26（○） 実効線量限度程度をわずかに超えた程度の被ばく線量では，不妊あるいは胎児への影響が生じる恐れはない．
　　　　実効線量限度は100 mSv/5年．不妊や胎児への影響のしきい値は急性被ばくで100 mSv以上．

A27（○） プロテクターを着用して放射線診療を行う場合は，体幹用ガラスバッジはプロテクターの内側に装着する．
　　　　プロテクターが守ってくれたあとの生身の体の被ばく線量を知りたいのです．

A28（×） 一般の定期健康診断を受診していれば，放射線業務従事者としての健康診断（問診および検診）を受ける必要はない．
　　　　仕事や実験を始めると色々な健康診断を受けさせられますが，放射線業務のための特別健康診断もそのうちの1つです．

（注）これらの問題は，長崎大学病院臨床研修医オリエンテーション（放射線）で出題しているものです．そのため，本書の1章と2章に関連する問題が多くなっています．なお，正答率については以下をご参照ください．
　　松田尚樹ほか：臨床研修医への放射線教育から見えてきたもの〜放射線の理解とリスク認知度の解析．RADIOISOTOPE，63: 435-442, 2014　https://www.jstage.jst.go.jp/article/radioisotopes/63/9/63_435/_article/-char/ja/

付録
各モデル・コア・カリキュラムとの
対応表

本書には，医学系教育の「モデル・コア・カリキュラム」に含まれる内容，または一緒に学ぶことで理解が深まる内容を厳選しています．付録では，本書に収載された内容について，各モデル・コア・カリキュラムの小項目・学習事項の順に，節単位をまとめています．必要に応じてご活用ください．

「医学教育モデル・コア・カリキュラム 令和４年度改訂版」の対応表（小項目・学修事項順）

学修事項		対応する節
PS-03	**全身に及ぶ生理的変化，病態，診断，治療**	
PS-03-04	**腫瘍**	
PS-03-04-05	腫瘍の内視鏡検査・画像検査（エックス線，CT，MRI，PET・核医学，超音波等）の異常所見がわかり診断できる．	2章-1 放射線診断
PS-03-04-24	主な腫瘍の放射線療法・インターベンショナルラジオロジーの適応について概要を理解している．	2章-1 放射線診断 2章-2 放射線治療
PS-03-06	**放射線の生体影響と適切な利用，放射線障害**	
PS-03-06-01	放射線の種類と放射能，これらの性質・定量法・単位について概要を理解している．	1章-1 放射線の物理的性質 1章-2 放射線と物質の相互作用 3章-1 放射線防護の体系と基準 3章-2 測定値の意味するところ
PS-03-06-02	内部被ばくと外部被ばくについて，線量評価やその病態，症候，診断と治療について概要を理解している．	2章-1 放射線診断 2章-2 放射線治療 2章-3 医療における被ばく 3章-2 測定値の意味するところ
PS-03-06-03	放射線及び電磁波の人体（胎児を含む）への影響（急性影響と晩発影響）と適切な利用法について理解している．	1章-3 放射線の生物影響（実験科学） 1章-4 放射線の人体影響（疫学） 2章-3 医療における被ばく
PS-03-06-04	種々の正常組織の放射線の透過性や放射線感受性の違いについて理解している．	1章-2 放射線と物質の相互作用 1章-3 放射線の生物影響（実験科学） 2章-2 放射線治療
PS-03-06-06	医療被ばく・職業被ばくも含めた放射線被ばく低減の3原則と安全管理を理解し，放射線を用いる画像検査と処置（エックス線撮影，CT，核医学，血管造影及びインターベンショナルラジオロジー，エックス線透視等）の被ばく軽減を実行できる．	2章-3 医療における被ばく 3章-1 放射線防護の体系と基準
PS-03-06-07	放射線診断や血管造影及びインターベンショナルラジオロジー等の利益とコスト・リスク（被ばく線量，急性・晩発影響等）を知り，適応の有無を判断できる．	2章-1 放射線診断 2章-3 医療における被ばく
PS-03-06-08	放射線治療の生物学的原理と，放射線の遺伝子・細胞への作用と放射線による細胞死の機序，局所的・全身的影響について概要を理解している．	1章-3 放射線の生物影響（実験科学） 2章-2 放射線治療
CS-02	**患者情報の統合，分析と評価，診療計画**	
CS-02-04	**治療（計画，経過の評価）**	
CS-02-04-15	主な放射線治療法の適応の概要を理解している．	2章-2 放射線治療
CS-02-04-16	インターベンショナルラジオロジーについて概要を理解している．	2章-1 放射線診断 2章-3 医療における被ばく
SO-01	**社会保障**	
SO-01-05	**健康危機管理**	
SO-01-05-01	健康危機の概念と種類，それらへの対応（リスクコミュニケーションを含む）について理解している．	4章-2 リスクコミュニケーション
SO-01-05-02	健康危機管理（感染症，放射線事故，災害等の有事）に関連する基本的な制度や法律を理解している	4章-1 放射線災害医療
SO-01-05-03	災害拠点病院，種々の活動チーム等，災害保健医療の意義を理解している．	4章-1 放射線災害医療

「歯学教育モデル・コア・カリキュラム 令和４年度改訂版」の対応表（小項目・学修事項順）

	学修事項	対応する節
D-2	**基本的診察，診断**	
D-2-5	**画像検査を用いた診断**	
D-2-5-1	放射線の種類，性質，測定法と単位を理解している.	1章-1 放射線の物理的性質 1章-2 放射線と物質の相互作用 3章-1 放射線防護の体系と基準 3章-2 測定値の意味するところ
D-2-5-2	放射線の人体（胎児を含む）への影響の特徴（急性影響と晩発影響等）を理解している.	1章-3 放射線の生物影響（実験科学） 1章-4 放射線の人体影響（疫学）
D-2-5-3	放射線防護の基準と方法を理解している（医療放射線安全管理責任者の内容を含む）.	2章-1 放射線診断 2章-2 放射線治療 2章-3 医療における被ばく 3章-1 放射線防護の体系と基準 3章-2 測定値の意味するところ
D-2-5-4	エックス線画像の形成原理（画像不良の原因を含む）を理解している.	2章-1 放射線診断 2章-3 医療における被ばく
D-2-5-7	口内法エックス線画像とパノラマエックス線画像における正常像を理解している.	2章-1 放射線診断
D-2-5-9	造影検査法，超音波検査法，コンピューター断層撮影法（CT），歯科用コーンビームCT（CBCT），磁気共鳴撮像法（MRI）及び核医学検査法の原理と基本的特徴を理解している.	2章-1 放射線診断
E-1	**診療の基本**	
E-1-1	**患者安全対策，感染予防策**	
E-1-1-1	患者安全対策（標準予防策（SP），感染予防，医療機器の操作，放射線の誤曝等を含む）を実施できる.（Ⅰa）	2章-3 医療における被ばく
E-2	**基本的診察・診断技能**	
E-2-5	**画像検査を用いた診断**	
E-2-5-1	診断並びに治療に必要な画像検査及び臨床検査を選択し，実施できる.	2章-1 放射線診断
E-2-5-2	口内法エックス線検査，パノラマエックス線検査の必要性を患者に説明し，その撮影ができる.（Ⅰa）	2章-1 放射線診断
E-2-5-3	CT及びMRIの必要性を患者に説明し，撮影の指示ができる.	2章-1 放射線診断
E-2-5-4	口内法エックス線検査又はパノラマエックス線検査で得た画像を読影できる.（Ⅰa）	2章-1 放射線診断

「薬学教育モデル・コア・カリキュラム 令和4年度改訂版」の対応表（小項目・学修事項順）

学修事項	対応する節
C-1　化学物質の物理化学的性質	
C-1-2　電磁波，放射線	
（1）電磁波の性質，電磁波と物質との相互作用	1章-1　放射線の物理的性質 1章-2　放射線と物質の相互作用
（2）電子遷移，分子の振動と回転	1章-2　放射線と物質の相互作用
（5）放射性核種と放射壊変	1章-1　放射線の物理的性質
（6）電離放射線による化学物質及びヒトをはじめとする生体への影響	1章-3　放射線の生物影響（実験科学） 1章-4　放射線の人体影響（疫学） 1章-5　日常的な微量被ばく
C-2　医薬品及び化学物質の分析法と医療現場における分析法	
C-2-8　生体に用いる分析技術・医療機器	
（1）X線検査，コンピュータ断層撮影（X線CT），透過	2章-1　放射線診断
（3）陽電子放出断層撮影法（PET），単光子放射型コンピュータ断層撮像法（SPECT）	2章-1　放射線診断
（5）正常画像と代表的な疾患画像	2章-1　放射線診断
（6）治療用放射性医薬品，診断用医薬品	2章-1　放射線診断 2章-2　放射線治療
E-3　化学物質の管理と環境衛生	
E-3-2　生活環境・自然環境の保全	
（2）電離放射線・電磁波の健康に対する影響	1章-3　放射線の生物影響（実験科学） 1章-4　放射線の人体影響（疫学） 3章-2　測定値の意味するところ
（3）保健統計及び疫学的手法を用いた環境汚染や環境の悪化による健康被害の背景や原因の解析	1章-4　放射線の人体影響（疫学）
（4）環境汚染や生活環境の悪化による健康被害に関する社会的な影響・国際的な動向	3章-1　放射線防護の体系と基準 4章-1　放射線災害医療
（5）環境保全に係る規制・制度や関連法規	4章-1　放射線災害医療
（7）環境汚染や生活環境の悪化による健康被害や生態系に対する有害な影響に関するリスクコミュニケーション	4章-2　リスクコミュニケーション

索引 index

数字

1cm 線量当量 Chart 132 , 177
1標的1ヒットモデル 43
2門照射 117
3 mm 線量当量 Chart 132 , 177
3原則（ICRPの三原則）
Chart 98 , Chart 114 , 131, 133, 157
3原則（低減のための方策）
Chart 123 , 121, 131, 167
3次元画像 88, 89
3大がん療法 107
4つのR Chart 24 , 45
10の要点 Chart 106 , Chart 108
70 μm 線量当量 Chart 132 , 177
90 %信頼区間 59
95 %信頼区間 63
100 mSv 以下の被ばくによる
健康影響 68
2007 年勧告 157

欧 文

α 線
Chart 6 , 19, 25, 123, 125, 147, 199
α 線放出核種 123, 147
β^{+} 線 Chart 6 , 19
β^{-} 線 Chart 6 , 19, 25
β 線 117, 125
β 線放出核種 123, 147
γ 線 19, 23, 25, 31, 45, 47, 99, 101, 109, 115, 117, 145

A～C

^{225}Ac Chart 95 , 122, 127
adjuvant therapy 125
AFP 118
ALARA の原則 130, 157
ALSYMPCA 研究 125
AR 53
ARS Chart 31 , 51, 201
ARS 前駆期の症状 Chart 31 , 51, 74
ASO 95
^{10}B 129
BNCT Chart 96 , 129
BRCA1 41
Bq Chart 127 , 177, 181
^{11}C 98
CBCT 83
CC 81
CCD 83
CHK2 41
Ci 177
^{60}Co 45, 109
cpm 34, 181, 183
CR 79
CT Chart 60 , Chart 104 , 13, 28, 31, 87, 103, 133, 135
CT の台数 Chart 63 , 91
CT の臨床
Chart 61 , Chart 62 , 89, 91

D～F

D_0 43
DMAT 213
^{99m}Tc DMSA 143
DNA 37
DNA 一本鎖切断 39
DNA 二本鎖切断 Chart 20 , 39
DNA 修復機構 Chart 20 , 39
DNA 損傷
Chart 19 , 37, 39, 47, 123

DOTATATE 127
DRL Chart 99 , Chart 104 , Chart 107 , 131, 137, 141, 163
DS02 57
DSB 39, 47
^{99m}Tc DTPA 143
EAL 210
EAR 53
EC Chart 6 , 19
ERCP Chart 58 , 87
ERR 53, 57, 63
EURATOM 169
eV Chart 10 , Chart 128 , 23, 173
^{18}F-FDG PET Chart 76 , 99, 105
FLASH 照射 119
FPD 79

G～K

G_2/M チェックポイント 41
^{67}Ga 98
GM 計数管 35
Gy Chart 115 , Chart 128 , Chart 131 , 128, 173, 175
^{3}H , 17, 65
H2AX 41
HeLa 細胞 41
HR 39
^{123}I 99
^{131}I 99, 122, 125, 127, 145
IAEA 169, 197
ICRP 157, 161, 169
ICRU 169
IEC 169
ILO 169
IMRT 119
INES Chart 143 , 197
In Vitro 検査 99
ISO 169
IT Chart 6 , 19
IVR 28, 93, 96, 133, 139
IVR-CT 装置 Chart 65 , 93

IVR の治療 ········· Chart 66 , Chart 67 , Chart 68 , 93, 95, 97
JCO 臨界事故 ·········· 197, 201, 210
JIS ································· 169
^{40}K ································· 65
^{81m}Kr ································· 98

L〜O

LET ··········· Chart 12 , 27, 45
Li-Fraumeni 症候群 ········· 41
LNT モデル ········· Chart 29 , Chart 101 , Chart 113 , 51, 68, 133, 159, 175, 217
LQ モデル ········· Chart 23 , 43
^{177}Lu ································· 127
MIBG ································· 127
MLC ··········· Chart 83 , 113, 119
MLO ································· 81
MRI ························· 81, 89, 91
MRONJ ································· 104
M 期 ························· 41, 47
^{13}N ································· 98
NaI 結晶 ································· 35
NBS1 ································· 41
NCRP ································· 169
NETTER-1 研究 ········· 127
NHEJ ································· 39
NRC ································· 169
^{15}O ································· 98
OBI ················· 113, 115, 119
OECD/NEA ········· 169, 197
OER ································· 45
OIL ··········· Chart 145 , 201, 210

P〜S

p53 ································· 41
PAZ ································· 211
PA 像 ································· 79
PET ··········· Chart 74 , Chart 111 , 31, 81, 89, 99, 103, 145

PET/CT ········· Chart 75 , 103
PSMA ································· 127
PTCA ································· 96
QA ································· 113
QC ································· 113
QOL ································· 109
^{223}Ra ························· 19, 125
RBE ··········· Chart 25 , 45, 57, 159
Redistribution ········· 45
Reoxygenation ········· 45
Repair ································· 45
Repopulation ········· 45
RFA ································· 93
RI ································· 15
RI 等規制法 ········· 179, 188
RR ································· 53
SPECT ··········· Chart 74 , 103
SSK ································· 169
Sv ··········· Chart 115 , Chart 127 , Chart 131 , 128, 159, 173, 175

T〜X

TACE ································· 93
^{99m}Tc ········· 19, 91, 99, 101, 143
TD5/5 ································· 111
^{232}Th ································· 65
Theranostics ········· 127
^{201}Tl ························· 98, 143
UNSCEAR ········· Chart 45 , Chart 47 , Chart 52 , Chart 54 , Chart 59 , Chart 64 , Chart 69 , Chart 100 , 63, 148, 169
UPZ ································· 211
WHO ································· 169
X 線 ··········· Chart 48 , Chart 87 , 13, 23, 25, 31, 45, 79, 83, 115, 117
X 線写真 ········· Chart 49 , Chart 50 , Chart 51 , Chart 53
X 線透視 ········· Chart 55 , 28, 85, 93
X 線透視写真 ········· Chart 56 , Chart 57 , Chart 58

和 文

あ

アーチファクト ········· 137
アイソトープ治療／
　アイソトープ内用療法 ········· 121
アインシュタイン ········· 23
悪性褐色細胞腫 ········· 127
悪性骨腫瘍 ································· 93
アクチニウム 225
··········· Chart 95 , 122, 127
アスタチン 211 ········· 122
アブスコパル効果 ········· 107, 108
アブレーション ········· 125
アポトーシス ································· 43
アミロイドーシス ········· 105
アララの原則 ········· 130, 157
アルツハイマー病典型像 ········· 104
アンダーチューブ型 ········· 85
安定型の異常 ········· 47
安定同位体 ································· 17
胃潰瘍 ································· 97
医学物理士 ································· 115
意識 ································· 50
萎縮 ························· 109, 138
異常事象 ································· 197
一時的な紅斑 ········· 138
一時的な脱毛 ········· 138
一時的な不妊 ········· 49
イットリウム ········· 122
一般公衆 ································· 165
遺伝子変異 ································· 39
遺伝性影響
··········· Chart 41 , 39, 49, 61, 157
イメージングプレート ········· 83
依頼医に報告 ········· 141
医療と放射線 ········· 77
医療被ばく ········· 130, 131, 163
医療放射線安全管理者 ········· 141
医療法施行規則 ········· 188

陰性診断能 89		画像再構成法 137
インターベンショナルラジオロジー	**か**	カタラーゼ 37
Chart 65 , 28, 93, 96, 133, 139	外傷 97	褐色細胞腫 105, 127
インプラントの治療計画 83	外照射 Chart 90 , 121	合併症の多い患者さん 109
う蝕 83	改善策を立案 141	カテーテル 95
宇宙線 13	ガイディングカテーテル 97	過テクネチウム酸イオン 101
ウラル核惨事 197	外的要因 31	カテコラミン類似物質 127
ウラン238 65	ガイドライン 169	荷電粒子 23
ウラン系列 Chart 44 , 65	回復 45	下部消化管造影検査
運動エネルギー 23	外部被ばく 69, 71, 73, 75, 117, 145,	Chart 57 , 87
運用上の介入レベル 210	171, 185, 203	寡分割照射 107
影響を受けやすい組織	外部被ばくを低減するための方策	壁厚の測定 13
Chart 28 , 47	Chart 123 , 131 , 167	カリウム40 65
永続的な脱毛 138	壊変定数 Chart 7 , 21	ガリウム67 98
疫学 Chart 32 , 53, 135	潰瘍 85	カルシウム 125
エネルギー Chart 10 ,	下顎骨の全体像 83	がん 47, 49, 87, 144
Chart 128 , 15, 23, 173	核医学 Chart 70 , 99, 121, 143	肝がん／肝腫瘍 91, 118
エネルギー準位 17, 31	核医学検査	がんサバイバー 107
遠隔転移 108	Chart 77 , 19, 25, 81, 99, 105, 133	がん死のリスク 133
塩化ラジウム 125	核医学治療 Chart 94 ,	がん治療 107
塩基損傷 39	Chart 95 , 121, 123, 125	がんの発生リスク Chart 37 ,
炎症性疾患 87, 105	核異性体転移 Chart 6 , 19	Chart 46 , 57, 67, 133
オージェ電子 123	顎関節 83	間期 41
オーバーキル 45	顎骨壊死 104	間期死 43
オーバーチューブ型 85	核図表 17	肝機能評価 101
欧州原子力共同体 169	確定的影響 Chart 29 , Chart 113 ,	肝細胞がん 93, 137
嘔吐 51	49, 51, 139, 157, 161, 211	間質性肺疾患 89
大洗研究開発センター燃料研究棟	確定的影響の推定 Chart 138 , 183	患者さんの被ばく量
における汚染事故 197, 199	核テロ 163, 165	Chart 109 , 139, 143
大型血管炎 105	核反応 35	患者防護の10の要点 Chart 106
大きな病変のスクリーニング 81	学問 Chart 165 , 227	干渉性散乱 27
汚染 Chart 112 , 125, 167, 199, 201	確率現象 21	冠状動脈病変 89
汚染拡大防止 201, 203	確率的影響 Chart 29 , Chart 113 ,	関節 80
汚染からの二次被ばく	49, 53, 131, 139, 145, 157, 159	間接作用 Chart 19 , 37
Chart 147 , 203	確率的影響の推定	関節造影 85, 86
汚染検査 35	Chart 139 , Chart 140 , 185, 187	肝臓のダイナミックCT 135
親核種 Chart 133 , 99	過酸化水素 37	乾燥落屑 138
温度効果 45	可視光線 23	ガンマカメラ Chart 73 , 101
オンボードイメージャー	過剰歯 83	ガンマナイフ 113
113, 115, 119	過剰絶対リスク 53	がん抑制遺伝子 41
	過剰相対リスク 53, 57, 59, 63	管理区域 125
	過線量領域 117	緩和ケア 108

基幹高度被ばく医療支援センター
.... 209
気管支鏡検査 85
希釈効果 45
喫煙 95
軌道電子 31
キャンサーボード 111
吸収線量
Chart 128 , 159, 161, 173, 179
吸収線量の測定器 Chart 134
吸収線量百分率 115
急性影響 51
急性膵炎 87
急性放射線症候群
Chart 31 , 51, 201
吸入 167
キュリー 125, 177
狭心症 095, 105, 143
胸水 81
矯正 83
胸腺腫 88
胸椎 80
強度変調放射線治療
Chart 88 , 119
胸部 80, 90
胸部IVR 96
胸部X線写真
Chart 48 , Chart 49 , 79
胸壁 79
棘状構造 81
局所進行がん 108
局所制御率 129
局所治療 109
虚血性心疾患 105, 143
虚血性皮膚壊死 138
去勢抵抗性前立腺がん 125
虚脱 85
拠点となる医療機関
Chart 150 , 209
距離 Chart 123 , 33, 121, 131, 145,
167, 203
距離の逆二乗則 33

緊急時活動レベル 210
緊急時被ばく 163, 165
緊急防護措置 Chart 145 , 201, 210
金属板 25
筋組織 49
空気吸収線量 173
クモ膜下出血 89
クライシス・コミュニケーション
Chart 171 , 225, 233
クリプトン81m 98
グレイ Chart 115 , Chart 127 ,
Chart 131 , 128, 173, 175
グローブボックス 167
経過観察 81
計画被ばく 163, 165
経口摂取 167
経口造影剤 85
経済協力開発機構/原子力機関
.... 169, 197
計数率 35, 181, 183
形態診断 103
形態的異常 47
啓発 223
経皮侵入 167
頸部 90
頸部の防護具 141
下剤 87
血管造影 93
欠失 47
血清腫瘍マーカー 118
下痢 50
研究のデザインによる方法 55
健康リスク
Chart 127 , 157, 183, 217
検査 Chart 63 , Chart 76 ,
79, 85, 91, 99, 103, 133
検査をオーダーする医師 135, 141
原子 Chart 4 , 17
原子核 Chart 133 , 17, 23, 177
原子番号 17
原子放射線の影響に
関する国連科学委員会 169

原子力規制委員会... 169, 188, 200, 210
原子力災害 197, 205, 207
原子力災害医療・
総合支援センター 213
原子力災害医療ネットワーク
Chart 150 , 209, 213
原子力災害医療派遣チーム 209, 213
原子力災害拠点病院 209
原子力災害対策指針
Chart 151 , 210
原子力災害対策特別措置法 197, 210
原子力事故 165, 198
減衰 Chart 16 , 33
元素の表記法 Chart 4
現存被ばく 163, 165
原体照射 117
原爆被ばく者のコホート研究
Chart 35 , 55
原発周辺作業 69
原発性肝がん 91
コーンビーム 83
ゴイアニア被ばく事故 197
高LET放射線 27, 37
高血圧 95
高コレステロール血症 95
抗酸化作用 37
光子 23, 29
高自然放射線地域 Chart 46 , 67
光子と物質の相互作用
Chart 13 , 27
光子の吸収 Chart 14 , 29
公衆被ばく 163
甲状腺 101, 144
甲状腺がん 123, 125
高精度治療 111
拘束値 161
硬組織 83
光電効果 27
光電子 27
光電子倍増管 101
喉頭がん 109
高度浮腫 109

248 基本がわかる放射線医学講義

紅斑反応 ……………………… 138	コバルト60 …………… 45, 109	酸素15 ………………………… 98
硬膜下出血 …………………… 89	コホート研究 ………… 49, 53	酸素効果 ……………………… 45
硬膜外出血 …………………… 89	コホート研究におけるリスクの	散乱光子 ……………………… 28
交絡因子 …… Chart 34 , 55	表現方法 …… Chart 33 , 53	シーベルト … Chart 115 , Chart 127 ,
高齢者 ………………………… 109	コミュニケーション	Chart 131 , 128, 159, 173, 175, 179
小型腎がん …………………… 93	…………… Chart 161 , 223	支援 …………………………… 209
呼吸器疾患 …………………… 63	コリメーター ………………… 101	歯科X線撮影 …… Chart 53 , 83, 133
国際組織 …… Chart 125 , 169, 211	根尖性歯周炎 ………………… 83	時間 …… Chart 123 , 121, 131, 143, 145,
国際原子力機関 ……… 169, 197, 211	根治治療 ……………… 108, 119	167, 203
国際原子力事象評価尺度	コンピュータ断層撮影 Chart 60 ,	歯冠周囲炎 …………………… 83
…………… Chart 143 , 197	Chart 104 , 13, 28, 31, 87, 103, 133,	弛緩出血 ……………………… 97
国際電気標準会議 …………… 169	135, 137	しきい線量／しきい値 … Chart 105 ,
国際標準化機構 ……………… 169	コンピューテッド・	Chart 138 , 49, 139, 157, 183
国際標準規格 ………………… 169	ラジオグラフィ ……………… 79	しきい値なし直線仮説 Chart 29 ,
国際放射線単位測定委員会 … 169	コンプトン散乱 ……………… 28	Chart 101 , Chart 113 , 51, 68, 133,
国際放射線防護委員会 … 157, 169		159, 175, 217
国際労働機関 ………………… 169	**さ**	磁気共鳴断層画像検査 ……… 89
国連科学委員会 ……………… 169		色素沈着 ……………………… 109
固形がん …… Chart 36 , Chart 38 ,	サーベイメータ ……………… 179	子宮がん／子宮頸がん …… 59, 121
Chart 39 , Chart 41 , 57, 59, 61	災害派遣医療チーム ………… 213	事故 …………………………… 198
個人線量当量 ………………… 177	細菌性肺炎 …………………… 89	指向性 ………………………… 33
個人線量当量の測定器	再結合 ………………………… 47	しこり ………………………… 81
…………… Chart 135 , 203	再酸素化 ……………………… 45	四肢 …………………………… 80
姑息治療 ……………………… 108	再増殖 ………………………… 45	四肢IVR ……………………… 96
個体レベルの影響 …………… 49	最大実効線量 …… Chart 47 , 69	歯周炎 ………………………… 83
骨 …………………… 81, 83, 144	最大累積吸収線量 …………… 141	歯髄炎 ………………………… 83
骨X線写真 …… Chart 50 , 81	最適化 …………… Chart 103 , 131	自然放射線 ………………… 13, 65
骨疾患 ………………………… 101	再発防止策を立案 …………… 141	歯槽骨 ………………………… 83
骨腫瘍 ………………………… 81	再分布 ………………………… 45	実験科学 ……………………… 36
骨シンチグラフィ	細胞殺傷効果 ………………… 45	実効線量 …… Chart 129 , 159, 161, 163,
…………… Chart 77 , 81, 105	細胞死 …………… Chart 22 , 43	175, 177
骨髄 …………………………… 57	細胞周期チェックポイント	実効線量（CTの撮影部位
骨髄炎 ………………………… 105	…………… Chart 21 , 41	による代表例） …… Chart 64
骨髄被ばく線量 ……………… 57	細胞障害性分子 ……………… 37	実効線量（IVRの種別
骨折 ………………………… 81, 85	細胞生存率曲線 …… Chart 23 , 43	による代表例） …… Chart 69
骨転移の検査 ………… 105, 123	細胞分裂 ……………………… 41	実効線量（X線透視検査
骨盤 ………………………… 80, 90	細胞レベルの影響 …………… 41	における代表例） …… Chart 59
骨盤臓器の病変 ……………… 91	作業中の線量確認 …………… 35	実効線量（歯科X線撮影
骨盤動静脈の病変 …………… 91	殺菌 …………………………… 13	における代表例） …… Chart 54
骨盤内悪性腫瘍 ……………… 93	参考レベル …… Chart 122 , 163, 165	実効線量（単純X線撮影
骨盤部IVR …………………… 96	惨事ストレス ………………… 205	における代表例） …… Chart 52
古典論 ………………………… 43	三重水素 ……………………… 17	

実効線量の計算方法	小児 Chart 102 , Chart 111 , 135, 145, 187	信頼区間 59, 63
Chart 116 , 159		信頼構築 Chart 164
実効線量の使用における留意点	上腹部 90	膵がん／膵腫瘍 59, 87, 91
Chart 117 , 161	上部消化管造影 Chart 56 , 85	水晶体 141, 163, 165
実効線量限度 Chart 121 , 165	情報伝達 Chart 167 , 223, 229	水平断画像 87
実効線量率定数 Chart 139 , 185	章末問題 71, 149, 191, 235	水溶性造影剤 85, 87
実効半減期 181	消滅γ線 23	数的異常 47
湿性落屑 138	消滅X線 23	頭痛 50
実用量 Chart 132 , 159, 177	消滅光子 23, 31	ステントグラフト 95
質量数 17	消滅放射線 23, 31, 101, 145	ストロンチウム89 122
至適線量 113	症例 118, 139	スピキュラ 81
歯内治療 83	症例対照研究 53	スリーマイル島原子力発電所事故
シミュレーション 111	職業人 165	197
遮蔽 Chart 123 , 107, 121, 131, 145, 167, 203	職業被ばく 28, 145, 163	生活の質 109
	食道造影 84	制御棒 198
縦隔 79, 89	女性の職業人 165	生検 93
集学的治療 108	除染 15, 201	静止エネルギー 23
従事者防護の10の要点 Chart 108	処方線量 Chart 82 , 111	生殖器 49
重水素 17	腎 86, 143, 144	生殖細胞 47
重大な事故事象 197	腎がん／腎腫瘍 91, 93	成人健康調査 55, 63
集団線量 159	心筋血流 144	精神遅滞 61
重篤な合併症 95	心筋血流シンチグラフィ 101, 143	声帯がん 109
十二指腸潰瘍 97	心筋梗塞 97, 105, 143	生体と放射線 11
十二指腸造影検査 84	神経芽腫 105	制動X線 31, 117
周辺線量当量 177	神経組織 49	制動放射 30, 31
周辺線量当量の測定器 Chart 134	神経内分泌腫瘍 105, 123, 127	正当化の原則 131, 145, 157
手根骨 81	人工血管 91	生物学的等価線量 159, 161
手術の計画 83	人工呼吸器 89	生物学的効果比
術者の被ばく低減 85	人工放射性核種 15	Chart 25 , 45, 57, 159
術中照射 25	人材育成 Chart 152 , 213	生物学的半減期 Chart 110 , 143, 181
寿命調査 55, 59, 57, 61, 63	心サルコイドーシス 105	精密検査 87
腫瘍 47, 49, 87, 144	心疾患 63	生理学的地図 105
循環器疾患 63	深層学習応用画像再構成法 137	世界保健機関 169
消化管造影 85, 86	心臓核医学検査 Chart 110 , 143	赤外線 23
消化器疾患 63	心臓の3次元像 88	脊髄腔造影 85
上顎骨 83	身体的影響 51	脊髄造影 86
照射門数による線量分布の変化	診断参考レベル 131, 137, 163	セシウム134 183, 187
Chart 87 , 117	シンチレータ 35, 101	セシウム137 173, 183, 185, 187
小線源治療 Chart 89 , 121	心的トラウマ 205	石灰化 81
小腸 49, 85	深部静脈血栓症 91	絶対リスク 53
小頭症 61	深部百分率曲線 Chart 85 , 115	セルフマネジメント 205
		セロファン 25

線エネルギー付与 26, 27	相同組換え修復 39	胎盤早期剥離 97
線形・しきい値なし Chart 29 , Chart 101 , Chart 113 , 51, 68, 133, 159, 175, 217	挿入 47	唾液腺検査 101
	双方向コミュニケーション 223	高い線量 33
潜在被ばく 163	塞栓物質 93, 97	脱臼 85
線状アーチファクト 137	測定 Chart 17 , 35, 179	多標的1ヒットモデル 43
染色体 47	測定器 Chart 134 , Chart 135 , Chart 136 , 171, 179, 181	多変量解析 55
染色体異常 Chart 26 , Chart 27 , 39, 47		タリウム201 98, 143
	測定値の意味 170	単位 Chart 115 , Chart 127 , Chart 133 , 159, 171, 177
染色体転座 47	続発性潰瘍形成 138	
潜性遺伝 41	組織加重係数 Chart 116 , Chart 130 , 159, 175	胆管がん 95
センチネルリンパ節 103		タングステン 31, 117
専門家の「常識」 232	組織吸収線量 173	単純X線撮影 28, 79, 133
前立腺 115	組織反応 49, 139, 157, 161	炭素11 98
前立腺がん 59, 121, 125	組織文化 Chart 164	胆道系 87, 96
線量 173	組織レベルの影響 47	単独治療 108
線量応答曲線 47	ソマトスタチン受容体 105, 127	チーム医療 203
線量管理 131		チェックポイント 41
線量寄与率 Chart 00 , 133	**た**	チェルノブイリ原子力発電所事故 197, 198
線量限度 Chart 139 , 131, 157, 161, 163, 165, 185	体温 50	
	体幹部のプロテクター 141	置換 47
線量限度（日本） Chart 121 , 165	対向2門照射 117	逐次近似応用画像再構成 137
線量限度の適用の原則 157	体細胞 47	窒素13 98
線量拘束値 163	胎児 Chart 29 , Chart 40 , Chart 111 , 49, 61, 145	中性子 17, 23, 35
線量のオーダーと相場感 Chart 141 , 189		中性子線 57
	退出基準 Chart 93 , 125	注腸造影検査 86
線量評価 Chart 27 , Chart 115 , 47, 201	対症療法 108	長期被ばくが伴う復旧過程 163
	大線量一回照射 119	超高線量率放射線療法 119
線量分布 111, 117	大地 Chart 45 , 13, 67	重複 47
線量率 119	大腸 85	直接作用 Chart 19 , 37
造影 29	大腸憩室 97	直線閾値なしモデル Chart 29 , Chart 101 , Chart 113 , 51, 68, 133, 159, 175, 217
造影剤 29, 85, 87, 91	大動脈解離 91	
早期がん 108, 135	大動脈疾患 91	
臓器吸収線量 173	大動脈ステントグラフト 91, 95	直線－二次曲線モデル 43
臓器レベルの影響 47	大動脈瘤 91	直線加速器 31, 115
造血器腫瘍の発生リスク Chart 37 , 57	体内での分布 Chart 86 , Chart 87 , 101, 115, 117	直腸がん 59
		チョルノービリ原子力発電所事故 197, 198
造血組織 49	胎内被ばく者調査 Chart 40 , 55, 61	
相互作用 27, 31		治療機で使用できる放射線の 種類と特徴 115
増殖死 43	体内放射能の測定法 Chart 137 , 181	
相対的 Chart 155 , 217		治療可能比 111, 123
相対リスク 53	ダイナミックCT 91, 135	治療期間の短縮 119
		治療技術の進歩 119

治療費 118
治療用放射線核種 Chart 91
対消滅 Chart 15 , Chart 70 , 23,
　30, 31, 99
通常被ばく 163
データ分析による方法 55
低 LET 放射線 27, 37
定位放射線治療 119
低減させるための3大原則 121
ディスカッション Chart 170 , 231
低線量被ばく 47, 51, 53, 68, 135, 161
低電圧 X 線管 107
ディベート Chart 169 , 231
適正使用指針 95
テクネチウム 99m
　19, 91, 99, 101, 143
転移性腫瘍 91, 118
電子 23, 31
電子線 25, 115, 117
電子線エネルギーによる体内分布の
　違い Chart 86 , 115
電子対生成 29
電子と物質の相互作用
　Chart 15 , 31
電子捕獲 Chart 6 , 19
電子ボルト
　Chart 10 , Chart 128 , 23, 173
天吊り防護板 141
天然放射性同位元素
　Chart 44 , 65
点変異 47
電離 30, 31, 35
電離放射線 23
電離放射線障害防止規則／
　電離則 141, 188
同位体 Chart 4 , 17
東海村 JCO 臨界事故
　197, 199, 201, 210
等価線量 Chart 129 , 159, 175
等価線量限度 165
透過力 Chart 11 , 25, 123

東京電力福島第一原子力発電所
　事故 69, 128, 171, 197, 198
頭頸部がん 117
同時計数法 103
透視検査 13
同調圧力 219
同調培養 41
糖尿病 95
頭尾方向 81
頭部 90
頭部 IVR 96
動脈損傷 97
特性 X 線 Chart 15 , 31
特別措置病室 125
突然変異 47
トリウム 232 65
トリウム系列 Chart 44 , 65
トリチウム Chart 4 , 17, 65
トリボンドー 47

な

内外斜位方向 81
内視鏡的逆行性膵管胆管造影
　85, 86
内視鏡的胆道ドレナージ 87
内照射療法 Chart 90 , 121
内部被ばく Chart 72 , Chart 121 ,
　69, 117, 143, 145, 171, 181, 187, 203
内部枝ばくを低減するための方策
　Chart 124 , 167
ナイミーヘン症候群 41
鉛 Chart 78 , 25, 107, 145
鉛 206 65
鉛 208 65
軟部腫瘍 93
軟部組織 79
肉芽腫性疾患 105
二次被ばくへの対応
　Chart 147 , 203
二重の手袋 147

日本原子力研究開発機構大洗開発
　センター 199
日本産業規格 169
乳がん 109, 117
乳がん検診 81
乳房温存療法 109
尿路系 96
尿路造影 85, 86
認知症 105
妊婦
　Chart 29 , Chart 111 , 49, 145
ネクローシス 43
熱中性子 129
年代を測定 13
脳血管疾患 63
脳血管障害の診断 105
脳血流 144
脳出血 89
脳動脈瘤 97
脳内出血 89

は

パーキンソン病 105
肺 79
バイアス 53
肺炎 81, 89
バイオアッセイ 181
肺がん／肺腫瘍 88, 89, 93, 118, 135
肺血栓塞栓症 91
肺門 89
拍動する臓器の画像化 89
バセドウ病 127
発がんプロセス Chart 30 , 51
白血病 128
発泡剤 85
場の測定 179
バリウム 85, 87
針刺し事故 147
バルーンカテーテル 97
半減期 Chart 8 , Chart 71 , 13,
　21, 65, 71, 143, 181

反跳電子 28	フード 167	膀胱 86
半導体検出器 101	不安定型の異常 47	防護シールド 147
晩発影響 51	ファントム 111	防護の最適化の原則 157
晩発性紅斑 138	フィルタ逆投影法 137	防護服 203
非荷電粒子 23	フェイスシールド 203	防護メガネ 141, 147
光核反応 27	副作用を抑える 119	防護量 Chart 132 , 159, 177
非侵襲的な治療 119	福島第一原子力発電所事故	毛細血管拡張性運動失調症 41
非相同末端結合 39	69, 128, 171, 197, 198	放射性医薬品 Chart 92 , 101, 123
非典型的な経過 89	副腎髄質 105	放射性壊変 Chart 5 ,
非電離放射線 23	服装 Chart 112 , 147	Chart 7 , 17, 19, 21
ヒドロキシラジカル 37	腹部 80, 90	放射性核種 15, 21
非破壊検査 13	腹部IVR 96	放射性降下物 183
被ばく 204	フッ素18 Chart 76 , 99	放射性同位元素 12, 15, 17
被ばく2世 61	物理的性質 12	放射性同位元素等規制法 179, 188
被ばく経路 203	物理学的半減期 13, 143, 181	放射性廃棄物処分 163
被ばく状況 Chart 119 , 163	物理量	放射性フォールアウト 183
被ばく線量 128, 183	Chart 115 , Chart 132 , 159, 177	放射性プルーム 183
被ばく線量限度 Chart 121 ,	プラスチック板 25	放射線 15, 33
Chart 139 , 131, 157, 161, 163, 165,	フラットパネル検出器 85	放射線影響研究所
185	プラナー像 103	Chart 35 , 49, 55
被ばく線量推定 171	不慮の被ばく 147	放射線応答 123
被ばく線量評価	フルエンス 33	放射線加重係数 Chart 116 ,
Chart 27 , Chart 115 , 47, 201	プルトニウム 199	Chart 130 , 57, 159, 173
被ばくのタイプ Chart 120 , 163	ブレインストーミング	放射線感受性 41, 49, 111
被ばくのリスク	Chart 168 , 229	放射線管理 201
Chart 101 , 133, 197	フレームシフト 47	放射線災害医療 Chart 142 ,
被ばく防護 135, 139, 143	分化型甲状腺がん 123	Chart 144 , 196, 197, 201, 210, 213
被ばくを低減するための方策 167	分割照射 119	放射線災害医療の診療と心のケア
皮膚 138, 163	分子レベルの影響 37	Chart 146 , 201
皮膚障害 Chart 105 , 139, 141	分裂期 41, 47	放射線事故 163, 197
ピペッタ 167	平均実効線量 Chart 47 , 69	放射線障害の防止 188
飛沫の飛散 147	平均致死線量 43	放射線診断 25, 78
評価軸（リスクやベネフィット）	平面検出器 79, 85	放射線診断のモダリティ別の
Chart 160 , 221	ベクレル 15	線量寄与率 133
標的説 Chart 23 , 43	ベネフィット 131	放射線治療 Chart 80 , 13, 106, 109
表面汚染 147, 181, 203	ベルゴニー 47	放射線治療の歴史 Chart 78 , 107
表面汚染の測定器 Chart 136 , 181	ベルゴニー・トリボンドーの法則	放射線と物質の相互作用
微量被ばく 64	49	Chart 12 , 26, 27
疲労骨折の同定 105	変性疾患の診断 105	放射線による健康影響等に関する
品質管理 Chart 84 , 113	弁の動きの解析 89	統一的な基礎資料 46, 48, 171
品質保証 Chart 84 , 113	ホールボディカウンタ 171, 181, 187	放射線の人体影響 52
ピンポイント照射 113	放影研 Chart 35 , 49, 55	放射線の生物影響 36, 37

放射線の測定 Chart 17 , 35, 179
放射線の単位 Chart 115 ,
　　Chart 127 , Chart 133 , 159, 171,
177
放射線の分類 Chart 9 , 23
放射線のリスクと向き合う 196
放射線のリスクの特徴
　　Chart 156 , 217
放射線の利用 Chart 2 , 13
放射線白内障 141
放射線防護審議会 169
放射線防護剤 45
放射線防護の基準 156, 159, 165
放射線防護の体系
　　Chart 114 , 131, 156, 157
放射線漏れ 15
放射線誘発がん 139, 141
放射線療法 107, 128
放射線を測ってみよう 179
放射能 15, 21
放射能と放射線のちがい
　　Chart 3 , 15
放射能汚染 204
放射能漏れ 15
放射平衡 99
ホウ素中性子捕捉療法
　　Chart 96 , 129
法律 33, 169, 188, 197, 210
保険適用 93, 105, 107, 125
保護具 167
保護効果 45
ポジトロン 99
ホットスポット 117
ボリュームデータ 89
本庶佑 107

ま

マーラー 39

マイクロ波 23
マスク 203
末期がん 108
マルチリーフコリメーター
　　Chart 83 , 113, 119
マンモグラフィ Chart 51 , 80
身近な放射線 Chart 1 , 13, 37
娘核種 Chart 133 , 99
無毒化 37
名目リスク Chart 118 , 161
名目リスク係数 161
メタヨードベンジルグアニジン 127
滅菌 13
メッケル憩室検出検査 101
免疫療法 107
メンタルヘルス
　　Chart 148 , Chart 149 , 205
毛細血管の拡張 109, 138
毛細血管拡張性運動失調症 41
モデルベース逐次近似画像再構成
　　137

や

薬剤関連顎骨壊死 104
有害事象 109, 129
有事対応 Chart 164
ヨウ化ナトリウム 35, 123
陽子 17, 23
陽子過多 19
陽子線 115
養生 203
ヨウ素123 99
ヨウ素131 99, 122, 125, 127, 145
腰椎 80
陽電子 19, 99
陽電子断層撮影 31
陽電子崩壊 Chart 70 , 99
ヨード造影剤 85, 87

予期せぬ被ばく 197
預託線量 159, 187
預託線量率係数 Chart 140 , 187
余命延長効果 125, 127
弱い放射線 33

ら

ラジウム 19, 125
ラジウム223 122, 125
ラジカル 37
ラジカルスカベンジャー 45
ラッセル夫妻 39
リスク Chart 153 , Chart 154 ,
　　131, 215, 217, 219
リスク・アクセプタンス
　　Chart 159 , 221
リスクアセスメント Chart 141
リスクコミュニケーション／
　　リスコミ Chart 141 , Chart 162 ,
　　Chart 166 , 223, 225, 227
リスク・トレードオフの考え方
　　Chart 157 , 219
リスクのモノサシ 155
リスク・ベネフィットの考え方
　　Chart 158 , 219
リニアック 31, 115
臨界 197
リン酸化酵素 41
リンパ腫 89, 104
リンパ節腫大 91
類骨骨腫 95
ルテチウム177 122, 127
励起 19, 30, 31, 35
劣性遺伝 41
レントゲン 107

◆ **編者プロフィール**

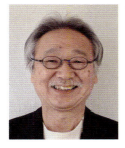

松田 尚樹（まつだ なおき）

長崎大学名誉教授．専門は放射線生物学と放射線安全管理学ですが，2011年の福島第一原子力発電所事故後の初期対応及び内部被ばく線量評価の経験より教育の重要性を再認識し，数々の放射線教育プロジェクトを立ち上げ，関わり，実践してきました．本書はこれまでの仕事で知り合うことのできた多くの研究者，医療者の皆さん，そして編集者とともに作り上げたものです．1979年金沢大学薬学部卒．博士（薬学）．1997年長崎大学助教授（アイソトープ総合センター），2003年同教授（原爆後障害医療研究所）．2022年定年退職．日本放射線安全管理学会会長，日本アイソトープ協会放射線安全取扱部会長，原子力規制庁放射線審議会委員など歴任．

基本がわかる放射線医学講義
放射線の基礎から、診断と治療、リスクのモノサシからコミュニケーションまで

2025年1月10日 第1刷発行

著者　松田 尚樹
発行人　一戸敦子
発行所　株式会社 羊 土 社
　　　　〒101-0052
　　　　東京都千代田区神田小川町2-5-1
　　　　TEL　03（5282）1211
　　　　FAX　03（5282）1212
　　　　E-mail　eigyo@yodosha.co.jp
　　　　URL　www.yodosha.co.jp/
印刷　株式会社 加藤文明社

© YODOSHA CO., LTD. 2025
Printed in Japan

ISBN978-4-7581-2177-4

本書に掲載する著作物の複製権，上映権，譲渡権，公衆送信権（送信可能化権を含む）は（株）羊土社が保有します．
本書を無断で複製する行為（コピー，スキャン，デジタルデータ化など）は，著作権法上での限られた例外（「私的使用のための複製」など）を除き禁じられています．研究活動，診療を含み業務上使用する目的で上記の行為を行うことは大学，病院，企業などにおける内部的な利用であっても，私的使用には該当せず，違法です．また私的使用のためであっても，代行業者等の第三者に依頼して上記の行為を行うことは違法となります．

JCOPY　＜（社）出版者著作権管理機構 委託出版物＞
本書の無断複写は著作権法上での例外を除き禁じられています．複写される場合は，そのつど事前に，（社）出版者著作権管理機構（TEL 03-5244-5088，FAX 03-5244-5089，e-mail：info@jcopy.or.jp）の許諾を得てください．

乱丁，落丁，印刷の不具合はお取り替えいたします．小社までご連絡ください．

羊土社　発行書籍

がん生物学イラストレイテッド　第2版

渋谷正史，湯浅保仁／編
定価 7,480円（本体 6,800円＋税 10％）　B5変型判　504頁　ISBN 978-4-7581-2096-8

がんの発生から治療まで，体系的に学べる好評テキスト．「がんと免疫」「がんの診断と治療」も充実し，めまぐるしく進展するがん研究の今・将来への展望が一冊でよくわかる．

短期集中！オオサンショウウオ先生の
医療統計セミナー　論文読解レベルアップ30

田中司朗，田中佐智子／著
定価 4,180円（本体 3,800円＋税 10％）　B5判　198頁　ISBN 978-4-7581-1797-5

「放射線被曝問題でみる疫学研究の実際」などの論文5本を教材に，正しい統計の読み取り方を実践的にマスター．怒涛の30講を終えれば「何となく」の解釈が「正しく」へとUP！

画像診断に絶対強くなるワンポイントレッスン

病態を見抜き、サインに気づく読影のコツ

扇　和之／編．堀田昌利，土井下　怜／著
定価 3,960円（本体 3,600円＋税 10％）　A5判　180頁　ISBN 978-4-7581-1174-4

画像のどこをみるべきかがわかる入門書．カンファレンス形式で，今まで知らなかった画像の読み方，CT，MRIを中心に読影のツボを大公開！グッと差がつく解剖のポイントも必読．

CT読影レポート、この画像どう書く？

解剖・所見の基礎知識と、よくみる疾患のレポート記載例

小黒草太／著
定価 4,180円（本体 3,800円＋税 10％）　A5判　238頁　ISBN 978-4-7581-1191-1

CT読影レポートの実例満載の入門書．ベスト指導医賞を受賞した著者が研修医の質問を元に執筆．放射線科の研修医はもちろん一般臨床医にも，医学生・放射線技師の自習にも最適．

これからのバイオエンジニアリング

機械・電気・計測・情報を学ぶ人のための生命科学入門

東京大学バイオエンジニアリング教科書編集委員会／編
定価 3,190円（本体 2,900円＋税 10％）　A5判　237頁　ISBN 978-4-7581-2122-4

CT，放射線（量子）イメージング，MRIからニューラルネットワークの基本まで．ポイントを吟味・抽出し，本質を発見・発明へつなぐ，エンジニア目線から編まれた生命科学入門書．

医学　歴史と未来

井村裕夫／著
定価 3,300円（本体 3,000円＋税 10％）　四六判　192頁　ISBN 978-4-7581-2111-8

人生100年時代を迎える一方，パンデミックの脅威にも曝される人類．科学と共に進化を続ける医学．これからわれわれは何をなすべきか，全ての医学者へ贈る，変化の時代の羅針盤．